Alternative Therapien bei MS

Ganzheitliche, komplementäre Therapien bei Multipler Sklerose – was wirklich hilft

Dr. Andrea Flemmer

Alternative Therapien bei MS

Ganzheitliche, komplementäre Therapien bei Multipler Sklerose – was wirklich hilft

H V

Hippocampus Verlag

Hinweis des Verlages

Sowohl die konventionelle als auch die alternative Medizin sind ständigen Entwicklungen unterworfen. Die Autorin hat ihre Empfehlungen nach wissenschaftlichen Erkenntnissen und bestem Wissen ausgewählt. Dennoch soll und kann dieses Werk Ihren Arzt nicht ersetzen. Als medizinischer Laie sollten Sie nicht versuchen, jede auftretende oder bestehende Verschlechterung Ihrer Krankheit durch Selbstbehandlung zu heilen. Selbst bei offensichtlich leichten Störungen sollten Sie die Methode nur in Absprache mit Ihrem Arzt anwenden. Er allein kann die Diagnose stellen und mögliche Risiken für Sie erkennen. Jede Anwendung und Ernährungsweise erfolgt auf eigene Gefahr des Anwenders.

Alle LeserInnen werden herzlich gebeten, Ungenauigkeiten oder falsche Tatsachen bzw. neue Erkenntnisse mitzuteilen. Sie werden dann nach Möglichkeit bei der nächsten Ausgabe berücksichtigt. Geschützte Warennamen (Warenzeichen) sind nach Möglichkeit besonders kenntlich gemacht. Aus dem Fehlen eines solchen Hinweises kann jedoch nicht geschlossen werden, dass es sich um einen freien Warennamen handelt.
Nach Möglichkeit wird im Rahmen des Buches die weibliche und männliche Form verwendet. Der besseren Lesbarkeit halber kommt im Text oft nur die männliche Form (Arzt, Patient) vor. Damit sind jedoch Männer und Frauen gleichermaßen gemeint.

Impressum

Flemmer, Dr. Andrea:
Alternative Therapien bei MS. Ganzheitliche, komplementäre Therapien bei Multipler Sklerose – was wirklich hilft

Hippocampus Verlag KG, Bad Honnef
2. unveränderte Auflage 2009
ISBN 978-3-936817-29-4

Satz und Layout: Julia Gudelius
Bilder: www.photocase.de, www.medicalpicture.de
Titelbild: www.photocase.de, rowan
Druck: Bercker Graphischer Betrieb GmbH & Co. KG, Kevelaer

PF 13 68, 53583 Bad Honnef
www.hippocampus.de

GELEITWORT

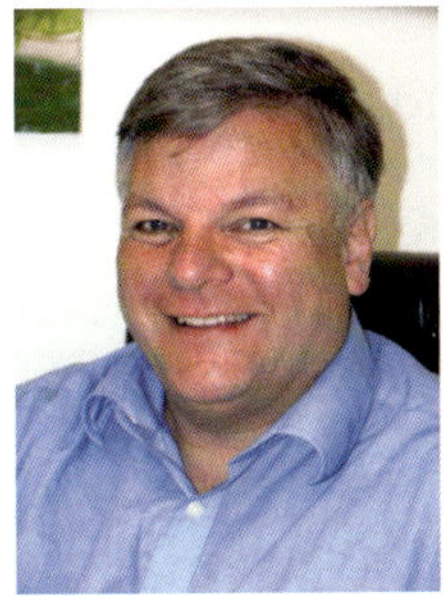

Die Multiple Sklerose ist eine (leider immer noch) nicht heilbare Erkrankung des zentralen Nervensystems, die die Lebensqualität der Betroffenen massiv einschränken kann. Die fehlenden Heilungschancen und auch die Vielschichtigkeit der Symptome sind Gründe für die Entwicklung zahlreicher schulmedizinischer Therapieformen und -varianten, die sowohl die Bekämpfung des Entzündungsprozesses MS als auch die Behandlung der MS-Symptome zum Ziel haben. Darüber hinaus haben sie aber auch zum Aufkommen einer großen Zahl alternativer Therapieverfahren auf diesem Gebiet geführt.

Als Neurologe, der seit nunmehr 20 Jahren intensiv mit der Behandlung von MS-Betroffenen befasst ist, habe ich gelernt, dass es dabei zwei wesentliche Aspekte gibt:

1. die Behandlung jedes MS-Betroffenen ist individuell an den jeweiligen Bedürfnissen und an dem jeweiligen Krankheitsverlauf auszurichten und
2. die lagermäßige Aufspaltung in schulmedizinische und alternative Behandlungsformen ist nicht zweckmäßig.

Letzteres wird durch das Verhalten der meisten MS-Betroffenen eindrucksvoll unterstrichen: Diese picken sich die Rosinen aus allen Therapieangeboten. Der behandelnde Arzt sollte allerdings ein Auge darauf haben, dass sich nicht manche vermeintliche Rosine doch als kleiner Stein entpuppt, der dem Betroffenen dann sprichwörtlich gesehen zu schwer im Magen liegt.

Die Lösung heißt – wie in so vielen Lebensbereichen – Dialog! Basis eines wirklich effektiven Dialogs ist die möglichst objektive Information über die Sachverhalte.

Diese liefert das vorliegende Buch von Frau Dr. Andrea Flemmer in beeindruckender Weise: In überaus umfangreichen Recherchen ist es der Autorin gelungen, sämtliche relevanten Therapieformen in leicht verständlicher Sprache den MS-Betroffenen zu erläutern und kritisch aufzubereiten. So wird jeder Patient in die Lage versetzt, einen guten Dialog zu führen – mit sich selbst in der Entscheidungsfindung für oder gegen eine Therapie als auch natürlich mit dem behandelnden Arzt.

Ich kann daher diesem Buch nur noch eine möglichst weite Verbreitung wünschen und der Autorin unser aller Dank sagen, dass sie die Mühe der fundierten Recherche und des »Übersetzens« in eine allgemein verständliche Sprache auf sich genommen hat.

München, im April 2008

Dr. med. Holger Albrecht
Facharzt für Neurologie

VORWORT

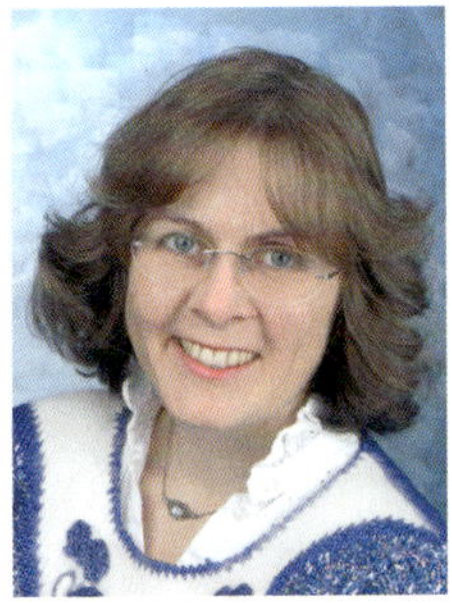

Multiple Sklerose: Schon die Diagnose ist ein Schock! Ich will es gar nicht leugnen: An MS zu erkranken, ist ein schlimmes Schicksal.

Sie leiden unter einer Erkrankung, die von Patient zu Patient so verschieden ist, dass man von der »Krankheit der 1.000 Gesichter« spricht. Das Beschwerdebild wechselt immer wieder, so dass man ständig in der Ungewissheit lebt, was noch passieren wird. Die meisten Krankheitsverläufe haben jedoch eine gute Prognose. Das vorliegende Buch möchte dazu beitragen, diese noch weiter zu verbessern.

Wenn Sie dieses Buch zur Hand nehmen, haben Sie vermutlich von Ihrem Arzt erfahren, dass Sie Multiple Sklerose haben. Vielleicht kennen Sie die Diagnose auch schon lange und haben schlechte Erfahrungen mit den konventionellen Medikamenten gemacht.

Als MS-Patient wünscht man sich nebenwirkungsfreie und sanfte Behandlungsmethoden. Viele der üblichen, konventionellen Therapieformen der sogenannten »Schulmedizin« sind mit mehr oder weniger schlimmen Nebenwirkungen verbunden, und bei manchen Patienten wirken sie gar nicht. Ihr Einfluss auf das Fortschreiten der Krankheit ist für den Patienten schwer zu beurteilen. Dabei ist das Motiv der Patienten, alternative Behandlungsmethoden zu verwenden, erstaunlicherweise weniger das Misstrauen gegenüber der Schulmedizin, sondern hauptsächlich der Wunsch, keine Chance zu verpassen und aktiv in den Krankheitsprozess einzugreifen – ein verständlicher und durchaus positiv zu bewertender Wunsch.

Leider gibt es unter den Anbietern alternativer Therapien – neben hervorragenden Anbietern – auch viele Scharlatane, die mit dem Unglück der Erkrankten Profit machen wollen, zum Teil sehr viel Profit. Dieses ›Gewirr‹ alternativer Methoden für Sie durchschaubar zu machen, ist ebenfalls ein Anliegen dieses Buches.

Während der Recherche war es für mich erschreckend festzustellen, wie gering die Anzahl durchgeführter Studien für komplementäre Therapien und alternative Ernährungsformen ist. Zwar weiß man

von einigen, dass sie definitiv nicht wirken, aber welche positiv für den Krankheitsverlauf sind, ist ebenfalls kaum bekannt. Klar, mit alternativen Behandlungsformen läßt sich nicht so viel verdienen, dass sich die Investition in eine teure Studie lohnen würde.
Als Naturwissenschaftlerin suche ich für jede Therapiemöglichkeit nach einem Beweis dafür, dass sie tatsächlich wirkt. Das war nicht immer einfach.
Welche alternativen, komplementären oder ergänzenden Möglichkeiten es gibt und welche tatsächlich helfen, davon handelt dieses Buch.
Es gibt viele Möglichkeiten, sich das Leben mit MS zu erleichtern. Leider wirken nicht alle Methoden bei allen MS-Patienten gleich gut – was bei den verschiedenen MS-Formen auch nicht möglich ist. Deshalb bleibt nichts anderes übrig, als verschiedene Angebote zu testen. Aber bei der Vielzahl der Methoden sollte mindestens ein Versuch zu Ihren Gunsten verlaufen.
Versuchen Sie nach Ihren Möglichkeiten, die dargestellten Therapieformen in Ihren Alltag zu integrieren.
Dass Ihnen viele der besprochenen Methoden helfen, das Leben zu erleichtern, wünsche ich Ihnen!

Alles, alles Gute für Ihre Gesundheit
Ihre

Dr. Andrea Flemmer

INHALT

Inhalt

EINFÜHRUNG

Multiple Sklerose ist eine schlimme Krankheit. Dieses Buch versucht, ihr den Schrecken zumindest teilweise zu nehmen. Es zeigt Ihnen kurz auf, was die MS eigentlich ist, welches die aktuellen Behandlungsmethoden der Schulmedizin sind, welche Hoffnungsträger sich in der Erprobung befinden und welche alternativen Therapieformen bewiesenermaßen oder aufgrund von Erfahrungen einiger Kliniken, Wissenschaftler oder Ärzte voraussichtlich etwas nützen.

Dabei ist die Trennlinie zwischen der konventionellen Schulmedizin und der alternativen Komplementärmedizin nicht immer ganz scharf zu erkennen. Als ich meinen Mann fragte, was er unter »alternativer Medizin« verstehe, meinte er: »Die Medizin, die von den Kassen nicht bezahlt wird!« Leider ist das fast immer so. Ganz gleich ob es Studien gibt, die beweisen, dass die Methode wirkt und MS-Patienten hilft, oder ob es sich um reinen Humbug handelt: Die Kasse darf alternative Heilmethoden nur selten bezahlen. Dennoch: Die Abgrenzung komplementärer Medizin von der Schulmedizin ist nicht so einfach und manche konventionellen, nicht medikamentösen Therapieformen wirken derart hervorragend, dass ich Sie Ihnen nicht vorenthalten möchte. So weiß man aus Erfahrung, dass Krankengymnastik hilft und dies, obwohl es keine ausreichenden wissenschaftlichen Untersuchungen zur ihrer Wirksamkeit gibt!

Die Anwendung alternativer oder sogenannter natürlicher Heilmethoden ist keineswegs neu. Auch in früheren Jahrhunderten verwendeten Ärzte – oder auch Kräuterweiblein – Kräuter, Pflanzen, Massage und Wassertherapie oder auch Astrologie. Die »Heilkundigen« versuchten wie heute zu heilen oder den Patienten das Leben zu erleichtern. Mit zunehmendem Wissen über die Ursachen und Mechanismen von Krankheiten entwickelte sich die heutige Schulmedizin. Heute werden von einer Heilmethode objektive und kritische Wirksamkeitsnachweise verlangt.

Unser wissenschaftliches Zeitalter verfügt über neue Methoden, um eine Theorie zu testen. Durch ständiges kritisches Hinterfragen und Forschen vermehrt man das Wissen und verändert Behandlungsmethoden in der Hoffnung, auch bislang unheilbare Krankheiten zu kurieren. Manche Möglichkeiten helfen nur symptomatisch, andere dienen dazu, den Arzneimittelbedarf zu reduzieren – was aufgrund der oft nicht unbedeutenden Nebenwirkungen sehr wichtig ist.

Auch durch eine gezielte Ernährung und verschiedenste Diäten hat man versucht, die MS zu heilen, leider bisher ohne Erfolg. Mit Hilfe moderner Ernährungswissenschaften ist es jedoch gelungen, Maßnahmen zu identifizieren, die geeignet sind, »das Krankheitsgeschehen bei Multipler Sklerose positiv zu beeinflussen und damit den Verlauf zu bessern«, so *Prof. Dr. Adam* [2, 3]. Damit kann man möglicherweise die Dosis der verwendeten Medikamente weiter reduzieren. Bei manchen unangenehmen Begleiterscheinungen der MS – wie zum Beispiel den regelmäßig auftretenden Harnwegsinfekten – wird man vielleicht sogar ganz auf Medikamente verzichten können.

Leider wurde die Ernährung der MS-Patienten bislang in der Forschung nicht ausreichend berücksichtigt. Ich werde Ihnen daher auch Lebensmittelinhaltsstoffe und -gruppen vorstellen, die entzündungshemmend wirken oder es erwiesenermaßen sind. Am besten versucht man, diese in die übliche Ernährung zu integrieren. Zeigt sich nach 2–3 Monaten keine Wirkung, müssen Sie selbst entscheiden, ob Sie diese Ernährung beibehalten wollen oder nicht. Leider ist man auch hier auf Selbstversuche angewiesen, und wie häufig wirkt die Maßnahme bei einigen Patienten, bei anderen jedoch nicht. Dies ist wenig verwunderlich, da sich zunehmend herausstellt, dass es verschiedene Formen der MS gibt.

Viele Patienten führen Therapien in Eigenregie durch, ohne dass der behandelnde Arzt etwas davon erfährt. Das ist schade, denn ein aufgeschlossener Arzt kann zu- oder auch abraten und vor gefährlichen Methoden warnen. Zusätzlich kann er helfen, viel Geld zu sparen (z. B. für das fruchtlose Entfernen von Amalgam).

Es ist ungeheuer wichtig, einen Arzt zu finden, der Alternativmethoden offen, aber auch kritisch gegenübersteht. Sprechen Sie mit ihm und fragen Sie, ob er oder sie sich etwas von den Alternativen verspricht oder Ihnen sogar ganz davon abrät. Ihr behandelnder Arzt sollte Sie und Ihren Krankheitsverlauf genau kennen, um Ihnen eine optimale Versorgung gewährleisten zu können.

Hinweis

Begriffe, die durch einen kleinen blauen Pfeil ▶ gekennzeichnet sind, werden im Lexikon ab S. 155 erklärt.
Eine Zahl in eckigen Klammern [22] verweist auf die ab S. 161 genannten Quellen.

1
WAS IST MULTIPLE SKLEROSE? MS UND IHRE VERSCHIEDENEN FORMEN

Multiple Sklerose (MS) ist eine entzündliche Erkrankung des Nervensystems bzw. des Gehirns und des Rückenmarks.

Die Krankheit macht sich zum einen durch akute Entzündungen der Nervenfaserhüllen (Myelinscheiden) und die damit verbundenen Krankheitsschübe bemerkbar. Zum anderen werden auch die Nervenfasern selbst (Axone) schleichend von Anfang an zerstört – und das auch zwischen den Schüben. Experten sprechen daher von einer dualen oder auch doppelgesichtigen Erkrankung.

Um der MS wirksam zu begegnen, sollten in einer Therapie daher beide Krankheitsaspekte – Entzündung und Axonverlust – berücksichtigt werden, damit einer aktiven Zukunft nichts entgegensteht.

WIE VIELE MENSCHEN HABEN MS?

Auf 10.000 Einwohner in der BRD kommen etwa 12 MS-Erkrankte. Etwa jeder Tausendste ist betroffen. Damit zählt die MS bei uns zu den häufigsten Erkrankungen des Nervensystems. Über 120.000 Betroffene gibt es in Deutschland, ca. 4.000 Neuerkrankungen kommen jedes Jahr hinzu.

Im gesamten Europa leiden ca. 450.000 – 500.000 Personen und auf der ganzen Welt ca. 1,2 Mio. an den Symptomen der Krankheit. Zusätzlich gibt es eine unbekannte Zahl von Menschen, die MS haben, die jedoch nie unter den typischen Krankheitszeichen leiden.

Die hohe Anzahl der Betroffenen ist gut und schlecht zugleich – schlecht für die Betroffenen und gut, da aufgrund der hohen Zahlen großes Interesse von Seiten der Pharmaindustrie besteht, gute Medikamente zu entwickeln.

WANN UND BEI WEM TRITT MS AUF?

MS tritt i.d.R. im Laufe des dritten und vierten Lebensjahrzehnts auf. Die meisten Erkrankten gibt es um das 31. Lebensjahr herum. Selten tritt die Krankheit im Kindesalter sowie jenseits des 6. Lebensjahrzehnts zum ersten Mal auf.

Die meisten Erkrankten leben 40 Jahre lang mit der Krankheit – geplagt von vielen Behinderungen und Einschränkungen der Lebensqualität. Oft genug begleitet die Erkrankung ein Leben lang. Einige haben jedoch das große Glück, dass nach einem ersten Schub nichts Weiteres folgt.

Etwa zwei Drittel der MS-Erkrankungen nehmen einen gutartigen Verlauf, d.h. die MS führt zu keiner bzw. nur einer unwesentlichen Behinderung.

Im Allgemeinen senkt sie weder die Lebenserwartung noch führt sie zu einer schweren Gehbehinderung. Dabei ist der Neurologe *Dr. Wolfgang Weihe* [114] der Ansicht, dass gerade diejenigen mit einem guten Verlauf besonders empfindlich auf Lebensumstände reagieren. Ihnen setzen körperliche oder seelische Überlastung sehr zu.

Etwa die Hälfte der Patienten sind nach 15 Jahren auf Hilfsmittel angewiesen, 29 % sind rollstuhlbedürftig. Schwere Fälle sind jedoch auf 15 % der Erkrankten beschränkt.

Bei Frauen tritt MS mit zwei Dritteln der Fälle wesentlich häufiger auf als bei Männern. Dies scheint an einer speziellen Genkombination der Frauen zu liegen, die zu einer verstärkten Bildung von körpereigenem Gamma-Interferon (▶ Interferon) führt. Dadurch scheint das Immunsystem bei Frauen im Durchschnitt aggressiver und greift eher körpereigenes Gewebe an.

WIE IST DIE MS GEOGRAPHISCH VERTEILT?

Erstaunlicherweise kommen umso weniger MS-Fälle vor, je näher ein Gebiet am Äquator liegt. Die meisten Erkrankungen findet man in der Lage der mittleren geographischen Breitengrade mit gemäßigtem Klima. In Richtung Äquator und zu den Polen hin nimmt die Häufigkeit der Erkrankung ab. Dies scheint an der Verbreitung der Gene zu liegen, die sich vorwiegend auf den Norden des Planeten konzentriert haben.

Leider hilft jedoch eine Lage- oder Klimaänderung nicht. Im Gegenteil: Ein warmes Klima kann sogar die Fatigue (Erklärung folgt) verstärken. Dr. Veronica Carstens, die Gattin des ehemaligen Bundespräsidenten, schreibt zwar, dass die Kanarischen Inseln einen guten Einfluss auf den Verlauf der MS haben [23]. Jedoch eignen sich aufgrund der unterschiedlichen klimatischen Verhältnisse nicht alle Kanarischen Inseln uneingeschränkt für MS-Betroffene. Fuerteventura ist im Sommer z. B. viel zu heiß. Selbst auf Teneriffa finden Sie im Norden und Süden zwei komplett unterschiedliche Klimazonen. Laut einem klimatischen Gutachten von *Prof. Hiltermann,* das schon in den 80er Jahren erstellt wurde, empfiehlt sich vor allem der Südwesten von Teneriffa (s. Abb.).

Überraschend wenige MS-Patienten gibt es in Japan und Korea. In Japan findet man nur ein Zehntel der MS-

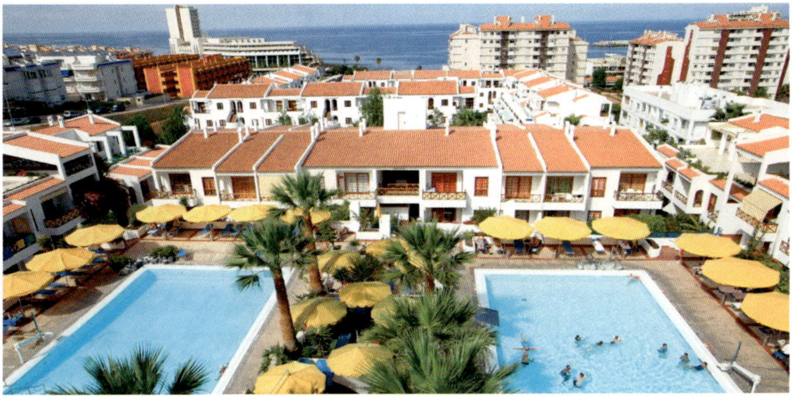

Während der Erholung etwas für die Gesundheit tun im Mar y Sol: Das Kurhotel Mar y Sol[S.L.] wurde wegen der besonders günstigen klimatischen Bedingungen im Süd-Westen von Teneriffa erbaut. Es hat eine angeschlossene Therapieabteilung und ist rollstuhlgerecht ausgebaut. Hier kann man einen Urlaub mit gesundheitsfördernden Maßnahmen verbinden.

Fälle, die bei diesem Breitengrad üblich sind. Erstaunlicherweise sind norwegische Fischer weitaus geringer betroffen als ihre Landsleute im Inneren des Landes.

Da stellt sich die Frage: Liegt es an der Ernährung? Helfen Soja oder Fisch bzw. Algen?

WOHER KOMMT DIE BEZEICHNUNG »MULTIPLE SKLEROSE«?

Die Bezeichnung Multiple Sklerose beruht auf der Beobachtung, dass im Gehirn und Rückenmark von Erkrankten **zahlreiche (multiple)** verstreute, entzündliche Herde entstehen, in deren Verlauf es zur ▶ Demyelinisierung der Nervenfasern und nach Abklingen der Entzündung zu einer Veränderung und **Verhärtung (Sklerose)** des Gewebes kommt.

Man nennt die Krankheit auch »Enzephalomyelitis disseminata«. Das bedeutet: Es handelt sich um eine Entzündung, die an vielen Stellen **verstreut (disseminiert)** im **Gehirn (Enzephalon)** und **Rückenmark (Myelon)** auftritt. Die Endung **»itis«** steht für **Entzündung.**

DAS ZENTRALE NERVENSYSTEM (ZNS)

Das **»zentrale Nervensystem« (ZNS)** besteht aus Gehirn und Rückenmark. Auch der Sehnerv, der vom Gehirn zum Auge verläuft, zählt zum ZNS.

Beim **»peripheren Nervensystem«** handelt es sich dagegen um die Nerven, die aus Gehirn und Rückenmark zu den Körperorganen führen.

Ein Querschnittsbild durch das zentrale Nervensystem zeigt eine weiße und eine graue Substanz. Der graue

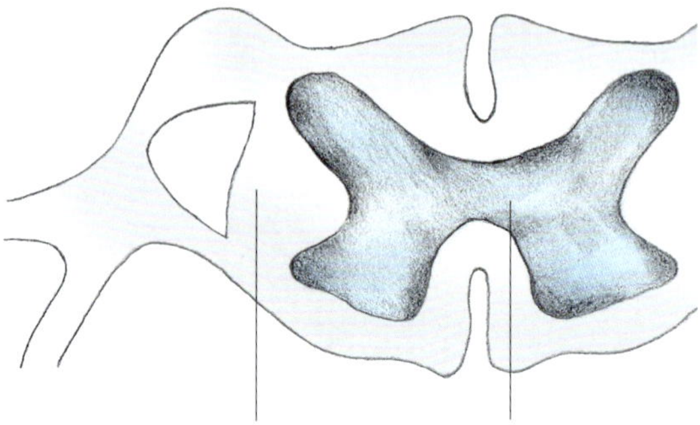

Rückenmarksquerschnitt: außen verlaufen die langen Nervenfasern als „weiße Substanz", innenliegend Nervenzellen, die dem Umschalten dienen (graue Substanz)

Anteil befindet sich im Gehirn oberflächennah und im Rückenmark in der Mitte. Er enthält überwiegend die Nervenzellen. Bei der weißen Substanz handelt es sich um die Ausläufer der Zellen - die Nervenfasern oder Axone.

VERMUTLICHE URSACHEN

Leider kennt man die Ursache der MS trotz jahrzehntelanger Forschung immer noch nicht. Es gibt zahlreiche Hypothesen. Einmal werden **Viren** für die Erkrankung verantwortlich gemacht, dann wieder Bakterien und schließlich das **eigene Immunsystem.** Es könnte aber auch ein Krankheitserreger sein, der noch völlig unbekannt ist – man denke nur an die Prionen, die man vor wenigen Jahren als Erreger des Rinderwahnsinns entdeckt hat.

Man geht davon aus, dass die Krankheit multifaktoriell ist. Das heißt, dass mehrere Ursachen zusammenwirken müssen, damit es zum Ausbruch der Erkrankung kommt. Dabei spielt auch die Veranlagung eine Rolle. *Prof. Adam* [2, 3] sowie Buchtipps im Anhang) geht davon aus, dass auch die Ernährung (s. Kapitel 7) und weitere Umweltfaktoren einen mindestens ebensogroßen Einfluss haben wie z. B. Erbanlagen.

Die Theorie, bei der MS handle es sich um einen Angriff auf das eigene Immunsystem, also eine Autoimmunerkrankung, hält man für die wahrscheinlichste. Entsprechend ist das Ziel der meisten derzeit praktizierten Therapieverfahren, das entgleiste Immunsystem wieder zu normalisieren. Man versucht den Krankheitsverlauf abzubremsen und die Schübe zu verkürzen oder zu verhindern. Demzufolge setzt man vor allem Medikamente ein, die eine Überreaktion des Immunsystems unterdrücken oder modulieren können (sogenannte Immunsuppressiva und Immunmodulatoren). Damit erreicht man bei einigen Patienten eine Besserung des Krankheitsverlaufs. Derartige »Autoimmunerkrankungen« (das heißt frei übersetzt: Das Immunsystem greift körpereigene Bestandteile an) kennt man auch aus anderen Bereichen.

Es ist zu befürchten, dass noch einige Jahrzehnte ins Land gehen werden, bevor man wirklich die Ursache der MS kennt.

ES GIBT VERSCHIEDENE SUBTYPEN DER MS

Die neuesten Erkenntnisse zu MS zeigen, dass es **»eine MS«** gar nicht gibt, sondern vier Subtypen davon. Man kam darauf, als man eine Plasmapherese (Genaueres s. Kapitel 2, S. 25) durchführte. Bei einer bestimmten Gruppe MS-Betroffener wirkte die Methode hervorragend, daraus ergab sich der MS-Subtyp II. Bei den anderen hatte man mit dieser Behandlungsform keinen Erfolg.
Inzwischen scheint sich diese Erfahrung zu bestätigen und man versucht Methoden zu finden, die es erlauben, bei jedem Patienten den entsprechenden MS-Typ festzustellen. Hinweise findet man in der MRT (▶ Kernspin). Bei einem Subtyp weisen die ▶ Läsionen eine runde Form auf, bei dem anderen eine eher ellipsoide Form. Dennoch kann man damit noch nicht alle Subtypen klar unterscheiden.
Diese neuen Erkenntnisse könnten eine Erklärung dafür sein, warum manche Medikamente und Verfahren (auch alternative!) bei einem MS-Betroffenen wirken und beim anderen nicht.

1.1 DIE NERVENFASERN UND DAS MYELIN

Die Nervenfasern (Axone) werden vom sogenannten **Myelin** spiralig umhüllt. Myelin ist eine Substanz, die zu 70 % aus Fett und zu 30 % aus Eiweiß besteht. Es wird von besonders darauf spezialisierten Zellen des ZNS, den sogenannten **Oligodendrozyten,** gebildet.
Diese sogenannte »Myelin-« oder auch »Markscheide« ist eine Voraussetzung für eine ungestörte Fortleitung der elektrischen Impulse innerhalb der Nervenfaser. Es handelt sich um eine Isolierschicht, die man sich in der Funktion ähnlich dem Kunststoff bei elektrischen Kabeln vorstellen kann. Sie ermöglicht durch regelmäßige Einschnürungen die beschleunigte (saltatorische, also sprunghafte) Fortleitung der von den Zellen asgehenden elektrischen

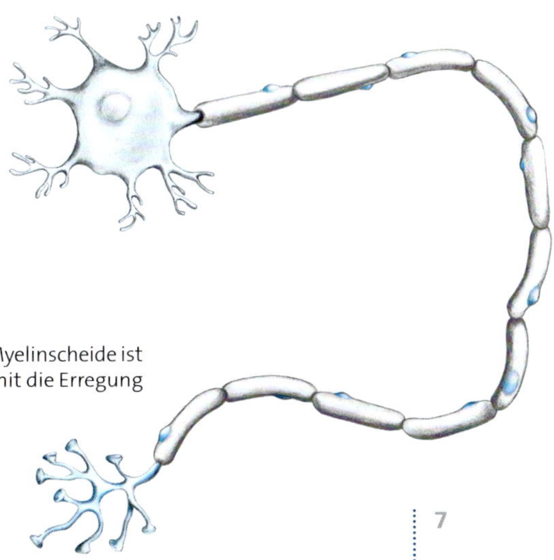

Nervenzelle mit Axon und Myelinscheide. Die Myelinscheide ist in regelmäßigen Abständen eingeschnürt, damit die Erregung schneller überspringen kann.

Impulse. Durch die entzündlich bedingte Schädigung der Nervenschutzschicht (Myelinscheide) kommt es zu einer Leitungsverzögerung bzw. zum völligen Leitungsblock (die Leitungsgeschwindigkeit ist auf ein Zehntel reduziert). Daher werden die vom Gehirn ausgehenden willentlichen und unwillentlichen Befehle an die Organe, Muskeln etc. unvollständig oder gar nicht mehr ausgeführt. Es wird ein Schaden an den jeweiligen Nervensträngen verursacht, also eine Selbstzerstörung der Nerven. Dies spielt sich vorwiegend im Gehirn und Rückenmark ab. Die Nerven außerhalb des ZNS sind nur ausnahmsweise betroffen.

WOHER KOMMEN DIE SYMPTOME?

Die Demyelinisierungsherde verteilen sich in Ort und Größe unterschiedlich über das gesamte ZNS, woraus sich die Vielfalt der Symptome erklärt.

Sind z. B. Nervenfasern oder Leitungsbahnen betroffen, die elektrische Impulse aus den Gehirnzellen zu den Muskeln übermitteln, so kann es dadurch zu Bewegungseinschränkungen kommen. Sind Nervenfasern betroffen, die Empfindungen (Schmerz, Berührung) weiterleiten, kann dies zu Schmerzen und Missempfindungen (▶ Parästhesien) führen.

Das Positive ist: Unser Gehirn kann Nervenschädigungen bis zu einem gewissen Umfang durch Umlagerung und Remyelinisierung ausgleichen.

WIE KOMMT ES ZUR DEMYELINISIERUNG?

Man sagt, dass das Myelin bei der MS durch entzündliche Vorgänge, die an verschiedenen Stellen »herdförmig« ablaufen können, zerstört wird. In den sogenannten Herden finden sich **weiße Blutkörperchen (Leukozyten),** die den Entzündungsvorgang aufrechterhalten. Diese örtliche Ansammlung entzündlicher Zellen wird von einer vermehrten Flüssigkeitseinlagerung (Ödem) begleitet.

Im Blut werden sogenannte autoreaktive T-Lymphozyten aktiviert. Sie bilden Botenstoffe, die sogenannten Zytokine (z. B. Gamma Interferon, Tumor-Nekrose-Faktor Alpha). Mit Hilfe sogenannter Adhäsionsmoleküle überwinden sie die ▶ Blut-Hirn-Schranke, in der es ebenfalls zur Ansammlung von Entzündungszellen, den sog. Granulozyten und Lymphozyten, kommt. Im ZNS selbst kommt es dann zu einer Vermehrung von T-Zellen und Ausschüttung von Zytokinen, die durch Freisetzung von Entzündungsvermittlern schließlich die Myelinscheide schädigen. Die aufgelösten Myelinscheiden werden dann von sogenannten Fresszellen »abgeräumt«. Durch die Entmarkung der Nervenfasern werden ihre Kaliumkanäle freigelegt. Dies verursacht eine Blockierung der Reizleitung. Auch Entzündungsvermittler, wie die Leu-

kotriene, können hier eine Rolle spielen. Verstärkt wird dieses Phänomen u. a. durch Temperaturerhöhungen, ob durch äußere Hitze oder durch Fieber. Bereits die Einnahme einer warmen Mahlzeit oder eines heißen Getränkes kann zu einer ausgeprägten Zunahme der Beschwerden führen. Diese Theorie erklärt zumindest zum Teil die Wirkung von Kältetherapien bzw. Kältekammern (s. Alternative Therapieformen, S. 75).
Prof. Dr. Adam [3] spricht bei den Botenstoffen z. B. von den sog. Eikosanoiden (s. Kapitel 7, Ernährung). Nach seiner Ansicht stören sie die Blut-Hirn-Schranke, so dass weitere Entzündungszellen eindringen können, die schließlich die bekannte Demyelinisierung verursachen.

WIE SIEHT MAN DAS HEUTE MIT DEM MYELIN?

Heute vermutet man, dass die Zerstörung der Nervenfasern bereits in der Frühphase der Erkrankung eine wichtige Rolle spielt. Und gerade dieser Axonverlust sorgt dafür, dass entstehende Behinderungen nicht mehr besser werden. Auch die funktionelle Erholung in den demyelinisierten Fasern erfolgt meist nur teilweise und die Erregungsleitung im Vergleich zu normal myelinisierten Fasern ist unzuverlässig. Dadurch kommt es auch bereits bei geringen Einflüssen auf den Körper (z. B. Wärme) zu einer Blockierung der Nervenleitung. *Dr. Ziemssen* aus Dresden ist der Ansicht, dass die ▶ axonalen Schäden stärker für den anhaltenden Verlauf einer MS verantwortlich sind als die Demyelinisierung. Nach seiner Ansicht ist der Verlust von Nervenfasern nicht mehr zu reparieren.
Bei einer Entzündung »zerfallen« Markscheiden und Nervenfasern meist herdförmig. Diese sog. »Läsionen« reichen von der Größe eines Stecknadelkopfes bis hin zu der einer Euromünze. Die Entzündung selbst hat nur kurzfristige Funktionsstörungen zur Folge, kann in den sogenannten »stummen Regionen« sogar ganz unbemerkt bleiben. Wenn sich die Entzündung zurückbildet, entsteht im ungünstigsten Fall eine Narbe aus Bindegewebe. Leider können an dieser Stelle keine Nervenimpulse mehr weitergeleitet werden. Dies ist ebenfalls nicht mehr rückgängig zu machen.

1.2 WIE WIRD MS FESTGESTELLT? DIE DIAGNOSE

AKTUELLE VORGEHENSWEISE BEI DER DIAGNOSE

Leider reicht für die Diagnose einer MS ein einzelner, einfacher Test nicht aus. Die aktuelle Vorgehensweise bei der Diagnose ist daher folgende: Zu Beginn steht eine Erhebung der Krankheitsgeschichte (Anamnese). Daran schließt sich eine gründliche neurologische Untersuchung an. Je

nach den dann vorliegenden Ergebnissen sind meist verschiedene weitere Tests erforderlich. Sie können teilweise in der Arztpraxis, zum Teil auch in einer Klinik durchgeführt werden.
Heutzutage wird bei einem ersten Schub eine Magnetresonanztomographie (MRT) angefertigt (innerhalb von 30 Tagen). Ist darauf eine Läsion bzw. ein Krankheitsherd zu erkennen, so wird – auch ohne zweiten Schub – eine weitere MRT angefertigt. Hier lässt man jedoch eine Frist von mindestens 30 Tage verstreichen. Ist dann eine zweite Läsion zu erkennen, die an einer anderen Stelle aufgetreten ist, so ist das ein Hinweis auf Vorliegen einer MS. Um eine räumliche Trennung der beiden Herde wirklich abzusichern, legt man Wert darauf, dass sich dieser zweite Krankheitsherd im Rückenmark befindet. Das bedeutet, dass man keinen zweiten Schub abwarten muss und beim folgenschweren Auftreten der zweiten Läsion sofort mit einer Therapie beginnen kann. Beim entsprechenden MRT-Bild ist für die Diagnosesicherung nicht einmal ein positiver ▶ Liquorbefund erforderlich.
Auch die Diagnose für den primär progredienten Verlauf (s. Verlaufsformen, S. 17) wurde verbessert. Auch hier ist nicht mehr unbedingt eine Liquoruntersuchung erforderlich. Voraussetzung ist eine anhaltende Verschlechterung über ein Jahr, ergänzt durch einen entsprechenden MRT-Befund.

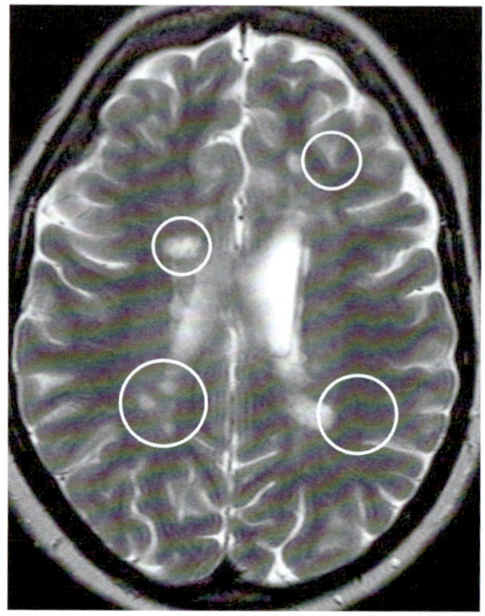

MRT-Bild mit typischer Verteilung der MS-Herde (kleine weiße Flecken) um die flüssigkeitsgefüllten Hirnkammern (die schmetterlingsförmige helle Struktur in der Mitte) herum

Es gibt viele zusätzliche Untersuchungen wie z. B. die bekannte Schachbrettmusteruntersuchung zum Test der Sehnerven. Eine ausführliche Darstellung würde jedoch den Rahmen dieses Buches sprengen. Genaueres können Sie in den entsprechenden Büchern und Broschüren nachlesen (s. Buchtipps zum Weiterlesen im Anhang).

AUSSCHLUSS ANDERER ERKRANKUNGEN

Bei allen Erleichterungen, die die ▶ MRT heute bietet, ist die Diagnose der MS nicht einfach. Manche Symptome wie z. B. Sensibilitätsstörungen sind unspezifisch und werden oft fehlgedeutet oder nicht einmal bemerkt. Auch heute noch benötigt man einen MS-erfahrenen Arzt, um andere Erkrankungen mit ähnlicher Symptomatik auszuschließen.

Es hilft, wenn man sich alle Beschwerden in Erinnerung ruft und sich auch notiert (!), auch diejenigen der Vergangenheit. Dies hilft dem Arzt, die Krankheitszeichen bereits im Frühstadium einzuordnen.

Zum Ausschluss anderer neurologischer Erkrankungen (z. B. Tumor, Blutung, Enge des Rückenmarkkanals, Bandscheibenvorfall, Vitamin B_{12}-Mangel, Neuroborreliose, Neurolues oder Vaskulitis) ist neben der MRT auch die ▶ Computertomographie hilfreich.

War in den 70er Jahren noch eine falsche Diagnose bei 30 % der Fälle üblich, so ist das heutzutage weitaus seltener. Dennoch muss die Diagnose immer wieder kritisch bewertet werden. Einen guten Arzt erkennt man daran, dass er nicht sofort »mit der Tür ins Haus fällt« – vor allem dann nicht, wenn die Diagnose nicht sicher ist.

Die gängige Lehrmeinung ist heutzutage, die Krankheitserkennung so schnell wie nur irgend möglich durchzuführen, da mit Hilfe von Medikamenten der Zeitraum bis zum Auftreten eines zweiten Schubes verlängert werden kann. Ob jedoch sofort mit einer Therapie begonnen werden sollte, ist umstritten, da es nicht unbedingt zu einem zweiten Schub kommen muss [111].

SYMPTOME

Die Symptome (Krankheitszeichen) bei MS sind zahlreich und mit den Worten von *Frau Dr. Carstens* von »geradezu atemberaubender Vielfalt« [23].

Die Krankheitszeichen können einzeln für sich oder in verschiedenen, wechselnden Kombinationen auftreten und sich in Anzahl und Dauer unterscheiden. Sie können sich vollständig zurückbilden oder zuletzt auch bestehen bleiben.

MS-Betroffene brauchen mit zunehmender Erkrankung für die gleichen Bewegungen und Denkaufgaben eine höhere Aktivierung der Nerven. Außerdem müssen ursprünglich automatisierte Fertigkeiten im späteren Krankheitsverlauf oft bewusst neu gesteuert werden. Das heißt unter Umständen, neu zu lernen, wie man richtig geht etc.

MS-Betroffene haben zumeist große Aktivitätsschwankungen im Verlauf des Tages. So sind viele am späten Nachmittag oder auch am Abend deutlich leistungsfähiger als zu anderen Tageszeiten. Auch Schwankungen von Tag zu Tag sind üblich. Zusätzliche Erkrankungen und Beschwerden, wie eine überfüllte Blase, ein nicht entleerter Darm und anderes, können den jeweiligen Zustand des Patienten sehr viel stärker beeinflussen als den eines Gesunden. Dadurch können Betroffene ihre »Leistungsgrenzen« oft nur schwer einschätzen und neigen zu Über- oder Unterforderung. Dabei kann eine ständige Unterforderung (»Schonung«) motorische Defizite verstärken, chronische Überlastung, z. B. durch zu rasch aufeinanderfolgende Therapien, zu körperlichen und psychischen Erschöpfungszuständen führen. Daher ist zu empfehlen, entsprechende Ruhepausen einzuplanen.

Bei aller Vielfalt der MS-Symptome sind manche Probleme durchaus weit verbreitet. Dazu gehören:

Lhermittesches Zeichen

So bezeichnet man ein stromartiges Missempfinden beim Beugen des Kopfes nach vorn. Als Ursache gilt ein frischer Entzündungsherd im oberen Halsmark, der auf die Rückenmarkshaut übergegriffen hat.

Lähmungen (Paresen)

Diese werden in leichteren Fällen oft als Schwäche und Kraftlosigkeit empfunden. Auch als Unvermögen, bestimmte, vorher gewohnte Bewegungsabläufe nicht mehr in gleicher Weise ausführen zu können, empfindet man dieses Symptom. Man hat das Gefühl, dass nach längerem Gehen die Beine schwerer werden, gleichsam am Boden »kleben«. Belastungen, die früher gut vertragen wurden, wie Treppensteigen oder Bergaufgehen, führen rasch zu einer Ermüdung.

Bei deutlicherer Ausprägung können die Beine zunehmend schwächer werden. Dies geht so weit, dass die Beine beim Gehen am Boden schleifen oder ein Bein nachgezogen wird.

Dabei ist eine Lähmung der Beine häufiger als die der Arme. Allerdings kann bei ihnen auch ohne sichtbare Lähmung die Feinmotorik eingeschränkt sein, das heißt, die Fähigkeit, fein abgestimmte und schnelle Fingerbewegungen auszuführen.

Steifigkeit oder Spastik

Steifigkeit und Spastik werden durch eine erhöhte Muskelspannung (Tonuserhöhung) bestimmter Muskelgruppen verursacht. Dies stört das Zusammenwirken der Muskeln bei Bewegungen und führt deshalb zu einer vorzeitigen Ermüdung. Sie ist fast immer mit einer Muskelschwäche kombiniert. Dabei sind beide Probleme nicht immer gleich stark ausgeprägt. Durch sie werden Bewegungsabläufe, die normalerweise von einem feinen Zusammenspiel von sich anspannenden und erschlaffenden Muskelgruppen abhängen, erschwert und können nur unter Anstrengung durchgeführt werden.

Je nach dem Ort des Auftretens unterscheidet man Paraspastik (beide Beine betroffen), Hemispastik (eine Körperhälfte betroffen) oder auch Tetraspastik (Arme und Beine betroffen). Dabei kann auch die Rumpfmuskulatur etc. »spastisch« sein. Besonders häufig sind die Beine betroffen. Die Folge ist eine Gehbehinderung. Spastik ist auch von äußeren Faktoren wie Stress, Witterung und Schmerzen abhängig.

Ist die Steifigkeit stärker ausgeprägt, können rhythmisch zitternde Bewegungen (▶ Kloni oder bildlich Muskelhüpfen genannt) auftreten. Am häufigsten kommen sie beim Aufsetzen des Fußes vor. Aber auch, wenn man sich gerade zum Schlafen hingelegt hat, sind sie in Form von lästigen Zuckungen zu spüren. Sie können nach einiger Zeit von selbst aufhören oder in schwereren Fällen erst dann, wenn der Fuß in eine andere Stellung gebracht wird (z. B. durch Senken des Fußes). Den ganzen Fuß aufzusetzen und umherzugehen kann oft helfen.

Gefühlsstörungen, Missempfindungen (Parästhesien)

Diese Erscheinung, z. B. in Form von »Kribbeln« oder »Ameisenlaufen« kann in verschiedener Weise herabgesetzt oder verändert sein. Leichte Berührungsreize werden als unangenehm (Dysästhesien) oder als schmerzhaft (Hyperpathien) empfunden. Diese Symptome können am ganzen Körper auftreten. Am häufigsten sind sie jedoch an den Beinen zu finden. Auch sie können z. B. durch Wärme oder Ermüdung verstärkt werden.

Blasenstörungen

gehören häufig (75–90 % der Fälle) zur MS. Die Ursache der verschiedenen Störungen des Organs sind Schädigungen der Nervenbahnen, die die Blasenentleerung steuern. Nicht nur die Lebensqualität ist eingeschränkt, viele Betroffene trauen sich nicht mehr unter Leute und vereinsamen.

Ein unbeherrschbarer Harndrang und u. U. unwillkürlicher Harnabgang beruhen auf einer übermäßig reizbaren, überaktiven Blasenmuskulatur. Die Blase mit ihrem Verschlussmechanismus ist aus mehreren Muskelschichten aufgebaut. Gesteuert werden diese Muskeln vom vegetativen Nervensystem. Man kann sie nicht willentlich beeinflussen. Die beteiligten Nerven sind sehr sensibel und reagieren schnell auf Irritationen von außen oder von innen. Zusätzlich können Zeitdruck, Kälte, Feuchtigkeit und hormonelle Schwankungen das feine Zusammenspiel zwischen Blase und Verschlussmuskeln empfindlich stören und zu Fehlfunktionen führen. Auch ohne Nervenimpuls vom Gehirn zieht sich die Blase immer wieder zusammen und drückt kleine Mengen Urin in die Harnröhre. Dies löst einen ganz unangenehmen Harndrang aus.

Eine »spastische« Harnblase geht auf ein fehlerhaftes Zusammenspiel der Muskulatur zurück, die für das Schließen der Blase und für die Harnentleerung zuständig ist.

Man unterscheidet vier große Formen der Blasenstörungen:

- **Fordernder (imperativer) Harndrang**
  Damit ist gemeint, dass man unmittelbar nach Verspüren eines Harndrangs eine Toilette aufsuchen muss, um zu verhindern,

dass sich die Blase spontan entleert. Bereits geringe Harnmengen führen zu einer übermäßigen Aktivität der Blase. Die Folge: eine häufige Entleerung kleiner Harnmengen.

- **Unfreiwilliger Harnabgang**
  Er tritt besonders beim Pressen (z. B. Niesen, Husten) oder z. B. beim Hüpfen auf und wird auch als Harninkontinenz bezeichnet

- **Harnverhaltung (»Starthemmung« oder »obstruktive« Störung)**
  Das Wasserlassen kann durch höheren Widerstand, verzögerten Beginn, unterbrochenen Harnfluss, sogenannte mehrzeitige Miktion (Entleerung der Blase in vielen kleinen Portionen, die in kurzen Abständen abgegeben werden) oder auch durch vollständigen Harnverhalt erschwert, behindert, verzögert oder unvollständig sein. Dies ist durch ein gestörtes Zusammenspiel der für die Öffnung und den Verschluss der Blase zuständigen Muskulatur bedingt. Die Entleerung der Blase ist dabei wie durch einen Widerstand behindert. Daher kann die Blase nicht vollständig entleert werden und es bleibt möglicherweise Restharn zurück. Er bildet sich ein körperwarmes Reservoir, in dem sich Bakterien nur allzu wohl fühlen und Entzündungen verursachen können. Eine Blasenentleerungsstörung kommt oft in Kombination mit einer Spastik der Beine vor.

- **Eine Kombination aus allem**
  Bei den kombinierten Störungen, die durchaus häufig sind, besteht nicht nur eine Überaktivität der äußeren Schließmuskulatur der Blase (bei Beckenbodenspastik). Hinzu kommen ständig unkoordinierte Aktivitäten der eigentlichen Blasenwandmuskulatur, die den Urin durch Zusammenziehen aus der Blase heraustreibt. Somit ergibt sich eine Entleerungsstörung mit sog. Starthemmung sowie zusätzlicher Restharnbildung.

Dazu kommen leichte, sog. irritative Störungen, die man in Kauf nimmt. Sie zwingen dazu die Blase häufig zu entleeren, bis hin zu einem völligen Verlust der Blasenfunktion.
Selten tritt eine primär schlaffe (atone) Blasenstörung auf: Eine zum Harndrang führende Blasenfüllung wird nicht mehr oder nur sehr spät wahrgenommen. Dadurch entsteht eine ständige Überdehnung. Ein aktives Wasserlassen ist kaum oder gar nicht mehr möglich. Die Blase entleert sich nur noch weitgehend passiv nach dem Überlaufprinzip.
Lassen Sie unbedingt feststellen, ob eine und welche Blasenstörung bei Ihnen vorliegt, damit man dagegen vorgehen bzw. ernste Folgen verhindern kann. Ihr Neurologe überweist sie bei Bedarf an einen Urologen.

Insbesondere bei einer zusätzlich vorhandenen Spastik im Bereich der Beine und der Beckenregion kann sich eine kombinierte Störung entwickeln, bei der sowohl unbeherrschbarer Harndrang als auch eine unvollständige Blasenentleerung gleichzeitig vorkommen können.
Sie sollten bei der Untersuchung auf alle Fälle auf einem Miktionstagebuch bestehen. Hier tragen Sie ein wie oft und wann Sie Harn abgeben müssen und wann und wie viel Sie trinken. Dies ist nicht nur für die Diagnose wichtig, sondern ebenso für die spätere Behandlung. Auch danach ist das Führen dieses Tagebuchs wichtig, um Behandlungserfolge oder -misserfolge zu erkennen und die Therapie verbessern zu können.
Wichtig ist auch die Restharnbestimmung. Diese wird heutzutage nicht mehr durch Einmalkatheterisierung durchgeführt, die gesundheitlich nicht unproblematisch und schmerzhaft ist, sondern sonographisch, d.h. über Ultraschall. Ein derartiges Gerät sollte in der jeweiligen Praxis oder im Krankenhaus zur Standardausrüstung gehören!

Harnwegsinfekte

Auch wiederholte Blasenentzündungen (Harnwegsinfekte) treten auf. Das Problem ist, dass die Blasenschleimhaut offensichtlich eine ständige Beanspruchung durch Nervenimpulse benötigt. Diese bleiben bei MS zumindest zum Teil aus, dadurch ist die Blasenschleimhaut gestört. Das wiederum bedingt die häufigen Entzündungen, die man in der Regel völlig natürlich bekämpfen kann (s. Kap. 7, Ernährung). Jedoch muss immer wieder getestet werden, ob sich Krankheitserreger im Urin befinden, man nennt dies die Erhebung eines Urinstatus. Das geschieht heute sehr einfach mit Hilfe eines Teststreifens, der in den Urin gehalten wird und schnell ein Ergebnis liefert. Dies kann man sogar selbst zu Hause anwenden. Ökotest bewertete in der Ausgabe vom Mai 2007 die sogenannten »Teststreifen Harnwegsinfekte« alle mit sehr gut (www.oekotest.de). Nur detailliertere Untersuchungen (z. B. ob die gefundenen Bakterien auf das zur Anwendung vorgesehene Antibiotikum reagieren) werden noch in entsprechend ausgerüsteten Labors durchgeführt. Behandelt werden müssen Harnwegsinfekte auf alle Fälle, da sie sogar Schübe auslösen können! Zudem verschlechtern Blasenentzündungen Symptome im Bereich der Beine, wie die Spastizität.

Fatigue

Etwa 75 – 95% aller MS-Patienten leiden unter quälender Müdigkeit oder Erschöpfung, als »Fatigue« bezeichnet. Mehr als die Hälfte beklagt, es sei das Symptom, das sie am meisten belaste und die stärksten beruflichen und sozialen Folgen habe. Es ist oft eines der Erstsymptome.
Leider kann man dieser Müdigkeit, die bei Gesunden normalerweise am Abend oder nach körperlichen An-

strengungen auftritt, nicht durch ausreichenden Schlaf oder Ruhezeiten begegnen. Die Ursache dafür ist unbekannt. Man kennt die Erscheinung jedoch auch von anderen Krankheiten, z. B. Krebs. Zum Teil führt man sie auf die enormen Anstrengungen der Nervenleitung zurück.
Fatigue ist einer der Hauptgründe für Teilzeitbeschäftigung oder gar Arbeitsunfähigkeit. Oft findet man bei den Betroffenen auch Depressionen. Wenn diese behandelt wird, bessert sich offenbar auch die Fatigue.
Verstärkende Ursachen dieses Phänomens sind u. a. Temperaturerhöhungen, ob durch äußere Hitze oder auch durch Fieber.

»Uhthoff-Phänomen«

Bei etwa 80 % der Betroffenen verschlechtern sich die Symptome bei Wärme. Erfreulicherweise verschwinden diese Effekte wieder, wenn der Körper wieder abkühlt. Dennoch schränkt das Phänomen die Lebensqualität der Betroffenen vor allem in den Sommermonaten stark ein.
Man führt dies auf die Reparatur von remyelinisierten Nervenfasern zurück, die nicht so gut arbeiten wie normal myelinisierte Fasern. Hier kann man mit alternativen Verfahren (s. Kap. 4 ff.) deutliche Verbesserungen erreichen.

Aufmerksamkeits- und Gedächtnisprobleme

Bei der Hälfte der MS-Betroffenen treten Probleme mit der Aufmerksamkeit und dem Gedächtnis auf. So haben sie Schwierigkeiten bei der Verarbeitung komplexer Informationen, z. B. beim Erlernen neuer Fakten und Details, vor allem unter Zeitdruck. Insbesondere wenn eine erhöhte Aufmerksamkeit und/oder ein paralleles Arbeiten erforderlich ist, können sich diese Defizite zeigen. Leider sind die Gedächtnisstörungen bei Patienten mit einem chronischen Verlauf häufiger und ausgeprägter.
Besonders typisch sind Abrufprobleme. Das heißt, dass der aktive Zugriff auf gespeicherte Inhalte »verstellt« ist. Fast jeder kennt die Situation, dass man sich an den Namen einer Person kurzfristig nicht mehr erinnern kann. Es hilft jedoch, einen kurzen Augenblick zu warten, dann kommt die Erinnerung oft wieder, sei es nach nur 30 Sekunden oder 10 Minuten. Auch kleine Erinnerungshilfen helfen.

Sprech- und Schluckstörungen

Sprech- und Schluckstörungen verschiedenster Art können zum Krankheitsbild der MS gehören – auch wenn ansonsten keine oder kaum eine Behinderung vorliegt. Hier hilft die Logopädie (s. Kap. 3.4).

Schmerzen

Schmerzen gibt es bei MS in den unterschiedlichsten Formen (Trigeminusneuralgie, Missempfindungen, Augenschmerzen…). Mehr als jeder dritte MS-Betroffene leidet darunter. Tatsächlich können einige davon (nicht alle und nicht bei allen Patienten) erfolgreich durch alternative Heilmethoden gelindert werden, so manches Mal verschwinden sie sogar ganz.

Depressionen

Keine Frage: MS belastet die Psyche. Wer ist schon gerne krank? Etwa die Hälfte der MS-Patienten leidet unter Depressionen, insbesondere, wenn auch noch andere Belastungen dazukommen und/oder die Kindheit bzw. das Umfeld problematisch war und ist. Diese depressiven Verstimmungen haben keinen erkennbaren Auslöser und werden nicht selten auch von Betroffenen als etwas »Eigengesetzliches« erlebt, das sie sich nicht erklären können. Man betrachtet sie als etwas, das »wie aus heiterem Himmel« kam. In diesem Fall sollte man sich nicht scheuen, die Hilfe eines Psychotherapeuten in Anspruch zu nehmen.

Gleichgewichts- und Sehstörungen

Viele weitere Symptome können auftreten wie Gleichgewichts- und Sehstörungen etc., die in diesem Buch besprochen werden, sofern man »alternativ« oder auch nicht-medikamentös etwas dagegen tun kann. Dazu gehören z. B. »Zitter«-Bewegungen von Armen oder Händen, die man als Tremor bezeichnet.
Auch Erkrankungen infolge der Medikamenteneinnahme oder von Bewegungsmangel sind zu befürchten. Durch Bewegungseinschränkung, venöse Abflussstörungen oder Arteriosklerose und Medikamente wie Kortison wird das Entstehen von Thrombosen begünstigt. Kommen zusätzlich zu wenig Sonnenstrahlen an den Körper, kann es zum Vitamin D-Mangel und folglich zur Osteoporose kommen, insbesondere bei Frauen nach dem Wechsel. Ebenso sind aufgrund der speziellen Situation bei MS auch Kreislaufprobleme möglich.
Jeder, der an MS erkrankt ist, hat ein individuelles Symptombild, das sich im Laufe der Zeit ändern kann. Die meisten leiden unter mehreren dieser Symptome, aber nie gleichzeitig unter allen.

1.3 VERLAUFSFORMEN

Bei MS gibt es weder ein einheitliches Krankheitsbild noch einen einheitlichen Krankheitsverlauf, den man vorhersehen kann. Dies erklärt sich aus der vielfachen Verteilung der Krankheitsherde, die nicht einmal zu Symptomen führen müssen.
Prinzipiell unterscheidet man zwischen **Schüben** (auch Manifestation, Exazerbation oder Attacke), die schnell (über Tage) auftreten und die sich wieder vollständig oder teilweise zurückbilden können, oder auch länger anhaltenden **(chronischen) Störungen.**
Von einem Schub spricht man, wenn er länger als 24 Stunden anhält, wenn neue Symptome auftreten oder sich

frühere Symptome anhaltend deutlich verstärken. Die mit einem Schub auftretenden Symptome halten in der Regel zwischen zwei Wochen und drei Monaten an und bilden sich vor allem in den ersten Krankheitsjahren – auch ohne Behandlung – meist wieder zurück. Diese Rückbildung bezeichnet man als **Remission.** Dies lässt die Krankheit fast vergessen. Davon abgesehen gibt es auch sogenannte adaptive Vorgänge. Dabei bilden sich neue Natrium-Kanäle auf der demyelinisierten Axonmembran, die die Bahn zwar wieder leitfähig machen. Die Nervenbahn funktioniert aber dann nicht zu 100 Prozent. Das heißt: Bereits geringe Einflüsse wie z. B. Wärme führen zu einer Blockierung der Nervenleitung.
Man teilt die MS in unterschiedliche Verlaufsformen ein:

SCHUBFÖRMIGER BEGINN

Bei etwa 80 % der Betroffenen beginnt die MS mit einzelnen Schüben, die sich für längere oder kürzere Zeit wieder zurückbileden.

■ Schubförmige, gutartige (benigne) Verlaufsform

Vor allem bei Jugendlichen und jungen Erwachsenen treten nach einigen kurz dauernden Schüben mit jeweils vollständiger Rückbildung der Beschwerden jahrelange, völlig symptomfreie Zeitintervalle auf.

Die Häufigkeit der Schübe ist generell recht unterschiedlich und reicht von 0,2 – 1,15 im Jahr. Üblicherweise ist die Schubrate in den ersten fünf Jahren und besonders im ersten Jahr nach Beginn der Erkrankung höher und nimmt im weiteren Verlauf spontan ab. 50 % der Schübe bilden sich komplett zurück, ein Viertel unvollständig, ein weiteres Viertel bleibt ohne Rückbildung.

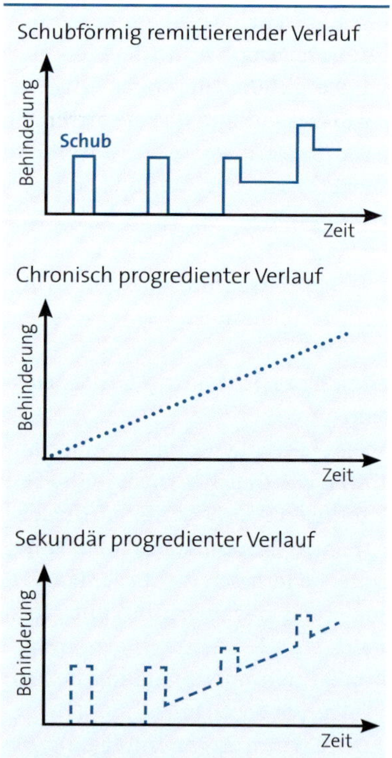

Verlaufsformen der MS

- **Schubförmig progrediente Verlaufsform**
  Die Beschwerden nach einem Schub bilden sich nur unvollständig zurück (bei etwa 25%).

- **Sekundär chronische (sekundär progrediente) Form**
  Nach mehreren Schüben tritt eine schleichende Verschlechterung ein, oft ca. 10 Jahre (bei etwa 50%) nach Beginn der Erkrankung.

SCHLEICHENDER BEGINN

- **Primär chronisch-progrediente Form**
  Schwere Verlaufsform, die von Anfang an allmählich fortschreitet. Dies tritt bei etwa 5–20% aller erwachsenen MS-Patienten auf, insbesondere bei älteren über 40-Jährigen. Vor allem Gangstörungen und spastische Lähmungen in den Beinen sind hier zu beobachten.

Genauso ungewiss wie die Entwicklung von Schub und Remission ist der weitere Verlauf. Gerade bei Patienten mit anfangs schubförmiger Symptomatik kann die Erkrankung nahezu stehenbleiben. Der bösartige Verlauf führt innerhalb weniger Jahre zu schwerer Behinderung oder kann sogar zum Tode führen.
Mit Ausnahme der primär chronisch progredienten Form gilt die sogenannte »Fünf-Jahres-Regel«. Sie besagt, dass der Behinderungsgrad fünf Jahre nach Krankheitsbeginn etwa drei Viertel so hoch ist wie derjenige nach 10–15 Jahren.

1.4 EIN GUTER ARZT – ERKENNUNGSMERKMALE

Einen guten Arzt (bei MS vor allem einen guten Neurologen) zu finden ist oft schwer. Es gibt leider mehr, die einem die Diagnose ins Gesicht schleudern oder sich weigern, etwas über die Krankheit zu erzählen (ob sie nun gute Kenntnisse darüber haben oder nicht), als hervorragende Ärzte, bei denen man sich gut aufgehoben fühlt. Es gibt auch Mediziner, bei denen man sich fragt: »Warum sind diese Menschen eigentlich Ärzte geworden?« Die ständigen sogenannten Gesundheitsreformen, die eigentlich »Einsparreformen« heißen sollten, erleichtern die Sachlage nicht unbedingt. Dennoch: Es gibt ausgezeichnete Ärzte, und die Suche nach einem wertvollen Standesvertreter ist wichtig. Da lohnt es unter Umständen, etwas Geduld aufzubringen. Ein guter Arzt

1. erklärt, was der Patient wissen will,
2. ist Alternativmethoden gegenüber aufgeschlossen, ohne dabei unlautere und unwirksame sowie teure Methoden zu akzeptieren, und weist auf fehlende Beweise bzw. Risiken hin,
3. gibt Hoffnung und nimmt die Angst.

Unter www.dmsg.de finden Sie weitere Qualitätsaspekte einer guten Arztpraxis mit detaillierten Beschreibungen (s. Datei »arztpraxis_050711.pdf«, s. a. [34]).

1.5 VERWANDTE KRANKHEITEN

Es gibt andere Krankheiten, bei denen man auffällige Parallelen zur MS findet. Sei es nun, dass sich verwandte Krankheitserreger dahinter verbergen oder ähnliche Genvarianten. Die Forschung wird es hoffentlich bald zeigen.

Ähnlichkeiten findet man z. B. bei rheumatoider Arthritis und Morbus Crohn: Innovative Medikamente wie Natalizumab (s. Kapitel 2.1, S. 28) werden auch bei ihnen eingesetzt.

Die Ernährungsempfehlungen bezüglich Omega-3-Fetten etc. beruhen zumindest zum Teil auf den Untersuchungen an rheumatoider Arthritis (s. Kapitel 7, Ernährung).

2005 wurde entdeckt, dass eine spezielle Genkombination eines Steuergens im Immunsystem namens »MHC2TA« das Risiko, entweder MS, rheumatoide Arthritis (beides Autoimmunkrankheiten) oder Herzerkrankungen (mit Beteiligung von Entzündungsreaktionen) zu bekommen, um 20 bis 40% erhöht. Die Ursache, daran zu erkranken, besteht in einer verminderten Produktion wichtiger Abwehrproteine bei den Trägern der Genvariante. So reguliert dieses Gen die Bildung der sogenannten »MHC«-Eiweiße. Sie sind für das Erkennen von Krankheitserregern unverzichtbar. Bei den Trägern von MHC2TA ist seine Produktion deutlich reduziert. Auch die Wirkung von Statinen (s. Kapitel 2.3, S. 41), die i. d. R. als Cholesterinsenker eingesetzt werden, kann mit den Ergebnissen dieser Forschungen erklärt werden. Durch ihren cholesterinsenkenden Effekt und ihre entzündungshemmenden Eigenschaften helfen sie sowohl bei Autoimmunerkrankungen als auch bei Herzproblemen. Sie beeinflussen die Aktivität der unerwünschten Genvariante. Auch Psoriasis scheint einige Gemeinsamkeiten mit MS zu haben.

Der Vorteil der Verwandtschaft ist, dass bei der Erforschung dieser Erkrankungen gleichzeitig – sozusagen als Nebenprodukt – Informationen über die MS abfallen können. Auf diese Weise sind nicht nur die Forschungen interessant, die sich mit MS beschäftigen, sondern auch diejenigen, die sich mit den verwandten Formen auseinandersetzen.

2 MEDIKAMENTÖSE THERAPIE

Leider kennt man die Ursache von MS immer noch nicht, daher ist auch keine Heilung möglich – auch nicht mit Medikamenten. Aber damit steht diese Erkrankung nicht allein. Auch Jugend-Diabetes und Bluthochdruck sind bislang nicht heilbar, und doch helfen – ähnlich wie bei MS – Medikamente dabei, ein ganz normales Leben zu führen.

Die gängige medikamentöse Therapie verläuft heutzutage so:

Man geht von der MS als Autoimmunkrankheit aus und versucht das Immunsystem mittels immunologischer Therapien im Krankheitsverlauf günstig zu beeinflussen. Dazu werden Substanzen eingesetzt, die das Immunsystem unterdrücken bzw. schwächen.

Neuere Konzepte, die sogenannten »immunmodulierenden« Therapien, sollen das Immunsystem nicht schwächen oder unterdrücken, sondern nur verändern, eben »modulieren«. Auch über die Beeinflussung von Botenstoffen (sog. Zytokine) versucht man, eine Verbesserung zu erreichen.

Als sog. »Basistherapie« setzt man demzufolge die immunmodulatorischen Substanzen Beta-Interferon und Glatirameracetat ein. Werden diese nicht vertragen oder wird eine Spritzenbehandlung abgelehnt, steht das Chemotherapeutikum Azathioprin (immunsuppressiv, wird auch als Krebsmittel eingesetzt) zur Verfügung. Nur in besonderen Situationen (z. B. als Frühbehandlung nach einer Geburt) kommen Immunglobuline in Betracht. Ist die Basistherapie nicht mehr ausreichend wirksam und schreitet die Erkrankung fort, kommt es zu einer sogenannten Eskalationsbehandlung, also einer Steigerung mit den Chemotherapeutika Mitoxantron oder auch Cyclophosphamid (zytostatisch wir-

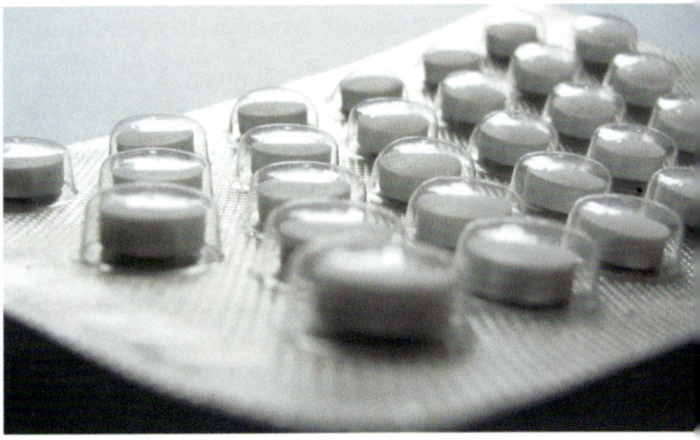

kende Krebsmittel), die nicht ganz ohne Nebenwirkungen sind. Diese sogenannte »Eskalationstherapie« kann bei Erkrankungsstillstand wieder auf die Basistherapie reduziert werden. Damit will man den chronischen Krankheitsprozess zum Stillstand bringen.

2.1 IMMUNOLOGISCHE THERAPIEFORMEN

Die aktuell angewandte Therapie sieht kurz zusammengefasst so aus:

1. **Schubbehandlung:** Schübe werden mit Kortikosteroiden, also Kortison, behandelt.
2. Beeinflussung des Immunsystems: **Immunmodulatorische Therapie**
3. **Immunsuppression** mit Chemotherapeutika
   Helfen die immunmodulatorischen Medikamente nicht mehr, wird das Spritzen abgelehnt, ist der Verlauf inzwischen sekundär chronisch progredient oder handelt es sich um besonders aktive und weit fortgeschrittene Krankheitsstadien, wird mit Chemotherapeutika behandelt. Sie sollen das Immunsystem bremsen oder unterdrücken (supprimieren). Das heißt: Man will die Zellvermehrung der gefährlichen Lymphozyten mit zellwachstumshemmenden Substanzen stoppen.
4. Die neue Medikamentengeneration: **Monoklonale Antikörper**

Die meisten zur Verfügung stehenden Präparate sind für die Behandlung der schubförmigen MS zugelassen. Für die sekundär-progredienten Verlaufsformen wird die Auswahl erheblich kleiner. Für die primär-progrediente MS ist immer noch kein gutes Präparat vorhanden. Hier scheint sich jedoch etwas zu tun, es gibt Ansätze, die versprechen, auch hier bald helfen zu können.
In diesem Buch werden die verwendeten Medikamente nur der Vollständigkeit halber aufgeführt. Genaueres können Sie in den entsprechenden Büchern und Broschüren (s. S. 168f.) nachlesen.

SCHUBBEHANDLUNG

Bei der Schubbehandlung werden die entzündungshemmenden Wirkungen des **Kortisons (▶ Glukokortikoid)** genutzt. Außerdem werden die fehlgeleiteten Abwehrreaktionen des Immunsystems damit unterdrückt. Zusätzlich hat das Glukokortikoid eine entschwellende Wirkung. Durch diese Therapie kommt es sowohl zu einer Verkürzung der Schubdauer als auch zur Verringerung der Schubintensität sowie zu einer schnelleren Rückbildung der MS-Symptome. Darüber hinaus gibt es Hinweise, dass regelmäßige Kortisonstoßtherapien (2–4 pro Jahr) einen vorbeugenden Effekt haben könnten.

Man setzt hier die sogenannte »Pulstherapie« ein, in deren Rahmen 500–1.000 mg Kortison als tägliche Infusion über einen Zeitrum von 3–7 Tagen gegeben werden.
Das Medikament wird in der Regel abrupt abgesetzt. Bilden sich die Symptome nicht zurück oder hat man schlechte Erfahrungen bei vorangegangenen Kortisongaben gemacht, kann eine ausschleichende Gabe über 2–3 Wochen angeschlossen werden.
Nebenwirkungen der Kortisontherapie sind Schlafstörungen während der hochdosierten Gabe des Hormons (hier werden Schlafmittel empfohlen) und eine verstärkte Säurebildung des Magens. Für letzteres stehen Säurehemmer, sogenannte Antacida, zur Verfügung, die vorbeugend verabreicht werden. Auch eine – zum Teil stärkere – Gewichtszunahme aufgrund von Wassereinlagerung gehört dazu. Sie bildet sich jedoch, wie auch weitere Nebenwirkungen, bei Absetzen des Medikaments wieder zurück. Unruhe, Hitzewallung mit Hautrötung, Akne und Verschwommensehen sind ebenso zu erwarten. Sehr selten kommt es zu Krampfanfällen, Psychosen und Thrombosen. Eine längerdauernde Gabe könnte auch zu Blutzuckererhöhung, Osteoporose (Entkalkung des Knochens) und Bluthochdruck führen. Entsprechend kann auch eine Thromboseprophylaxe mit Stützstrümpfen und Heparinspritze (insbesondere bei Thromboserisiko, Bewegungsmangel, starkem Übergewicht) angebracht sein, ebenso eine Einnahme von Kalium und Calcium. Manche Patienten reagieren auch mit psychischen Veränderungen, z. B. einer gehobenen Stimmungslage.
Begleitend empfiehlt man eine Überwachung des Blutdrucks, des Blutzuckers und der Elektrolyte (leitfähige Substanzen im Blut, insbesondere Kalium). Bei Glaukompatienten liegt eine Augeninnendruckkontrolle nahe. Diabetiker sollten den Kortisonstoß ausschließlich im Krankenhaus erhalten. Bei älteren Patienten mit längerem Krankheitsverlauf empfiehlt sich eine Knochendichtemessung.
Eine italienische Studie zeigte eine deutliche Wirkung nach einem Vierteljahr. Bis zu vier Stoßtherapien pro Jahr können als sicher und nebenwirkungsarm gelten.
Auch bei **chronisch-progredienten** Verschlechterungen wird diese Methode versucht, wenn symptomatische Maßnahmen nicht ausreichen.
Eine Einnahme von Kortison als Dauertherapie bleibt nach den bisherigen Forschungen jedoch wirkungslos und hat viele Nebenwirkungen. Dagegen wird bei massiver Beinspastik Kortison in den Rückenmarkkanal im Rahmen einer (hier werden Schlafmittel empfohlen) ▶ Lumbalpunktion eingesetzt, wenn Symptome vorliegen, die auf Entzündungen im Rückenmark hinweisen.
Ganz unumstritten ist die Kortisontherapie nicht. Der Neurologe *Dr. Wolfgang Weihe* von der Klinik

Dr. Evers (s. Interview im Anhang [111]) setzt es nur sehr zurückhaltend ein, obwohl er die Wirkung für beeindruckend hält. Er gibt zu bedenken, dass die Entzündung durch das Medikament zu schnell abheilt und es zu einer zu raschen und unvollständigen Narbenbildung kommt, die »eventuell zu einem immer neuen Aufflackern der Entzündung in alten MS-Herden führt.«

IMMUNMODULATION

Da man ursächlich für die Erkrankung eine Immunregulationsstörung im Sinne einer überschießenden Reaktion vermutet, will man diese Immunreaktion verändern (Immunmodulation) oder bremsen (Immunsuppression, s. folgenden Abschnitt). Aktuell werden die Beta-Interferone und Glatirameracetat als Basistherapeutika zur Immunmodulation eingesetzt.

Die **Beta-Interferone** gelten als die am besten untersuchte Substanzgruppe zur Schubprophylaxe. Die verschiedenen Varianten unterscheiden sich u.a. durch die Art ihrer gentechnischen Herstellung und Anwendungsform (s. Tab. 2.1).

Der Hauptunterschied zwischen den drei Beta-Interferon-Präparaten und Glatirameracetat sind die Injektionsarten und Injektionsfrequenzen sowie das Nebenwirkungsspektrum.

Auf einen weiteren Unterschied weist *Professor Bernd C. Kieseier* aus Düsseldorf hin: Unter einer Therapie mit Interferon beta treten neutralisierende Antikörper auf (NAB). Diese findet man bei Interferon ß-1b bei etwa 40 % der Patienten innerhalb der ersten beiden Therapiejahre. Sie führen zum sogenannten »sekundären Therapieversagen«. Unter dem intramuskulär gespritzten Interferon beta-1a die Antikörperbildung deutlich geringer, bei Glatirameracetat soll dieser Wirkungsverlust weitgehend unterbleiben.

Bei dem Wirkstoff **Glatirameracetat** (früher Copolymer-1, jetzt Copaxone®) handelt es sich um ein künstliches Eiweiß, das dem Hauptbestandteil des Myelins (Myelin-Basisches Protein) sehr ähnlich ist. Ursprünglich sollte das Medikament MS bei Tieren auslösen. Jedoch erkannte man relativ schnell, dass es eher eine MS-heilende Wirkung hat. Glatirameracetat gibt Signale, die die Entzündungsreaktion beeinflussen, und es soll Reaktionen gegen das Myelin auf sich »umlenken« und bremsen. Immunzellen, die durch die tägliche Injektion gebildet werden, setzen an den Entzündungsorten im Gehirn und Rückenmark Botenstoffe frei. Diese hemmen die Entzündungen und fördern Reparaturmechanismen der Nerven. Die Substanz scheint einen den ▶ Interferonen vergleichbaren, schubreduzierenden Effekt zu haben – bei weniger Nebenwirkungen. Glatirameracetat berücksichtigt den dualen Aspekt der Erkrankung: Nach *Dr. Ralf Ziemssen* aus Dresden verhindert es einen nicht rückgängig zu

Wirkstoff	Interferon ß-1b	Interferon ß-1a	Interferon ß-1a	Glatirameracetat	Immunglobulin
Handelsname (Hersteller)	Betaferon® (Schering)	Avonex® (Biogen)	Rebif® (Merck Serono)	Copaxone® (Aventis)	
Anwendung	unter die Haut, jeden 2. Tag, über Auto-Injektoren möglich	intramuskulär, einmal pro Woche über Fertigspritze	unter die Haut, dreimal pro Woche über Fertigspritze	unter die Haut, täglich gespritzt (wirkt erst nach etwa 6 Monaten	intravenös
Schubfrequenz im Vergleich zu Placebo	ca. minus 32 %	ca. minus 32 %	zwischen minus 27 – 33 % je nach Dosis	minus 29 %	minus 59 %
Effekt auf Krankheitsprogression	ja	ja	ja	ja	ja
mögliche Nebenwirkungen	lokale Reizerscheinungen, grippeähnliche Symptome, Schilddrüsenfunktionsstörungen für Avonex® bestimmte die amerikanische Zulassungsbehörde FDA, dass bei Nebenwirkungen auf mögliche Leberschädigungen hingewiesen werden muss			Rötung an der Injektionsstelle, selten andere Wirkungen am ganzen Körper (z. B. Brustenge, Herzrasen, grippeähnliche Symptome, Kopf- und Rückenschmerzen, z. T. tiefe Dellen an vielen Hautstellen)	Venenreizung, Überempfindlichkeitsreaktionen, Kopfschmerzen, Blutprodukt (d. h. theoretische Übertragbarkeit von Prionen möglich, aber noch nicht vorgekommen)

Tab. 2.1: Immunmodulatorische Medikamente, die bei schubförmiger MS eingesetzt werden [zusammengefasst nach 16, 71, 117, 121]

machenden Axonverlust, also einen Verlust an Nervenfasern. Zusätzlich reguliert es die Entzündung, beides bei guter Verträglichkeit.

Leider existieren bisher keine Studien, die alle vier Substanzen – die Beta-Interferone und Glatirameracetat – miteinander verglichen hätten.

Immunglobuline werden fast nur noch bei schwangeren MS-Patientinnen, die viele Schübe haben, und nach der Geburt eingesetzt. Es handelt sich um ein Blutprodukt, das allein schon aufgrund der möglichen Infektübertragung bzgl. Indikationsstellung und Anwendung besonders sorgfältig ausgewählt werden muss.

Bei schweren, Steroid-resistenten Schüben wird auch die **Plasmapherese** eingesetzt. Diese Methode ist bei anderen immunologischen Erkrankungen gut eingeführt. Es handelt sich um eine Art Blutwäsche, mit der man möglichst viele Eiweiße, insbesondere Immunkomplexe, aus dem Blutgefäßsystem (inkl. Nervenwasser) entfernen und durch »unbelastetes Humaneiweiß« (human = menschlich) wieder aufsättigen will. Dafür wird Blut aus dem Körper entnommen und die Blutflüssigkeit (▶ Blutplasma) mittels Zentrifuge abgetrennt. Die Blutkörperchen werden dann dem Patienten wieder zugeführt. Dies kann mehrere Male wiederholt werden. Dadurch hofft man die Substanzen oder Antikörper, die das Myelin verändern und/oder die Nervenleitfähigkeit beeinträchtigen, zu entfernen. In Studien konnte der Nutzen dieser Methode bereits gezeigt werden. Als man feststellte, dass diese Therapie bei einer bestimmten Gruppe MS-Erkrankter, dem sog. Subtyp 2 der MS, wirkt und bei anderen nicht, führte dies zur Theorie, dass es vier verschiedene Subtypen von MS gibt, die unterschiedlich auf Therapien ansprechen.

Leider können nicht wieder rückgängig zu machende Nervenschäden bereits auftreten, bevor eine gesicherte Diagnose der MS gestellt werden kann. Daher empfiehlt man aufgrund neuer Studien, mit der Therapie sofort beim ersten Ereignis zu beginnen. Damit soll das Risiko, tatsächlich eine gesicherte MS zu bekommen, halbiert werden. »Ob dennoch jeder Patient sofort dogmatisch auf eine Dauerbehandlung gesetzt werden muss, wird weiter diskutiert. Hier zeigt sich ein Trend, die Indikation zur Frühbehandlung nicht grundsätzlich zu stellen, sondern sich auch an klinischen Kriterien und der kernspintomographischen Läsionslast zu orientieren«, so *Professor Dr. V. Limmroth* [69]. Die aktuellen Behandlungsempfehlungen können Sie beim Bundesverband (DMSG) anfordern, beim entsprechenden Landesverband bestellen oder als PDF-Datei unter www.dmsg.de abrufen, s. auch Buchtipps (Nina).

IMMUNSUPPRESSIVA UND ZYTOSTATIKA

Zum einen kann es sein, dass Beta-Interferone oder Glatirameracetat nicht wirken bzw. nicht ausreichen oder Patienten es ablehnen, sich selbst regelmäßig zu spritzen. In diesen Fällen, aber auch bei sekundär-progredienten Verlaufsformen, setzt man Zytostatika oder Immunsuppressiva ein, das heißt: Chemikalien, die die Zellteilung, in diesem Fall die der krankhaft aktiven Immunzellen, unterdrücken.

Einige der Substanzen kennt man aus der Krebstherapie, wie die Zytostatika **Cyclophosphamid, Mitoxantron** (z. T. auch erfolgreich bei der primär progredienten MS, wirkt stark immunsupressiv) und **Methotrexat**. Die Mengen an Zytostatika, die bei MS eingesetzt werden, ist aber meist sehr viel niedriger als die in der Therapie von Tumoren benötigte.

Azathioprin ist ein Immunsuppressivum, das das Wachstum von B-und T-Lymphozyten unterdrückt und z. B. auch in der Transplantationsmedizin und bei der Behandlung von Allergien eingesetzt wird.

Wirkstoff	Mitoxantron	Methotrexat	Cyclophosphamid	Azathioprin
Handelsname	Ralenova®	Lantarel®	Endoxan®	Imurek®
Anwendung	Intravenös alle 3 Monate	Einmal wöchentlich (Wirkungseintritt nach 4–8 Wochen) gespritzt	Alle 4–6 Wochen eingenommen	Täglich eine Tablette einnehmen (wirkt erst nach 8–12 Wochen)
Wirkung	Zugelassenes Zytostatikum, Progression konnte verzögert werden (wird auch bei schweren Verlaufsformen eingesetzt, wenn Basistherapie keinen ausreichenden Erfolg hat, dann als Pulsinfusionstherapie)	Positive Funktionstests der Arme, keine Wirkung auf die Beine	Antientzündlich und immunsuppressiv, wirkt relativ rasch (wird auch bei schweren Verläufen im Schub eingesetzt)	Schubrate um bis zu 62 % reduziert
Nebenwirkungen	Wirkt herzgiftig, daher ist die Anwendung auf ca. 2–3 Jahre begrenzt, Leukämie möglich, Übelkeit, möglicherweise erbgutschädigend	Magen-Darm-Beschwerden, Nierenfunktionsstörungen, lebergiftig, Störungen der Blutbildung, spezielle Lungenentzündung und sehr selten Haarausfall etc.	Hohes krebserregendes Potential, Nebenwirkungen stärker als bei Mitoxantron	ja
Besonderheit	Aktuell effektivstes Medikament zur Behandlung der rasch progredienten MS	Zu Beginn der Therapie wöchentlich Laborkontrollen, Langzeittherapie muss in 3–4-wöchigen Abständen überwacht werden, kein Anhaltspunkt für krebserregendes Potential, weitere Tests zum Wirkungsnachweis erforderlich	Kein gut validiertes Funktionsschema vorliegend, Anwendung bei Versagen anderer Therapiemaßnahmen, ähnelt im Wirkmechanismus Mitoxantron, nur über begrenzte Zeit einsetzbar	Magen-Darm-Symptome, Allergien, Krebsrisiko bei Therapien über 10 Jahren, daher begrenzte Therapiedauer, weniger Nebenwirkungen als Cyclophosphamid und Mitoxantron, unter einer Langzeittherapie: Verzögerung der Schubintervalle und Milderung der Schubschwere

Tab. 2.2: Zytostatika und Immunsuppressiva [zusammengefasst nach 16, 71, 117, 121]

Bei sekundär chronisch progredientem Krankheitsverlauf kennt man sehr wenige erfolgversprechende Medikamente. Die bislang vorgestellten helfen in der Regel kaum. Selbst wenn sie wirken, muss kritisch davon ausgegangen werden, dass nur die Patienten davon profitieren, die neben ihrem chronisch-progredienten Verlauf zusätzlich noch Schübe haben. Auch mit der Kortisonstoßtherapie versucht man es – teilweise erfolgreich. Betaferon® besitzt als einziges Interferon auch für die sekundär-progrediente Form die Zulassung in Deutschland, jedoch ebenfalls nur, wenn noch Schübe auftreten.

Jedoch sind derzeit viele Medikamente »in der Pipeline«, d. h. sie werden z. T. in wenigen Jahren zugelassen, und diese scheinen ohne bedeutende Nebenwirkungen zu helfen (s. Kapitel »Hoffnungsträger«).

Zytostatika wie Zyklophosphamid (auch Cyclophosphamid geschrieben) und Mitoxantron kennt man für den Einsatz bei MS seit gut 20 Jahren. Leider mangelt es auch hier an geeigneten zeitgemäßen Studien, auch wenn an der Wirksamkeit der Substanzen nicht gezweifelt wird. Mitoxantron hat in einer großen Studie seine klinische Wirksamkeit in der Behandlung der sekundär progredienten MS-Variante gezeigt und ist dafür auch in der BRD zugelassen. Allerdings wurde die Zulassung nur mit der Auflage vergeben, dass die dafür erforderlichen Daten in einer weiteren Untersuchung überprüft werden. Diese Studie wird derzeit an mehreren deutschen MS-Zentren durchgeführt.

Professor Dr. med. Thomas Henze meint zum Thema Herzmuskelschädigung, dass sie erst ab einer bestimmten Gesamtdosis auftritt. Diese wird jedoch bei den aktuellen Empfehlungen zur Dosierung von Mitoxantron nicht erreicht. Selbstverständlich muss das Herz regelmäßig untersucht werden. *Prof. Dr. Henze* hat in zehn Jahren Mitoxantron-Therapie keine einzige Herzschädigung gesehen und ihm ist aus dieser Zeit auch keine aus der Literatur bekannt: »Ich halte Mitoxantron daher in der Hand des erfahrenen Neurologen wirklich für sehr wirksam und nebenwirkungsarm«.

DIE NEUE MEDIKAMENTEN-GENERATION: MONOKLONALE ANTIKÖRPER

Einen großen Schritt ist man bei der Bekämpfung der MS mit dem Einsatz monoklonaler Antikörper vorangekommen. Diese Substanzen sind gegen ein spezielles Antigen, ein spezielles Eiweiß, gerichtet und werden gentechnisch gewonnen (wie auch die Interferone und Glatirameracetat). Natalizumab (Handelsname Tysabri® von den Firmen Biogen Idec und Elan) ist ein derartiger monoklonaler Antikörper und wird sich nach Meinung von Fachleuten wohl einen Platz bei den Basistherapeutika erobern, insbesondere zur Behandlung der schnell und heftig verlaufenden, schubförmigen MS.

Das Medikament wurde weltweit bei ca. 3.000 Patienten über zwei Jahre in einer placebokontrollierten Studie eingesetzt. Lässt die Wirkung nach, so kann die Bildung von Antikörpern gegen die Substanz daran schuld sein. Dies ist bei etwa 6 % der Behandelten der Fall.

Wann wurde Natalizumab für welche MS-Form zugelassen?

Natalizumab wurde erst im Juli 2006 zugelassen, und zwar ausschließlich für:

- Patienten mit rasch fortschreitender, schubförmig remittierend verlaufender MS bereits zu Beginn und
- Patienten mit sehr hoher Krankheitsaktivität trotz Behandlung mit einem Beta-Interferon.

Es ist im Grunde für Patienten gedacht, die auf herkömmliche Immunmodulatoren (Glatirameracetat, Interferon) nicht ansprechen oder bereits zu Beginn der Erkrankung eine hohe Krankheitsaktivität aufweisen.

Welche Probleme gab es bei der Zulassung?

Infolge der erfolgreichen Studien mit Natalizumab wurde das Medikament in Amerika vorzeitig zugelassen. Dann traten schwere Komplikationen auf, die dazu führten, dass es vorübergehend wieder vom Markt genommen wurde.
Die Probleme: Bei drei mit Natalizumab Behandelten trat eine sogenannte progressive (voranschreitende) multifokale Leukenzephalopathie (PML) auf. Das ist eine bedrohlich verlaufende Viruserkrankung des Gehirns. Sie verlief in zwei Fällen sogar tödlich und führte bei einem Patienten zu einer schweren Behinderung. Diese Erkrankung trat allerdings nicht in der Gruppe mit MS auf, die ausschließlich mit Natalizumab behandelt wurde. Betroffen waren nur diejenigen, die entweder zusätzlich mit Beta-Interferon oder wegen einer anderen Erkrankung behandelt wurden.
Es folgte eine gründliche und aufwendige Untersuchung aller damit Behandelten. Dabei wurden keine weiteren Hinweise für eine PML gefunden. Das (Langzeit-)Risiko bezüglich weiterer möglicher Infektionen lässt sich derzeit allerdings nicht verlässlich abschätzen.

Wie wird Natalizumab verabreicht?

Die Behandlung mit dem Antikörper ist wenig belastend. Das Medikament wird als Infusion einmal pro Monat innerhalb von zwei Stunden verabreicht. Es ist ausgesprochen gut verträglich und ruft auch keine grippeähnlichen Symptome hervor. Ein sogenannter ▶anaphylaktischer Schock während der Infusion wird durch eine langsame Infusionsgeschwindigkeit vermieden. Dennoch ist eine Nachbeobachtung zu empfehlen, um rechtzeitig entsprechende Gegenmaßnahmen ergreifen zu können. Die Patienten müssen während der gesamten Behandlung einen Patientenpass führen.

Gegen welches Antigen ist Natalizumab gerichtet?

Grundlage für die Entwicklung des Medikaments war die Annahme, dass es sich positiv auswirkt, wenn man die Immunzellen daran hindert, über die ▶ Blut-Hirn-Schranke in das zentrale Nervensystem einzuwandern. Diese Theorie wurde erfolgreich in die Praxis umgesetzt.

Natalizumab bindet speziell an das sogenannte Alpha4-Integrin auf der Oberfläche von aktivierten T-Lymphozyten, die in der Thymusdrüse gebildet werden, und anderen weißen Blutkörperchen mit Ausnahme der Neutrophilen. Dadurch können Entzündungszellen nicht durch die Blut-Hirn-Schranke in das ▶ ZNS an Orte des entzündlichen Geschehens wandern. Damit kommt es dort nicht zu einer immunologischen Reaktion, die letztendlich zu einer Entmarkung führen würde.

Mit welchen Nebenwirkungen muss man bei Natalizumab rechnen?

Das Medikament erwies sich als gut verträglich. Dennoch sind Nebenwirkungen wie Kopfschmerzen, Erschöpfung, Gelenkschmerzen, Scheidenentzündung oder Scheidenkatarrh möglich. Auch Harnwegsinfekte, Hals- und Racheninfektionen, juckender Hautausschlag, Schwindel, Erbrechen, Übelkeit, Zittern und Fieber können auftreten.

Bei etwa 4% der Behandelten muss man mit allergischen Reaktionen rechnen, bei etwa 1% mit einer anaphylaktischen Reaktion, die durchaus lebensgefährlich werden kann.

Welche Vorteile bietet Natalizumab gegenüber anderen Präparaten?

Reagierten Patienten bislang nicht auf Beta-Interferon oder Glatirameracetat, musste man auf Mitoxantron zurückgreifen. Da die Nebenwirkungen des Medikaments jedoch erheblich sind und seine Einsatzzeit begrenzt ist, kann man Natalizumab als echte Alternative bezeichnen. Dies allein schon aufgrund der Tatsache, dass es nicht krebserregend ist.

Das Medikament hat auch einen höheren Wirkungsgrad: Die immunmodulierende Basistherapie erlaubt eine Reduktion der jährlichen Schubrate um etwa ein Drittel. Etwa doppelt so hoch ist die Erfolgschance bei Natalizumab. Durch eine Behandlung mit Natalizumab geht das relative Risiko für eine MS-Verschlimmerung um 42–68% jährlich zurück. Auch der Fortschritt der Behinderung wurde deutlich verlangsamt. Frische Entmarkungsherde waren im Kernspintomogramm deutlich seltener nachzuweisen.

ZUSAMMENFASSUNG IMMUNOLOGISCHER THERAPIEFORMEN

Die immunologisch orientierte Therapie der MS hat sich in den letzten Jahren erfreulich ausgeweitet. Dennoch erfordert die Einleitung einer derartigen Therapie eine genaue Dokumentation der Ausgangssituation sowie der Krankheitsentwicklung

und eine genaue Abwägung zwischen Nutzen und Nebenwirkungen.
Damit das jeweilige Medikament erfolgreich angewendet werden kann, muss eine enge Zusammenarbeit zwischen Arzt und Patient erfolgen und intensiv über die Nebenwirkungen aufgeklärt werden.

2.2 SYMPTOMATISCHE THERAPIE

Bei der symptomatischen Therapie werden Maßnahmen angewendet, die zwar nicht die Ursache der Erkrankung beeinflussen, aber die Krankheit oder bestimmte Symptome davon lindern können.

SPASTIK ODER STEIFIGKEIT

Die medikamentöse Therapie der Spastik beruht überwiegend auf Erfahrung und Fallbeschreibungen. Kontrollierte Studien liegen nur sehr begrenzt vor.
Es gibt einige antispastische Medikamente, die die motorische Übererregbarkeit entweder im ZNS oder im peripheren Nerven dämpfen. Allerdings kann es bei zu starker Wirkung auch zu leichten, vorübergehenden Lähmungserscheinungen kommen. Außerdem treten nicht selten Nebenwirkungen wie Müdigkeit, Schläfrigkeit und Übelkeit auf. Relativ wenige Nebenwirkungen bei guter antispastischer Wirksamkeit scheint das erst kürzlich zugelassen Tolperison aufzuweisen.
Neuerdings hört man von der Anwendung von Cannabis (s. Kapitel 2.3, S. 34). Medikamente auf dieser Basis erbrachten bezüglich ihrer Wirksamkeit unterschiedliche Ergebnisse. Dagegen scheint die Wirkung des Botulinum-Toxins (Nervengift, das ursprünglich von einem Bakterium mit Namen »Clostridium botulinum« stammt) erfolgreicher zu sein. Es hemmt die Muskelkontraktion und wirkt dadurch antispastisch – seine Wirkung wird auch zur kosmetischen Verbesserung von Falten eingesetzt.
Bei schweren Formen werden auch subkutan (unter die Haut) eingesetzte Pumpensysteme mit dem Wirkstoff Baclofen offensichtlich erfolgreich verwendet.
Bevor man jedoch derart schwere Geschütze auffährt, ist Magnesium zu empfehlen. Der Mineralstoff ist ein harmloses, leichtes Muskelrelaxans, das vor einer stark nebenwirkungsbehafteten, medikamentösen Behandlung gegeben wird. Erfahrungsgemäß kann es sogar Kloni verhindern, und das unter Umständen bereits nach 30-minütiger Einnahme. Eine magnesiumreiche Ernährung kann helfen (s. Kapitel 7 Ernährung).
Der Neurologe *Dr. Dieter Pöhlau* aus Asbach erklärt, dass bei zunehmender Spastik die Ursache gesucht werden muss, z. B. kann ein Harnwegsinfekt vorliegen, chronische Verstopfung oder Schmerzen z. B. durch

Wirbelsäulenprobleme etc. [85]. Hat die Entzündungsaktivität zugenommen, wird evtl. eine Therapie mit Kortison (z. B. Kortison-Puls) erwogen und danach werden weitere Medikamente eingesetzt. Die Krankengymnastik muss dann ebenfalls intensiviert werden.

BLASENSTÖRUNGEN

Wie bereits im Kapitel Symptome erläutert, gehören Blasenstörungen häufig zur MS. Es werden die unterschiedlichsten Medikamente dagegen eingesetzt, z. B. vermindern Substanzen gegen den imperativen Harndrang die Spannung (Tonus) der Blasenmuskulatur. Da die Medikamente nicht spezifisch auf die Blase wirken, können unerwünschte Nebenwirkungen auftreten wie Mundtrockenheit durch Hemmung der Drüsensekretion, eine Beschleunigung des Herzschlages und eine Erhöhung des Augeninnendrucks. Bei Harnverhaltung wird medikamentös der Ausflusswiderstand des Blasenausgangs herabgesetzt. Auch hier ist mit unerwünschten Nebenwirkungen zu rechnen.

Gegen die Blasenentzündung versucht man unter anderem auch durch Ansäuern des Harns z.B. durch L-Methionin und Methenamin vorzugehen. Hier gibt es auch sehr gute alternative Methoden (s. z. B. Kapitel Homöopathie, S.81 und das Kapitel »Blasenentzündung natürlich behandeln«, S. 132). Antibiotika sind aufgrund auftretender Unempfindlichkeiten umstritten.

Weitere symptomatische Therapien s. Buchtipps im Anhang.

2.3 HOFFNUNGSTRÄGER: NEUE FORSCHUNGSERGEBNISSE, DIE HOFFEN LASSEN

Es ist schon zum »aus der Haut fahren«: Auf der ganzen Welt wird seit Jahrzehnten geforscht und trotzdem kennt man weder die Ursache der MS noch medizinische Verfahren, die die Krankheit wirklich heilen. Tatsächlich sind jedoch viele Medikamente und Substanzen in der »Pipeline«, das heißt: Sie werden gerade untersucht und es ergaben sich bereits erste positive Resultate oder sie stehen deshalb sogar schon kurz vor der Zulassung. Wirkliche Hoffnungsträger sind zur Zeit die auf den folgenden Seiten beschriebenen.

VERSCHIEDENE STOFFE

Psoraderm kurz vor der Zulassung

Schon lange wird an der Zulassung von Psoraderm, chemisch als »4-Aminopyridin« bezeichnet, gearbeitet. Der Wirkstoff ist auch bei anderen Krankheiten zugelassen. Derzeit setzt man den Wirkstoff bereits gegen Fatigue ein. Er hilft jedoch offensichtlich auch, die Bewegungs- und Sehfähigkeit von langjährigen MS-Patienten zu verbessern.

Psoraderm ist ein Kaliumkanal-Blocker, mit dem man hofft, die Leitfähigkeit von demyelinisierten Axonen zu verbessern. Wie üblich zeigt der Wirkstoff diese Fähigkeit nicht bei allen Untersuchungsteilnehmern, und Nebenwirkungen wurden ebenfalls beobachtet.

Dennoch: Gerade bei MS-Patienten, die schon länger von der Krankheit geplagt sind, könnte das Medikament evtl. helfen. Die US-amerikanische Firma Acorda Therapeutics, Hawthorne, New York, untersucht den Nutzen der Substanz schon lange, und eine Zulassung unter der Bezeichnung Fampridine-SR ist demnächst möglich. Am besten, Sie sprechen mit Ihrem Arzt darüber, ob Ihnen das Medikament helfen könnte.

Glukosamine

Bislang nur im Tierversuch half eine weitere Substanz: Glukosamin, der Grundbaustoff für alle Knorpel, der auch bei Gelenkproblemen wie Arthritis mit Erfolg angewandt wird. Glukosamine hemmen bei Mäusen mit künstlich ausgelöster MS die Entzündungsreaktion. Sie schwächen MS-bedingte Symptome deutlich ab und verbessern die Fähigkeit der Tiere, sich zu bewegen und zu laufen. Glukosamine verzögern auch den Ausbruch der Krankheit. Die Forscher wünschen sich eine Kombination mit etablierten Therapien wie den Interferonen.

Auch Eiweißbausteine sollen helfen

Auch ein kleiner Baustein eines Eiweißes (Aminosäure) mit Namen **Tryptophan** soll möglicherweise die Symptome der MS lindern. Auch hier liegen bislang nur Ergebnisse aus Tierversuchen vor. Sowohl künstliche als auch natürliche Abkömmlinge von Tryptophan können die Bildung bestimmter Immunzellen, die bei MS eine wichtige Rolle spielen, unterdrücken. Die Vermehrung

Lebensmittel	Tryptophan in mg/100 g
Tomaten	6
Früchte	< 10 – 20
Avocado	22
Frauenmilch	22
Kuhmilch (Vollmilch)	49
Grüne Erbsen	100
Kichererbsen	160
Haselnüsse	200
Hühnerei	230
Kabeljau	240
Schweinefleisch (Hintereisbein)	260
Brathuhn	280
Rindfleisch	290
Sonnenblumenkerne	310
Erdnüsse	320
Camembert (30 % Fett i. Tr.)	370
Edamerkäse	400
Sojabohne	450
Cashewnuss	450
Emmentalerkäse	460
Sojamehl	480

Tab. 2.3: Tryptophanmengen in verschiedenen Lebensmitteln

und Aktivierung dieser gefährlichen Zellen wurde durch Abbauprodukte dieser Tryptophanverbindungen gehemmt. Alle der verwendeten fünf Substanzen linderten gleichermaßen die Krankheitssymptome.

Der Eiweißbaustein kommt ganz natürlich in Lebensmitteln vor (Tab. 2.3). Aber nicht nur die Menge an Tryptophan in Lebensmitteln scheint wichtig zu sein. Österreichische Forscher konnten zeigen, dass Bier eine entzündungshemmende Wirkung hat, weil es den Abbau von Tryptophan in den Blutzellen verringert. Damit verhindert es Entzündungsprozesse im Körper. Dabei ist der Alkohol nicht der entscheidende Faktor: Es halfen auch Bierauszüge aus alkoholfreiem Bier.

Auch eine weitere Substanz aus Soja macht Hoffnung: Hier handelt es sich um einen Sojaextrakt mit der Substanz **»Bowman-Birk-Protease-Hemmer (BBIC)«**. Seine antientzündliche und krebsvorbeugende Wirkung konnte bereits belegt werden. Tatsächlich hemmt BBIC spezielle ▶Enzyme, die Eiweiße auflösen – hier vor allem diejenigen, die auch eine wichtige Rolle im Entzündungs- und Demyelinisierungsprozess bei MS spielen.

Leider gibt es Untersuchungen bislang nur im Tierversuch (sog. präklinische Studie, s. S. 59) und ihre Übertragbarkeit auf den Menschen muss erst getestet werden. Bei den Tieren führte der Extrakt dazu, dass sie wieder besser laufen und sich bewegen konnten. Wie häufig bei MS wirkte es jedoch bei manchen Tieren, bei anderen wiederum nicht. Geheilt waren sie leider auch nicht, und die wiedergewonnene Bewegungsfähigkeit war relativ schwach. Aber auch das Nervensystem zeigte deutlich weniger Entzündungen und Demyelinisierung.

Nun, es bleibt abzuwarten, wie sich Versuche am Menschen auswirken. Bis dahin: Mal Fleisch durch Soja auszutauschen kann so verkehrt gar nicht sein. Dafür spricht auch, dass ausgerechnet in dem Land, in dem sehr viel Soja gegessen wird, weit weniger (1/10!) MS-Fälle auftreten als bei uns: in Japan.

Substanzen aus Cannabis (Marihuana und Tetrahydrocannabinol [THC])

Umgangssprachlich ist Hanf oder Cannabis ein Sammelbegriff für die aus der Hanfpflanze hergestellten Rauschmittel, insbesondere Marihuana und Haschisch. Für den Rausch beim Drogenhanf sorgt die Substanz Delta-9-Tretrahydrocannabinol, kurz THC oder Dronabinol. Es soll nervenschützend wirken, bei MS-bedingten Schmerzen und Spastik helfen sowie die Inkontinenz bei MS bessern. Belegt wurde dies bislang durch Fallberichte und kleinere Studien.

Bereits 2004 erschienen die Ergebnisse einer Untersuchung an 630 Patienten über einen Zeitraum von 15 Wochen. Verglichen wurden Dronabinol, ein Cannabisextrakt und ein

Placebo. Tatsächlich zeigte sich eine tendenzielle Verbesserung der Spastizität bei der Einnahme von Dronabinol. Dies bestätigten die Versuchsteilnehmer auch unabhängig vom wissenschaftlichen Ergebnis. Die Untersuchung wurde auf 12 Monate ausgedehnt. Es zeigte sich eine erhebliche Verbesserung der Symptome. Die Wirkung des Cannabis-Extraktes war erheblich geringer, und das Placebo führte sogar zu einer Verschlechterung. Die untersuchten Cannabissubstanzen erwiesen sich als sicher und nebenwirkungsarm. Möglicherweise verlangsamt Dronabinol sogar die Progression der Erkrankung. Um Letzteres zu überprüfen, wurde in Großbritannien eine große Studie initiiert, die im **Frühjahr 2008** abgeschlossen sein wird. Dazu werden 500 Patienten mit progredienter MS über drei Jahre beobachtet. Anhand von Fragebögen und klinischen Tests wird das Ergebnis festgehalten.

Selbst zum »Joint« zu greifen ist im Übrigen nicht ungefährlich, da er sich negativ auf fast alle Gehirnleistungen auswirkt. Je länger Testpersonen Cannabis zu sich nahmen, umso stärker waren die nachweisbaren Defizite in den Gehirnleistungen. Bevor man also Selbstversuche durchführt, sollte man besser das Ende der Studie mit Cannabis abwarten, da die Substanz tatsächlich auch drogenartig wirkt. Sie muss vom Arzt sehr gut eingestellt werden, um unerwünschte Nebenwirkungen zu vermeiden. Auch ob man nach der Einnahme der Substanz Auto fahren kann, ist nicht sicher, da Dronabinol zusätzlich ermüdet. Leider war die Wirkung auch nicht so gut wie erhofft, ganz davon abgesehen, dass die Kostenübernahme für die Behandlung bislang schwer durchzusetzen ist.

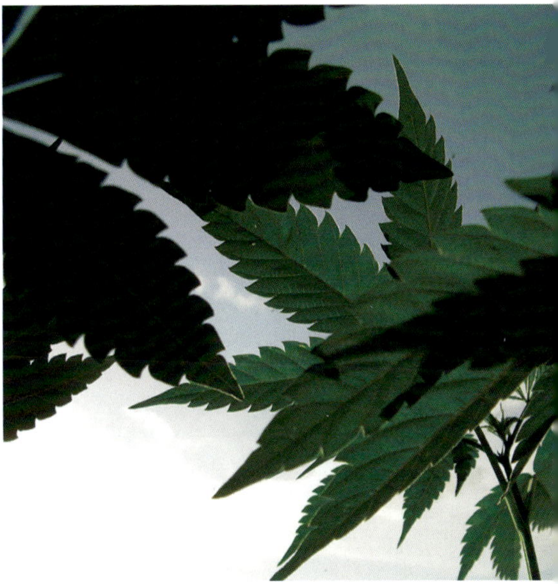

Hanfpflanze

Treosulfan

Hier handelt es sich um ein Zytostatikum, also eine Substanz, die das Zellwachstum bremst. Es soll für eine Abnahme entzündungsfördernder Botenstoffe (Zytokine) sorgen und den sog. »programmierten Zelltod« fördern. Man will es bei einer ähnlichen Erkrankungsgruppe wie Mitoxantron einsetzen, da es ein günstigeres Nebenwirkungsprofil hat. Eine entspre-

chend aufwendige Studie begann im Herbst 2006 und soll zwei Jahre dauern. Im **April 2007** wurden Studienteilnehmer mit aktiver sekundär-progredienter MS für eine Phase-II Studie (Dauer ein Jahr) gesucht.
Man will vor allem feststellen, ob sich neue aktive Herde im Kernspin nachweisen lassen und sich die fortschreitende Behinderung verlangsamen lässt. Auch die Anzahl und Zeitspanne bis zum Auftreten eines erneuten Schubes, der eine Kortisontherapie erfordert, ist dabei von Interesse. Die Substanz Treosulfan wird intravenös in sechswöchigen Abständen verabreicht.

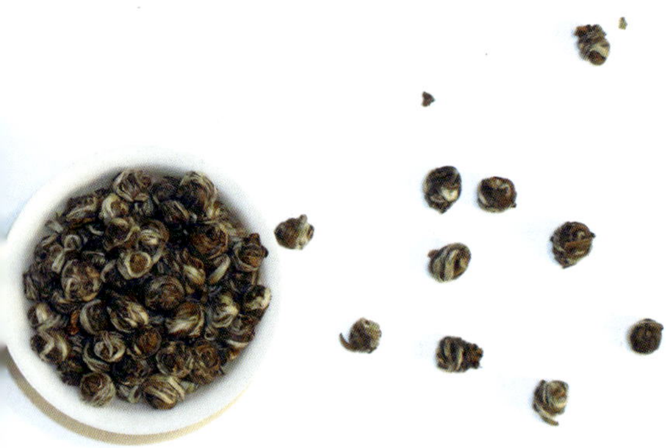

Untersuchungen an Grünem Tee

2004 wurde von Tierversuchen berichtet, in deren Rahmen ein sogenanntes Polyphenol aus Grünem Tee (Epigallocatechin-3-Gallat, abgekürzt EGCG) untersucht wurde. Es stellte sich heraus, dass die Substanz nervenschützende und antientzündliche Wirkung hat. Auch an gesunden Männern wurde die Substanz getestet, um herauszufinden, welche Menge von diesem Stoff vertragen wird. Ob dieses Ergebnis auch für MS-Patienten eine positive Wende bringt, wird derzeit getestet.

Vitamin B_3 (Niacin) hilft sogar bei Spätfolgen der MS – leider bislang nur im Tierversuch

Es gab immer wieder vergebliche Versuche, durch Vitamine eine Besserung der MS zu erreichen. Daher überraschte es, als man im September 2006 von dem B-Vitamin Niacin hörte. Dieser Nährstoff könnte helfen, sogar die Langzeitfolgen von Multipler Sklerose zu vermindern. Die Versuche wurden bislang leider nur an Mäusen durchgeführt. Spritzte man den Tieren das Vitamin, so verlangsamte sich die Zerstörung der Nervenzellen im Gehirn und damit ebenfalls das Einsetzen der charakteristischen Lähmungen. Der Beginn neurologischer Störungen verzögerte sich, und die Tiere entwickelten weniger ausgeprägte Behinderungen als die Kontrolltiere. Auch verhinderten die Vitaminspritzen die Entzündungen und die Schäden an der Nervenisolation. Das Schöne daran: Die Behandlung wirkte nicht nur in den ganz frühen Phasen der Krankheit, sondern auch dann, wenn schon deutliche Symptome zu erkennen waren. Hoffentlich erweist sich das

Vitamin auch beim Menschen als effektiv.
Dabei wirkt Niacin, indem es im Körper die Menge einer Substanz mit Namen NAD erhöht. Diese Verbindung spielt bei fast allen Regenerationsprozessen im Körper eine wichtige Rolle. Je höher ihre Konzentration im Rückenmark der Mäuse war, desto besser waren ihre Nerven vor Schädigungen geschützt.
Niacin kann im Gegensatz zu vielen anderen Substanzen leicht vom Blutkreislauf ins Gehirn gelangen. Außerdem wird es bereits zur Behandlung verschiedener Krankheiten eingesetzt (z. B. als Lipidsenker), so dass man es als Präparat bereits gut kennt. Daher wäre es der optimale Wirkstoff für den Einsatz beim Menschen. Man hofft, dass Niacin in höheren Dosierungen im chronischen Stadium eingesetzt werden kann.
Allerdings wurden hohe Konzentrationen davon verwendet. Bekanntermaßen ruft das Vitamin bereits bei der doppelten Bedarfsmenge nicht nur Magenschleimhautentzündungen hervor. Bei sehr hohen Mengen sind sogar Leberschäden zu befürchten.
Dass Niacin hilfreich bei MS sein kann, überrascht eigentlich nicht. Es wird seit langem bei der Therapie von Fettstoffwechselstörungen eingesetzt. Es beeinflusst alle bedeutenden Fettbestandteile im Blut. Das heißt: Es könnte sein, dass es auch den Arachidonsäurestoffwechsel beeinflusst (s. Kapitel 7, Ernährung).
Aufgrund der Nebenwirkungen sollte man dennoch keine Selbstversuche durchführen, zumindest nicht ohne Rücksprache mit dem Neurologen. Was Sie jedoch versuchen können ist, niacinreiche Lebensmittel zu essen. Viel von dem Vitamin finden Sie z. B. in Bier- oder Edelhefe und Weizenkleie (mehr niacinreiche Lebensmittel finden Sie in meinem Werk »Das Multi-Vitamin-Kochbuch«, s. Buchtipps). Bedenken Sie jedoch, dass die Forscher Niacin gespritzt, und die Tiere es nicht gefressen haben.

SUBSTANZEN ZUR MYELINREPARATUR

Im September 2003 wurde auf dem internationalen MS-Kongress »Gateway to Progress« in Berlin von verschiedenen Substanzen berichtet, die in der Lage sind, die zerstörte Schutzschicht um Nervenfasern zu einer Selbstreparatur anzuregen. Leider ist das bislang nur in Laborversuchen gelungen. Das Ziel der Forscher ist es, den »Kurzschluss« in der Reizleitung, der durch die Zerstörung der Isolierschicht entstanden ist, zu beheben und ausgefallene Funktionen – zum Beispiel die Fähigkeit zu gehen – wieder aktivieren zu können. Tatsächlich scheint ein bestimmter **Wachstumsfaktor** die Remyelinisierung im zentralen Nervensystem zu begünstigen.
Eine Studie an der Universität von Calgary zeigte bislang leider nur im Tierversuch, dass das Hormon **Prolak-**

tin die Produktion des bei Multipler Sklerose zerstörten Myelins fördert. Damit könnte man auch gleichzeitig erklären, warum man während einer Schwangerschaft in der Regel vor Schüben geschützt ist und sich die Multiple Sklerose zurückbildet. Wären die Tierversuche auf den Menschen übertragbar, könnten Symptome rückgängig gemacht und nicht nur stabilisiert werden. In schwangeren Mäusen führte Prolaktin direkt zur Neubildung von Myelin. Als man anderen Tieren mit einem MS entsprechenden Nervenschaden das Hormon injizierte, wurde auch ihr Myelin wiederhergestellt. Die Forscher hoffen, dass in den nächsten Jahren Tests mit Patienten durchgeführt werden können. Man beobachtete auch, dass trächtige Mäuse über doppelt so viele Myelin produzierende Zellen, die Oligodendrozyten, verfügen als andere Tiere. Diese wertvollen Helfer wurden während der Trächtigkeit auch ständig neu gebildet.

Auch mit sogenannten **Stammzellen** hofft man geschädigte Nervenfasern zu reparieren. Bislang liegen jedoch ebenfalls nur erfolgreiche Laborversuche vor, die allerdings sehr hoffnungsvoll verliefen.

SCHUTZ DER BLUT-HIRN-SCHRANKE

Leider wieder nur im Tierversuch stabilisierte die Substanz **Liponsäure** die ▶Blut-Hirn-Schranke. Wissenschaftler erreichten damit, dass weniger entzündungsfördernde Leukozyten ins Gehirn wandern konnten. Dadurch wurde auch die Ausprägung der MS-Symptome deutlich gemildert. Die Substanz hatte einen geradezu »abdichtenden« Effekt. Damit ist die Säure eine Art Gegenspieler zu den Sauerstoffradikalen, die die Blut-Hirn-Schranke schädigen.

Dabei ist Liponsäure eine natürliche Substanz, die in Mensch, Tier und Pflanze vorkommt. Sie wird auch Thioctsäure oder Tioctan genannt, und nur die natürliche Form – die α-Liponsäure – ist als Radikalfänger und starkes ▶Antioxidans biologisch aktiv. Sie kann verbrauchte Antioxidantien wie Vitamin C, Vitamin E, Coenzym Q10 oder Glutathion wieder herstellen.

Die Säure wird seit 1966 in Deutschland als Arzneimittel zur Behandlung von Lebererkrankungen und bei bestimmten Nervenerkrankungen eingesetzt, so dass das Problem nicht bei der Zulassung liegt, sondern in der speziellen Zulassung für MS. Die Substanz wird bei Nervenschäden (Schmerz, Taubheitsgefühl oder Kribbeln), die denjenigen der MS ähnlich sind, von Diabetikern eingesetzt.

Auch als Nahrungsergänzung ist die Substanz auf dem Markt. Sie verbessert unter anderem die Eigenschaften der Nervenleitung und die Durchblutung der Nerven.

Nebenwirkungsfrei ist die Einnahme dieser Säure jedoch nicht, daher vor einem Selbstversuch unbedingt mit dem Arzt darüber sprechen.

IMPFEN GEGEN MS? DIE T-ZELL-VAKZINIERUNG

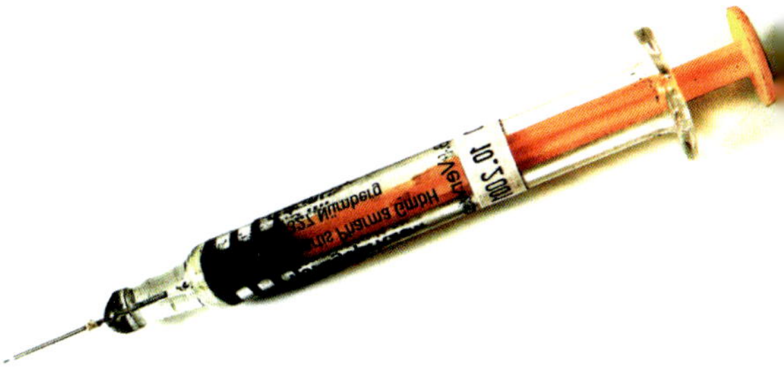

Bereits 2003 wurde an der belgischen Universität Limburg daran geforscht:
Man weiß, dass verschiedene Typen von T-Zellen, ohne dass man den Grund dafür kennt, die Myelinscheide der Nervenzellen angreifen. Die Idee ist nun, gegen diese Zellen zu impfen, die sich im Blut und Nervenwasser befinden, damit der Körper sie unschädlich machen kann.
Man impft dreimal im Abstand von je zwei Monaten. Die ersten Erfahrungen waren positiv. Da diese Forschung bereits vor einigen Jahren begann, sollten bald positive Ergebnisse zu erwarten sein.

STATT INJEKTION TABLETTEN ODER SOGAR SPRAYS?

Das Problem bei ▶ oral einzunehmenden MS-Medikamenten ist, dass sie in der Regel aus Eiweiß bzw. deren Aminosäuren (Eiweißbausteine) bestehen. Diese werden im Magen einem hohen Säuregrad ausgesetzt. Wenn Sie einmal versucht haben, zu Milch Zitronensaft zu geben, wissen sie, wie die Milch anschließend aussah: Sie flockt aus. Ähnliches passiert mit den eingenommenen Medikamenten, die aus Eiweiß bestehen. Handelt es sich um eine säurestabile Substanz, so kann sie immer noch durch die ▶ Enzyme im Magen und Darm in ihre Einzelteile zerlegt werden, wodurch sie ebenfalls unwirksam wird. Letzteres ist auch noch bei Medikamenten in Form von Zäpfchen möglich. Entsprechend zeigten sowohl Beta-Interferon als auch Glatirameracetat keine Wirkung, wenn sie eingenommen statt injiziert wurden, da beide aus Aminosäuren aufgebaut sind. Jedoch werden derzeit einige Substanzen, zum Teil bereits erfolgreich, getestet, die man in Tablettenform einnehmen kann – eine echte Alternative zum zweitägigen oder wie auch immer gearteten Spritzen, mit zum Teil völlig neuen Therapieansätzen:

Cladribin entspricht einem Bestandteil der Erbsubstanz (Nucleosid-Analogon) und ist bereits für die Therapie einer speziellen Leukämieform zugelassen. Es beeinflusst insbesondere die Bildung von Lymphozyten. Seine Wirksamkeit bei MS konnte durch Abnahme des Herdzuwachses in der MRT bereits gezeigt werden (Abnahme um bis zu 90 %!). Derzeit testet man es in einer Phase-III-Studie (CLARITY-Studie) an 1.200 Patienten. Interessant sind hierbei auch die Bewertung der klinischen Schübe und der Einfluss auf das Fortschreiten der Behinderung.

Für **Fumarat (BG12)**, einen Immunmodulator, der ursprünglich für die Behandlung der Psoriasis entwickelt wurde, fand bereits eine erste Phase-II-Studie an über 200 Patienten statt. Das Ergebnis: eine Reduktion der ▶ Gadolinium-aufnehmenden Herde um mehr als 65 %!

Fingolimod (FTY 720) führt zu einer vorübergehenden Umverteilung von Lymphozyten aus dem Blutkreislauf in die Lymphknoten. Es hindert bestimmte Typen von weißen Blutkörperchen daran, aus den Lymphknoten bzw. aus dem Thymus heraus in den Körper auszuwandern. Dadurch können sie nicht mehr in das Gehirn bzw. Rückenmark eindringen, wo sie die MS-typischen entzündlichen Läsionen auslösen. Sie behalten dabei ihre natürliche Funktion und werden nicht zerstört. In einer Studie mit 281 MS-Patienten zeigte sich nach sechs Monaten eine Verringerung der aktiven Herde in der Kernspintomographie von bis zu 80 %! Auch die jährliche Schubrate nahm um fast die Hälfte im Vergleich zum Placebo ab. Diese Effekte hielten über 18 Monate an. In einer weiteren Phase-III-Studie wird auch der Einfluss auf das Fortschreiten von neurologischen Einschränkungen getestet. In erster Linie interessieren jedoch die Abnahme der jährlichen Schubrate, der kernspintomographisch fassbaren entzündlichen Aktivität und die Verlangsamung der fortschreitenden Behinderung. Außerdem wird die Substanz in der im Mai 2006 angelaufenen einjährigen TRANSFORMS-Studie untersucht. Hier will man es mit Interferon ß-1a vergleichen. Die Substanz wird einmal täglich eingenommen und wendet sich an Patienten, die noch ohne Hilfe gehfähig sind und die eine Therapie mit etablierten Medikamenten wie Interferonen nicht vertragen haben oder dieses Medikament ablehnen.

Die Substanz zeigte in den ersten sechs Studienmonaten eine Reduktion ihrer in Jahre umgerechneten Schubrate um 50 % im Vergleich zum Placebo.

Firategrast wirkt auf die gleichen Strukturen wie Natalizumab und war ebenfalls sehr erfolgreich in der Phase-II-Studie (s. Kapitel 4, S. 59).

Teriflunomid hemmt ein bestimmtes Enzym (Pyrimidin-Synthetase) und zeigte eine Reduktion der aktiven Herde um mehr als 60 % in der Phase-II-Studie. In der nun folgenden Phase-III-Studie werden 900 Patienten weltweit getestet. Das Medikament wird bereits für die Behandlung der rheumatoiden Arthritis in ähnlicher Form eingesetzt. Im MS-Tiermodell wurde ein vorteilhafter Effekt gesehen, der in einer Anfang 2006 veröffentlichten Phase-II-Studie überprüft wurde. Die Studie zu Teriflunomid startete im Frühjahr 2005 an Patienten mit schubförmiger MS. Die Substanz wirkt über eine Hemmung aktivierter Immunzellen, die die Entzündung bei der MS verursachen. Sie zeigte bisher ihre positive Wirkung bei etwa 180 Patienten mit schubförmiger MS. In der Untersuchung konnte im Rahmen der neunmonatigen Behandlungsperiode eine deutlich geringere Zahl an aktiven Herden im Gehirn nachgewiesen werden. Auch eine verzögerte Zunahme der Behinderung in der Hochdosisgruppe im Vergleich zu Placebo, bei insgesamt guter Verträglichkeit, wurde festgestellt. Nun wird untersucht, ob diese Wirkung bei einer größeren Anzahl von Patienten zu beobachten ist, um damit eine Zulassung der Substanz zu erhalten.

ABR-215062 Laquinimod hat ebenfalls die Phase-II-Studie durchlaufen. Es zeigt seine Wirksamkeit insbesondere auf das Eindringen von Entzündungszellen in das zentrale Nervensystem (▶ ZNS). Man weiß allerdings noch nicht genau wie es wirkt. Anhand von 180 Patienten mit einem ▶ EDSS von 1,0–5,0 im Alter von 18–50 Jahren, die an einer Phase-II-Studie mitwirkten, zeigte sich eine Abnahme neuer entzündlicher Läsionen in der MRT bei schubförmiger MS. Die Ergebnisse wurden Anfang 2007 ausgewertet, und eine weitere Phase-III-Studie ist geplant. Hier rechnet man mit einem positiven Resultat.

Statine werden bereits bei Herz-Kreislauf-Erkrankungen und Fettstoffwechselstörungen eingesetzt. Man weiß aber auch, dass sie entzündungshemmend wirken können. Sie mildern – so ergaben Tierversuche – den Angriff der T-Lymphozyten auf das Nervensystem ab. Man hofft nun, dass sie möglicherweise auch eine direkte Schutzwirkung auf Nervenzellen haben. Kleinere US-amerikanische Untersuchungen hatten bereits vor einiger Zeit den Nutzen dieses Medikamententyps für MS-Patienten gezeigt. Jetzt müssen noch größere Studien durchgeführt werden, um den langfristigen Effekt auf die Schubrate bei Multipler Sklerose beweisen zu können. Dies wird derzeit am Institut für Neuroimmunologie der Charité in Berlin untersucht.

Inhalieren statt spritzen?

Ende 2006 konnte man lesen, dass Diabetiker Insulin bald nicht mehr spritzen müssen, sondern inhalieren können. Auch Heparin (Mittel zur Blutverdünnung) und ▶ Interferon testet man in dieser Hinsicht.

HILFE BEI SEKUNDÄR- UND PRIMÄR-PROGREDIENTEN-MS-FORMEN

Monoklonale Antikörper

Ein monoklonaler Antikörper (MAK), der bereits zur Behandlung von Abstoßungsreaktionen nach Transplantationen zugelassen ist und derzeit für die Behandlung der MS gestestet wird, ist **Daclizumab (Anti-IL-2R-ß-Antikörper)**. In Tiermodellen hat sich die Substanz als hochwirksam erwiesen. Sie soll gegen sekundär-progrediente MS-Formen wirken. Der Grundgedanke ist, dass ein Übergang in das chronisch-progrediente Stadium weniger ein T-Zell- als ein B-Zell-vermittelter Prozess ist.

Innerhalb kleinerer Fall-Kontroll-Studien zeigte der monoklonale Antikörper eine Abnahme entzündlicher Aktivität in der MRT bei Patienten mit schubförmiger MS. Inzwischen wird eine Phase-II-Studie an knapp 200 Patienten in Nordamerika und Europa durchgeführt. Dabei wird die Substanz intravenös (über eine Infusion) verabreicht. Allerdings soll sie als Zusatztherapie zu einer bestehenden Interferon-ß-Medikation wirken (CHOICE-Studie). Eine weitere vierarmige Phase-II-Studie (25 mg, 100 mg, 200 mg Daclizumab im Vergleich zu Placebo) wird unter Einsatz einer neuen Präparation des Antikörpers im Winter 2007 gestartet.

Ein anderer monoklonaler Antikörper, Rituximab, der gegen sogenannte CD20+ Zellen gerichtet ist und bereits zur Behandlung einer speziellen Krebsart zugelassen ist, wird derzeit ebenfalls zur Anwendung bei der MS getestet. In einer kleinen Studie, die an Patienten mit Devic-Syndrom (▶ Neuromyelitis optica) durchgeführt wurde, konnten damit bereits Therapieerfolge erzielt werden. Derzeit wird es in ▶ klinischen Studien bei Patienten mit sekundär-chronisch-progredienten und primär-progredienter MS untersucht.

Es geht auch einfacher: Myelinstrukturen helfen möglicherweise bei progredienten MS-Formen

Im Juni 2006 konnte man lesen, dass Kanadische Wissenschaftler einen Wirkstoff – genannt MBP8298 – untersuchen, der möglicherweise das Fortschreiten der Multiplen Sklerose aufhalten kann.

Hinter dem Namen »MBP8298« verbirgt sich ein sogenanntes »synthetisches Peptid«, also eine Verbindung aus mehreren Aminosäuren (Eiweißbausteine). In seinem Aufbau entspricht es teilweise dem körpereigenen basischen Myelineiweiß und ist Bestandteil der Myelinhülle der Nervenfasern. Man vermutet daher, dass es eine Zielscheibe für das Immunsystem bei MS darstellt. Man hofft durch die Anwendung von MBP8298, die Immuntoleranz dieser wichtigen Myelinkomponente zu verbessern.

Es stellte sich heraus, dass die Substanz leider nicht bei allen Patienten hilft, sondern nur bei denjenigen, die mit einer speziellen Genvariante (HLA-DR2/DR4 Haplotyp) ausgestattet sind. Diese Genvariante liegt bei 50–70 % der MS-Erkrankten vor. Die Gesamtbevölkerung hat sie zu 20–30 %. Das bedeutet, dass sie bei MS-Patienten relativ häufig ist.

Keiner der Patienten mit dieser Genkombination zeigte innerhalb von 24 Monaten einen Krankheitsfortschritt. Dagegen war bei der Hälfte der Placebogruppe eine weitere Verschlechterung zu verzeichnen. Fünf

Jahre lang beobachtete man daraufhin Patienten und stellte fest, dass in der Wirkstoffgruppe eine Verschlechterung (gemessen mittels EDSS) erst nach durchschnittlich 78 Monaten auftrat!

Dabei sind die Nebenwirkungen denkbar gering: Sie beschränkten sich am häufigsten auf eine Rötung und ein Brennen an der Injektionsstelle!

Größere ▶ klinische Studien der Phasen II und III begannen 2006 in Kanada, Großbritannien, Dänemark und Schweden.

KOMBINATIONSVERSUCHE

Da man mit Substanzen, die verschiedene Ansatzpunkte in der Therapie haben, jeweils 30–40 % Reduktion der Schubrate und Progression erzielt hat, liegt es nahe, verschiedene Präparate miteinander zu kombinieren. Dazu laufen ca. 150 (!) verschiedene Studien in Nordamerika und Europa, einige davon sogar mit großen Fallzahlen (mehr als 500 Patienten). In den nächsten Jahren wird hier eine Flut von Daten zur Kombinationsbehandlung erwartet.

Liest man dieses Kapitel, so hat man den Eindruck einer Suche nach der Nadel im Heuhaufen. Aber es zeigt auch, dass an vielen verschiedenen Stellen geforscht wird und mal da, mal dort ein Erfolg erzielt wird. Außerdem befindet sich eine Vielzahl von Therapieansätzen derzeit in der letzten Prüfung vor der Zulassung.

Die genannten Ergebnisse machen Hoffnung – Hoffnung darauf, dass man bald endgültig etwas gegen die bösartige Krankheit tun kann. Das Spektrum der Therapiemöglichkeiten wird ständig größer und berücksichtigt zunehmend die unterschiedlichen MS-Unterformen. Bis es jedoch soweit ist (leider weiß man nicht, wie lange es noch dauert), kann man viel tun, um seinen Gesundheitszustand zu verbessern. Wie, das lesen Sie in den folgenden Kapiteln.

3 KONVENTIONELLE NICHTMEDIKAMENTÖSE THERAPIEFORMEN

Auch unter den konventionellen Therapieformen gibt es einige, die spürbar helfen. Daher werden hier – ohne Anspruch auf Vollständigkeit – einige wirkungsvolle Formen dargestellt.

3.1 PHYSIOTHERAPIE UND IHRE SPEZIELLEN VARIANTEN

Physiotherapie oder Krankengymnastik gehört zu den allgemein anerkannten und auch wirksamen Therapien bei MS. Sie hilft Schübe zu verkürzen und kann zurückbleibende Störungen bessern. Der größte Erfolg stellt sich dann ein, wenn die speziellen neurologischen Techniken beherrscht werden. Außerdem sollte die Behandlung nach Rücksprache mit den behandelnden Ärzten dem Kräftehaushalt des Patienten angepasst sein. Folgende Funktionen kann man zumeist wesentlich verbessern: die spastische Versteifung der Arme und Beine, Gleichgewichtsstörungen beim Stehen und Gehen, Muskelschwäche, Gelenkversteifungen, Durchblutungsstörungen infolge einer Lähmung sowie Funktionsstörungen der Harnblase (Blasentraining) und vieles mehr.

Krankengymnastik kann, fachgerecht angewendet, auch zur Tonussenkung eingesetzt werden. Sie wird im Beckenbereich und in den unteren Extremitäten durch Rotation des Beckens gegen einen stabilisierten oberen Rumpf erreicht. Um den Tonus im Schultergürtel zu senken, legt man die Beine auf einem Würfel ab und bewegt den Schulterbereich. Die krankengymnastischen Übungen können bei entsprechender Ausrüstung im Einzelfall auch im Bewegungsbad erfolgen. Die durch das Wasser bewirkte Reduktion der Körperschwere mindert die Spastik und erleichtert das selbständige Üben erheblich. Dabei muss man prüfen, ob der Effekt bei Wassertemperaturen von 20 – 22° C oder über 30° C am günstigsten ist, damit das Uhthoff-Phänomen den Erfolg nicht überdeckt.

Ein Physiotherapeut hat auch die Möglichkeit, über Hilfsmittel (Gehstützen, Rollstuhl etc.) zu beraten. Hier hilft möglicherweise auch der Ergotherapeut und Ihr DMSG Landesverband (Adresse s. Anhang).

Man weiß heute, dass das ▶ZNS weitaus flexibler ist als gedacht und seine Funktionsreserven und damit Stimulierbarkeit damit größer sind als früher angenommen. Auch nach einer Hirnschädigung können sich neue Verschaltungen entwickeln und Nervenbahnen neu aussprossen. Auch weiß man, dass vorhandene Hirnzellen und Nerven Funktionen von geschädigten Hirngebieten übernehmen können. Bewegungsgesteuerte Impulse und gekonntes Bewegen des Patienten können verlorengegangene Bewegungsmuster stimulieren. Durch langfristiges Wiederholen der zum Teil neu zu erlernenden Bewegungsrhythmen lassen sich auch verbesserte Bewegungsmuster oder Ersatzbewegungen festigen, bis der Patient sie schließlich willkürlich und letztlich unbewusst auszuführen lernt. Damit diese Reparaturen stattfinden können, ist ein beständiges Training Voraussetzung. Je intensiver und häufiger z. B. ein Schritt oder eine Handbewegung geübt wird, desto besser kann sich diese Bewegung wieder normalisieren. Dafür muss sie dann aber auch mehrere tausend Mal unter fachkundiger Anleitung durch einen Physio- oder Ergotherapeuten trainiert werden. Man nennt das ein »repetitives Training«.

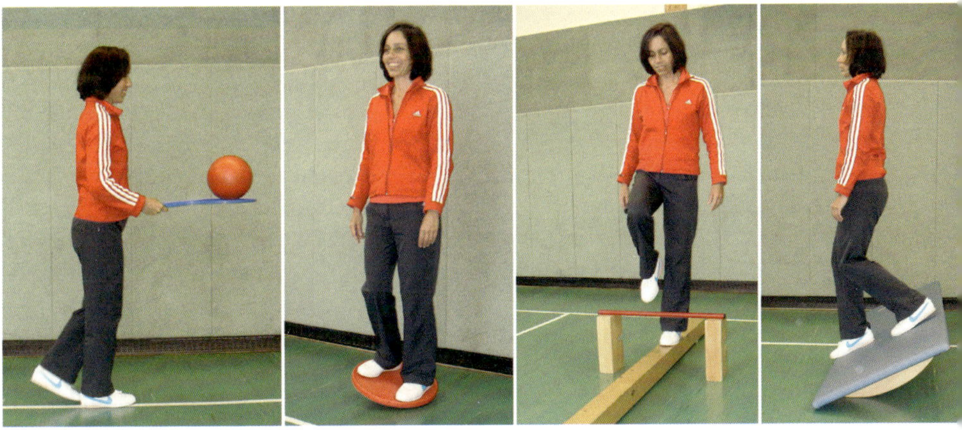

Physiotherapie: Übungen zum Gleichgewichtstraining

Krankengymnastik kann Betroffenen helfen, das Beste aus ihren körperlichen Möglichkeiten herauszuholen. Gegen Spastizität helfen vor allem die ▶**Krankengymnastik nach Bobath** und davon abgeleitete Formen. Mit dem **Verfahren nach Voijta,** das aus der Kinderneurologie entwickelt wurde, versucht man über gezielte Druckreize Bewegungsmuster zu bahnen und Bewegungsabläufe zu verbessern. Auch die sogenannte **propriozeptive neuromuskuläre Fazilitierung (PNF)** nach *Kabat* kann bei kann Krankengymnastik helfen, indem man zielgerechtere Bewegungen einübt.

In einer Studie zeigte sich, dass bei »chronischer MS« zweimal 45 Minuten pro Woche Physiotherapie eine deutliche Verbesserung bewirken.

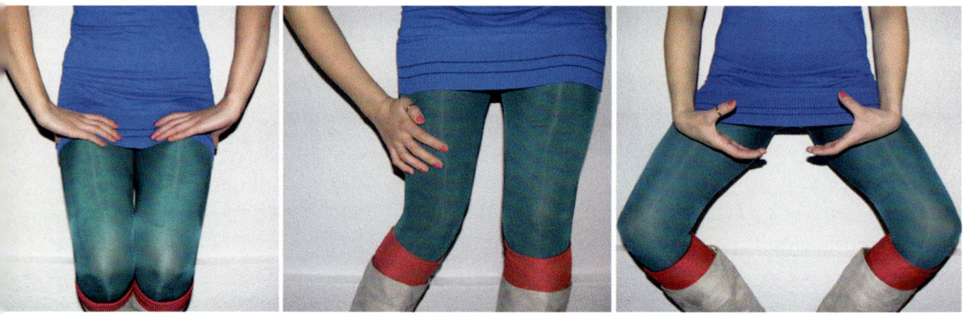

Physiotherapie umfasst auch Übungen zum Beckenbodentraining

entsprechenden Problemen nützen. Es handelt sich um eine Anregung sich wechselseitig verstärkender Muskelgruppen durch Stimulation bestimmter ▶ Rezeptoren. Mit dieser Technik können Bewegungen wiedererlernt werden. Damit fördert man das Zusammenspiel von Muskel und Nervensystem. Auch ein **Verfahren nach Brunkow** ist als hilfreich bekannt. Keine Methode ist für alle Menschen mit MS in gleicher Form geeignet. Es ist daher vorteilhaft, verschiedene Techniken zu testen und anhand der Erfolge Strategien beizubehalten oder weiterzuentwickeln. Ein in MS erfahrener Physiotherapeut kann auch Übungen zeigen, die man zu Hause alleine machen kann. Sogar bei **Tremor (Zittern)** und **Ataxie** Dies erreicht man nach 15 Einheiten ambulanter Physiotherapie – je eine Stunde mit Ruhepausen zwischendurch – innerhalb von 5 – 7 Wochen. Selbst bei Schmerzen kann eine physiotherapeutische Behandlung helfen. Das Ziel der krankengymnastischen Behandlung ist immer eine Verbesserung der durch Schmerz eingeschränkten Bewegungsfunktion.

Eine spezielle Form der Physiotherapie ist das **Blasen-** oder auch **Beckenbodentraining.** Damit kann man Blasenstörungen, insbesondere der Restharnbildung, recht gut begegnen. Anhand einer Studie an 80 MS-Patienten wurde gezeigt, dass durch ein Beckenbodentraining mit gleichzeitiger Instruktion für ein Heimprogramm eine deutliche Verbesserung der In-

kontinenz, Drangsymptomatik und Harndranghäufigkeit erreicht wird.
Auch eine Beckenbodengymnastik wird von Fachärzten empfohlen, und dies obwohl eigentlich keine Kräftigung der Beckenmuskulatur, sondern eine Entspannung des spastischen Beckenbodens oder eine indirekte Beeinflussung der glatten Muskulatur der Blase erreicht werden soll. Entsprechend ist ein Training in entspannender Atmosphäre, in Rückenlage oder auf einem Stuhl mit Arm- und Rückenlehne, eventuell sogar in verdunkeltem Raum zu empfehlen.
Ein Versuch ist eine derartige Behandlung auf alle Fälle wert. Wichtig ist es, einen Physiotherapeuten zu finden, der eine entsprechende Zusatzausbildung absolviert hat.

3.2 ERGOTHERAPIE

Mit Ergotherapie versucht man, die im täglichen oder Berufsleben erforderlichen Aktivitäten (z. B. Waschen und die übrige Körperhygiene, An- und Auskleiden, Schreiben etc.) soweit zu trainieren, dass man sie selbständig und möglichst ohne Beeinträchtigungen erledigen kann.
Man fand einen positiven Effekt ergotherapeutischer Maßnahmen auf die Muskelfunktion, den Bewegungsablauf sowie auf die Alltagsaktivitäten.
Um die Handfunktion und ihre Sensibilität zu fördern, dienen z. B. »Funktionelle Spiele« mit Bällen, Steckern oder Kugeln in unterschiedlichen Größen. Mit diesen wird das Greifen, Sammeln und Bewegen mehrerer Gegenstände in der Hand und deren gezieltes Wiederablegen oder Wiederaufstecken geübt. Der Schwerpunkt liegt sowohl auf der Schulung selektiver als auch komplexer Handfunktionen und auch der Ausdauer. Aus einem Gefäß, das z. B. mit Erbsen oder Linsen gefüllt ist, sollen Murmeln, Würfel oder andere kleine Gegenstände herausgefischt und erkannt werden. Auch das Hantieren mit Igelbällen hilft (s. Bild). Man kann sie auch während des Fernsehens oder einer anderen Tätigkeit nebenbei an der Fußsohle oder den Händen entlangrollen.

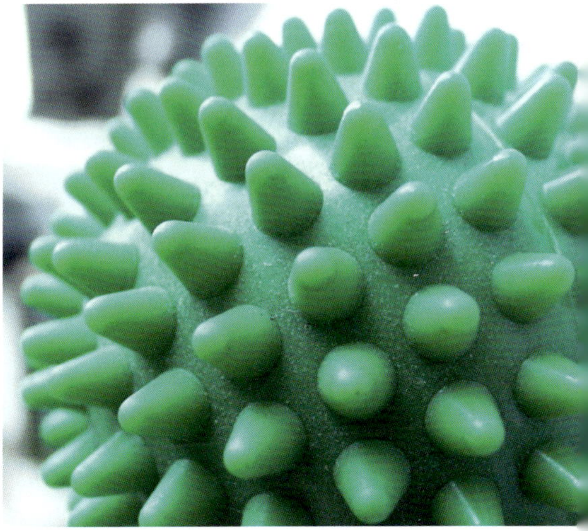

Massage- oder Igelbälle können das Nervenwachstum fördern

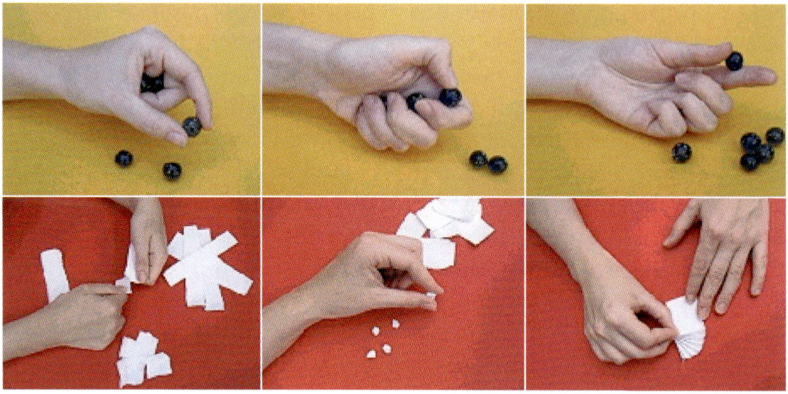

Ergotherapeutische Übungen zur Verbesserung der Feinmotorik

3.3 PHYSIKALISCHE THERAPIE

Zur physikalischen Therapie gehören u.a. Massagen, Elektrotherapien, Ultraschall, Oberflächenlaser, Kohlensäure- und Entspannungsbäder. Auch verschiedene Kältetherapien verwendet man (s. S. 75). Kohlensäurebäder helfen z. B. bei Ödemen (Wasseransammlung im Gewebe).

Auch sogenannte manuelle Methoden (Arbeit mit der Hand ähnlich einer Massage) werden zur Dehnung von Muskeln, Sehnen und Gelenkkapseln eingesetzt. Damit sollen auch schmerzhafte Muskelverkrampfungen abgeschwächt werden. Die Muskeln sprechen allerdings erst nach drei Minuten auf eine Dehnung an.

Das wichtigste Ziel der physikalischen Therapie ist die Beseitigung oder Verringerung von Schmerzen. Dazu verwendet man auch die Lymphdrainage und Elektrotherapie (s. S. 86). Auch Spasmen sollen damit reduziert werden.

Bei der Hydrotherapie steht die Tonusregulierung im Vordergrund. Man arbeitet mit 2- und 4-Zellenbädern sowie dem Stangerbad (sogenanntes hydroelektrisches Vollbad. Es vereinigt Wärme- und hydrostatische Wirkungen des Wassers mit den elektrischen Wirkungen des Stroms). Einige der angewandten Möglichkeiten stellen eine Weiterentwicklung der alternativen Therapien dar. Gegebenenfalls gehören auch medizinische Bäder oder die Unterwassermassage hinzu. Dabei muss man darauf achten, die Temperatur nicht über 30° C anzuheben, um ein mögliches Uhthoff-Phänomen zu vermeiden.

Auch Kälte wendet man hier an: So setzt man Patienten bis über die Nabelhöhe in eine Badewanne mit sehr kaltem Wasser, auf dem eine dicke Schicht von Eisstückchen schwimmt. Währenddessen wird unter Wasser die Haut kräftig gerieben oder gebürstet. Nach kurzer Zeit steigt der Patient heraus und macht anschließend intensive Gymnastik, die dann viel besser gelingt als vorher. Kälte kann aber auch in Form von Eispackungen, kalten Wickeln oder Eissprays angewandt werden. Eisabreibungen führt man an übersensiblen und fixierten bzw. spastischen und schmerzhaften Muskeln durch, sowohl örtlich als auch großflächig. Das Eis wird 20 Minuten lang für jeweils 20–30 Sekunden aufgelegt, dann finden Pausen von 1 – 2 Minuten statt.

Auch bei einigen Formen der ▶ Ataxie und bei Zittern der Hände ist eine Eisanwendung günstig. Dies führt z. B. in Form eines Eistauchbads der betroffenen Arme bei vielen Patienten zu einer deutlichen Verminderung der Ataxie. Insbesondere wird z. B. das Zittern der Hände für Minuten bis Stunden gehemmt. Auch mit folgender Methode kann man hier manchmal helfen: Ein Joghurtbecher wird mit Wasser aufgefüllt, in dem ein Löffel oder am besten ein Holzstiel wie bei einem Eis steckt. Dann lässt man die Flüssigkeit einfrieren. Das Eis lässt man mit Hilfe des Löffels einige Minuten über die zitternden Finger bzw. die auslösenden Muskeln gleiten. Meist zittern die Hand oder die Finger dann 2 – 3 Stunden nicht mehr.

Man unterscheidet Kurzzeit- oder Langzeitanwendungen. Zur Langzeitanwendung gehören Eistauchbäder für die Beine bis zum Knie. Man taucht sie ca. 10 – 15 Sekunden ein und pausiert dann 1 – 2 Minuten. Insgesamt dauert diese Anwendung 20 Minuten. Dies hilft in der Regel bei Patienten mit Tonuserhöhung in den Beinen (Kloni, Babinski, Stroßreaktionen des Fußes und Tiefensensibilitätsstörungen).

Rückenschwimmen hat sich ebenfalls bewährt. Dagegen können durch das Brustschwimmen vorhandene Fixierungen und Kompensationen vor allem im Bereich der Muskulatur des

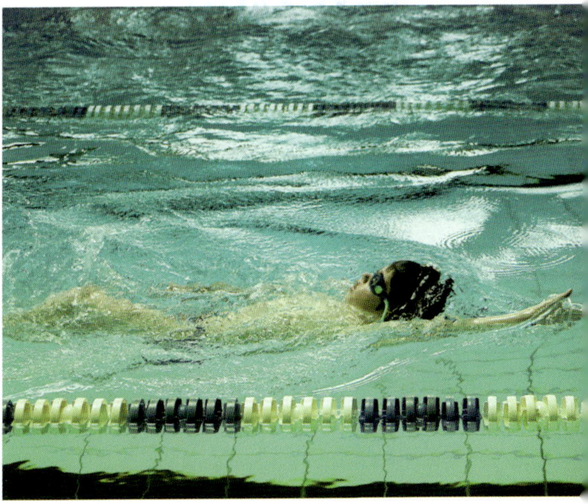

Rückenschwimmen lockert die Muskulatur des Schultergürtels

Schultergürtels, der Hals- und Lendenwirbelsäule verstärkt werden.

Auch bei Kreislaufproblemen empfehlen Fachleute physikalisch-therapeutische Maßnahmen in Form von kalten Waschungen, Wechselgüssen, Teilbädern und Bädern.

3.4 LOGOPÄDIE

Durch logopädische Übungen können u. a. die Sprechmotorik und die Betonung verbessert werden. Auch bei Schluckproblemen kann die Logopädie helfen.

Manche MS-Patienten verschlucken sich derart, dass sie anschließend Mühe haben Luft zu bekommen. Hier kann in der Regel ganz leicht und einfach geholfen werden, sogar so gut, dass einem der Begriff »Wunder« in den Sinn kommt. Man nennt diese Therapieform »Eisstimulation«. Folgende Behandlungsweise wird an der Marianne-Strauss-Klinik erfolgreich praktiziert [37]:

Übung zur Verbesserung des Schluckreflexes: Entsprechend den Pfeilen Eisstäbchen entlangführen

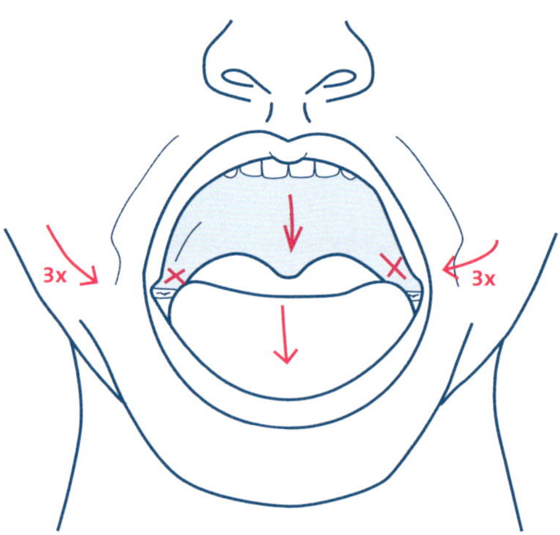

Spezielle Stäbchen (Wattestäbchen von 14 cm Länge und einem Durchmesser von 4 mm an der Spitze), die aussehen wie zu groß geratene Q-tips, werden mit der Watteschicht in einen gut schmeckenden Obstsaft getaucht, so dass sich das Stäbchen vollsaugen kann. Anschließend wird das Ergebnis tiefgefroren und das Ganze mehrmals wiederholt. »Mit diesem so vorbereiteten Wattestab kann die Stimulation: Gaumensegel rechts, links, Mitte und Wangen durchgeführt werden«, erklärt *Frau Engelmann*.

Wie in der Abbildung dargestellt, geht man folgendermaßen vor:

1. 5 x rechts am Gaumenbogen antippen, dann schlucken
2. 5 x links am Gaumenbogen antippen, anschließend schlucken
3. 5 x über die Mitte des Gaumenbogens und die Zungenmitte streichen, dabei die letzten 3 x auf die Zungenspitze tippen, anschließend schlucken
4. 3 x rechts, 3 x links (von hinten nach vorne zum Mundwinkel innerhalb des Mundes) durch die Wangen streichen, anschließend schlucken.
5. Die Übung wiederholen, dafür evtl. einen zweiten Wattestab verwenden.

Diese Schluckübung kann täglich zwei- bis dreimal durchgeführt werden, wenn die Störung ausgeprägt ist. Bei leichteren Schluckstörungen erfolgt diese Therapie an drei Tagen der

Woche je einmal – und man kann dies durchaus selbst durchführen, nachdem die korrekte Handhabung unter fachkundiger Anleitung geprobt wurde. Sie werden sehen, wie sich Ihr Schluckreflex wesentlich bessert.

3.5 REHAMASSNAHMEN

Das Ziel einer umfassenden Rehabilitationsbehandlung sollte sein, die Auswirkungen der Erkrankung auf die Körperfunktionen, die persönlichen Aktivitäten und die Teilnahme am gesellschaftlichen Leben zu erhalten und den Betroffenen ein möglichst selbständiges Leben zu ermöglichen.

Rehamaßnahmen sollten nach Meinung von Fachleuten als integrativer Bestandteil eines umfassenden Behandlungs- und Betreuungskonzeptes der MS angesehen werden. Sie helfen am besten in einer frühen und mittleren Erkrankungsphase. Die Therapien können dann aktiver und mit höherer Intensität durchgeführt werden. »Eine Rehabilitationsbehandlung sollte bereits bei drohendem Verlust wichtiger Funktionen, der (Teil)-Selbständigkeit oder Arbeitsfähigkeit geprüft werden. Der Erhalt von Funktionen ist durch eine Rehabilitationsbehandlung einfacher und zuverlässiger zu erreichen als eine Wiederherstellung von bereits seit längerem verlorenen Fertigkeiten«, so *Dr. Beer* vom Rehabilitationszentrum Valens in der Schweiz. Auch wenn man einen akuten Schub hatte, hilft eine Rehamaßnahme, sich besser zu erholen. »Aufgrund der Komplexität der Erkrankung sollten diese Therapien durch ein in MS erfahrenes Behandlungsteam unter der Leitung eines Neurologen erfolgen«, so *Dr. Beer* [12].

Aufgrund der notwendigen Therapieintensität ist ein Aufenthalt in einer Rehaklinik für etwa 3–4 Wochen empfehlenswert. Eine kürzere Dauer reduziert den Effekt. Bei chronischem Fortschreiten der Erkrankung wird dieser Aufenthalt sogar alle 9–12 Monate empfohlen. Als Therapiedauer werden 2 – 5 Stunden pro Tag veranschlagt, je nach Defizit des Betroffenen. Tatsächlich zeigten Studien, dass dann der Behandlungseffekt mehrere Monate über die eigentliche Behandlungszeit hinaus anhält.

Vor Beginn der Rehamaßnahmen sollte ein realistisches Ziel festgelegt werden. Damit die Wirkung anhält, muss man eingehende Informationen und Instruktionen erhalten, wie man mit den eigenen (limitierten) Ressourcen umgehen kann. Auch welche Möglichkeiten medizinisch therapeutischer Maßnahmen es gibt, sollte während der Rehabilitation gezeigt werden. Es gibt mehrere Rehakliniken, die auch verschiedene alternative Therapien anbieten.

Bei geringgradigen funktionellen Defiziten (▶ EDSS 0 – 2) ist das Hauptziel die Optimierung bzw. der Erhalt der Leistungsfähigkeit im Sinne einer vorbeugenden Maßnahme. Bei leichten bis mäßiggradigen funktionellen Einschränkungen (EDSS 3–5) liegt das Ziel in einer Verbesserung bzw. Erhaltung der Bewegungsfunktionen, der Stabilität, Beweglichkeit und gegebenenfalls in einer Spastikreduktion. Dabei sollte man darauf achten, dass das Therapieprogramm eine zielorientierte, intensive Bewegungstherapie (2–3 x/Woche) umfasst, evtl. in Kombination mit anderen Therapiemodalitäten (aerobes Training/medizinische Trainingstherapie, Hippotherapie, Wassertherapie etc.). Wichtig ist, dass man gleichzeitig Tipps für ein Heimprogramm erhält, das man zu Hause selbständig durchführen sollte. Gegebenenfalls kann auch eine erste Abklärung und Anpassung von Hilfsmitteln notwendig sein.

Zahlreiche Studien der letzten Jahre zeigten, dass auch in der »progredienten Phase« Erfolge durch Rehamaßnahmen erzielt werden können.

Tab. 3.1: Der EDSS-Score berücksichtigt sieben Funktionssysteme (FS): Motorik, Koordination, Schlucken, Sensibilität, Kontinenz, Sehen, kognitive Funktionen

0.0	Normalbefund in allen Systemen
1.0	Keine Behinderungen, höchstens 1 System Grad 1
1.5	Keine Behinderung, Störungen in mehr als 1 System, aber keins mehr als Grad 1
2.0	Minimale Behinderung (1 FS höchstens 2, alle anderen 0 oder 1
2.5	Minimale Behinderung (2 FS höchstens Grad 2, alle anderen 0 oder 1)
3.0	Leichte Behinderung (1 FS 3, alle anderen 0 oder 1, oder 3-4 FS Grad 2, alle anderen 0 oder 1)
3.5	Leichte Behinderung (1 FS 3, und 1–2 FS 2 oder 2 FS 3 oder 5 FS 2, alle anderen 0 oder 1)
4,0	Deutliche Behinderung, Gehstrecke > 500 m für mindestens 12 Std/Tg. (oder 1 FS 4, alle anderen 0 oder 1)
4.5	Deutliche Behinderung, Gehstrecke > 300 m (mit Hilfen), aber noch ganztägig arbeitsfähig (oder 1–2 FS 4, alle anderen 0 oder 1)
5,0	Gehstrecke ca. 200 m, nicht mehr ganztägig arbeitsfähig (oder 1 FS 5, alle anderen 0 oder 1 bzw. eine Kombination die über Stufe 4,5 hinausgeht)
5.5	Gehstrecke ca. 100 m, nicht arbeitsfähig, im tägl. Leben behindert, FS Kombination wie Grad 5.0
6.0	Bedarf gelegentlich einen Rollstuhl (Gehfähigkeit unter 50 m) FS Kombination wie bei 5.0 oder schlechter.
6.5	Bedarf ständig den Rollstuhl, Gehfähig bis 20 m, FS Kombination wie Grad 6.0
7.0	Gehstrecke < 5 m, Rollstuhlpflichtig, lenkt den aber selber, Transfer selbständig möglich (mehr als 2 FS >4 oder Pyramidenbahn 5)
7.5	Nur noch einzelne Schritte möglich, Rollstuhl, Hilfe beim Transfer erforderlich (FS wie bei Grad 7.0)
8.0	Am Bett und Rollstuhl gebunden, Pflege weitgehend selbständig (FS wie bei 7.0 oder schlechter
8.5	Am Bett gebunden, Selbstpflege aber z. T. möglich, FS wie bei 8.0
9.0	Hilflos, am Bett gebunden, Mahlzeiten und Kommunikation aber selbständig möglich (FS: 3 oder mehr >4)
9.5	Völlig hilflos
10.	Tod infolge MS

4 WAS BIETET DIE ALTERNATIVMEDIZIN?

4.1 EINFÜHRUNG

Man versteht unter alternativer oder auch komplementärer Medizin eine Heilkunde mit Verfahren zur Diagnose oder Behandlung bzw. Vorbeugung, die die konventionelle Medizin ergänzen. Hier werden Verfahren angewendet und Fragestellungen verfolgt, die in den Konzepten der üblicherweise praktizierten Medizin nicht vorkommen. Das Sortiment der angewendeten Methoden ist verwirrend groß und für den Laien – und oft auch für den Fachmann – nicht mehr zu überblicken.

Erfreulicherweise hat die Stiftung Warentest in ihrem Buch »Die andere Medizin« (s. »Buchtipps zum Weiterlesen«) auch die Wirkung alternativer Verfahren im Hinblick auf die MS beschrieben. Damit kann man von vorneherein sagen, ob das Verfahren prinzipiell als »Humbug« anzusehen ist oder vielleicht doch hilft.

Leider fehlt den alternativen Heilmethoden oft genug eine wissenschaftlich verlässliche Grundlage. Damit Sie sich nicht in teure Behandlungen stürzen, die doch keinen positiven Effekt auf Ihren Gesundheitszustand haben, schrieb ich dieses Kapitel.

Für manche Verfahren findet man sogar wissenschaftliche Studien zum Behandlungserfolg bei MS. Für andere gibt es derartiges nicht, obwohl man dabei Ansätze findet, die vielleicht auch bei MS helfen könnten – nur hat das noch niemand untersucht. Deshalb finden Sie hier unter anderen auch das Kapitel »Aufgrund positiver Erfahrung bei anderen Krankheiten einen Versuch wert«. Betrachten Sie diese Kapitel dennoch unter Vorbehalt: Ist das Angebot für Sie zu teuer, versuchen Sie besser zuerst die getesteten, kostengünstigeren Methoden. Wer weiß: Vielleicht reicht diese Anwendung ja bereits, um sich besser zu fühlen oder sogar Ihre Beschwerden zu lindern.

Im Folgenden finden Sie Verfahren, die entweder

- von der Stiftung Warentest im Hinblick auf ihre Wirkung für MS-Patienten untersucht,
- in einer wissenschaftlichen, modern durchgeführten Studie bestätigt,

- von einem Arzt oder einer Klinik, die auf diesem Gebiet tätig sind, regelmäßig mit Erfolg angewendet
- oder auf besonderen Erfahrungen beruhen, die auf einen Nutzen hinweisen.

In der Regel werden MS-Patienten heute konventionell behandelt. *Dr. Weihe* von der Evers-Klinik hat hier eine andere Vorgehensweise: Er beschreibt seine ganzheitliche MS-Behandlung mit dem »Haus der Medizin« [114]: »Im Erdgeschoß ist die Selbsthilfe untergebracht. Jeder Mensch mit MS kann eine Menge selber tun, um wieder gesund zu werden. Betroffene sollten mit dem Rauchen aufhören, Übergewicht abbauen, gesund essen und sich möglichst viel bewegen. Ebenfalls sollten sie lernen, Stress und Überforderungen zu vermeiden und ein möglichst harmonisches Leben zu führen (das man leider nicht auf dem Rezept verordnen kann). Im ersten Stock gelangt man zur Naturheilkunde bzw. den komplemetären Verfahren. Aber wenn das alles nichts hilft, sollte man sich nicht scheuen, die Hilfe der Schulmedizin in Anspruch zu nehmen, die im oberen Stockwerk wohnt.«
Dem ist eigentlich kaum etwas hinzuzufügen. Die nachfolgenden Kapitel sollen Ihnen eine wirkliche Hilfestellung geben und hoffentlich auch eine wesentliche Verbesserung Ihrer Lebensqualität bringen!

WARUM NUTZEN MS-PATIENTEN DIE ALTERNATIVMEDIZIN?

Als im Rahmen einer Studie an der Neurologischen Universitätsklinik Erlangen 129 MS-Betroffene befragt wurden, ob sie alternative Therapien anwenden, bejahten dies 70 % der Frauen und die Hälfte der Männer. Dabei wurden insgesamt 82 verschiedene Therapieformen genannt. 50 % der Befragten nutzten diese Therapie ergänzend zur Schulmedizin. Dabei standen nicht-medikamentöse Verfahren wie Ernährungstherapie und Entspannungsverfahren an erster Stelle.
Etwa 50 % der Patienten nahmen dabei ihre Behandlung selbst in die Hand – damit fühlten sie sich, völlig verständlich, nicht so ausgeliefert. Der chronische Charakter der Erkrankung, ihr unvorhersehbarer, schubförmiger Verlauf mit Episoden von Verschlechterung und Verbesserung von Symptomen fördern den Wunsch, zusätzlich etwas zu tun, um die Situation zu erleichtern.
Warum MS-Patienten die Alternativmedizin nutzen, ist relativ einfach zu erklären: MS ist eine unheilbare Krankheit, und konventionell kann man den Betroffenen oft genug nicht helfen. Mitunter sind die Nebenwirkungen heftig und rufen sogar eine neue, zusätzliche Krankheit hervor. Auch dass ein weniger fähiger Arzt das Vertrauen seines Patienten in die konventionelle Medizin zutiefst

erschüttert hat, kommt vor. Manche alternativen Therapeuten haben auch etwas, was konventionelle Mediziner oft vermissen lassen: Zeit. Sich über die Krankheit beschweren zu können, ein intensives Verhältnis zwischen Therapeut und Patient aufzubauen, das fehlt den konventionellen Medizinern so manches Mal – und wird von der Krankenkasse oft genug nicht finanziert. Man wünscht sich aber eine sanfte, individuelle und nebenwirkungsfreie Medizin.

Da einige der »Behandler« keine medizinische Ausbildung haben, wenden sie auch keine Fachausdrücke an. Die Patienten verstehen daher besser, was ihnen mitgeteilt wird. Dagegen »verstecken« sich manche Mediziner hinter Fachausdrücken und verunsichern dadurch die Kranken zusätzlich.

Dies alles führt dazu, dass viele Menschen sich alternative Behandlungsformen wünschen. Dagegen ist auch nichts zu sagen, nur: Wenn die alternative Behandlungsmethode teuer ist und der Patient nicht mehr davon hat als hohe Kosten, dann ist ihre Anwendung mehr als fraglich.

Manche nutzen die alternative Therapie, um die konventionelle zu unterstützen bzw. zu ergänzen. Aus Verzweiflung über die begrenzten Möglichkeiten konventioneller Mediziner gegenüber der MS greifen Patienten dann oft tief in die Tasche, um unkonventionelle Methoden zu testen.

Da MS-Betroffene die alternativen Leistungen meist selbst bezahlen müssen, ist es umso wichtiger, dass sie wirklich helfen. Deshalb finden Sie in diesem Buch oft auch deutliche Hinweise, wenn eine Methode keine positiven Auswirkungen zeigt. Hier soll Ihnen schließlich geholfen und nicht Ihr Geldbeutel geleert werden. Manche Methoden wirken nur wenig, andere erstaunlich gut. Auch der Placeboeffekt ist nicht zu vernachlässigen. Darum ist ihm ein spezielles Kapitel gewidmet. Gesundheitsgefährdende Methoden sind extra aufgeführt, um Sie von vorneherein vor einem Versuch mit diesen Methoden zu bewahren.

ALTERNATIVE VERFAHREN UND DIE SCHULMEDIZIN: WORIN BESTEHT DER UNTERSCHIED?

Bis zum Beginn des 19. Jahrhunderts gab es nur medizinische Methoden und Behandlungsweisen die auf Erfahrung gründeten. Dann setzte sich die naturwissenschaftlich ausgerichtete Medizin durch. Hier wird eine Heilmethode nur dann als wirksam erachtet, wenn der Erfolg nicht nur bei einem bestimmten Menschen eintritt, sondern wirklich **überprüfbar** und auch **wiederholbar** ist. Die alternativen Methoden wurden aber weiterhin angewendet und auch weiterentwickelt. Der Streit, der sich daraus entwickelte, war verständlich. Die »Konventionellen« konnten von sich sagen, dass ihre Medizin bewiesenermaßen heilt, die »Alternativen«

behaupten, dass ihre Methoden helfen, obwohl sie nicht wissenschaftlich bewiesen sind. 1880 wurde für die »konventionelle« Medizin der Begriff **»Schulmedizin«** eingeführt.

Den Begriff der **»Ganzheitsmedizin«** gibt es – laut Stiftung Warentest – seit 1949. Darunter verstand man vor allem naturgemäße Heilverfahren, die mit Wasser, Wärme, Kälte, Licht, Klima, Ernährung und Bewegung arbeiten. Gemeinsam ist den Verfahren, dass sie sich zwar auf medizinische Sachverhalte stützen, aber eher eine Frage der spirituellen Ausrichtung, des Glaubens der Menschen darstellen. Das sieht man z. B. an Überzeugungen wie: »Krankheiten haben einen Sinn, weil sie für Veränderungen bereit machen« oder das »Ungleichgewicht zwischen Körper und Geist muss ausgeglichen werden«, wobei dieses Ungleichgewicht oft als die eigentliche Krankheitsursache angesehen wird. Auch »Schwingungen«, »Resonanzen« und »Rhythmen« sollen wieder in die richtige Bahn gebracht, die Abwehr angeregt, der Körper umgestimmt, Regulationskräfte gestärkt und das Selbstheilungsvermögen aktiviert werden. Andere Konzepte vermuten in bestimmten Nahrungsmitteln Giftstoffe, sehen den Körper aufgrund ungesunder Lebensweise durch Schlackenstoffe gefährdet oder sind überzeugt, dass Schadstoffe aus der Umwelt oder medizinische Behandlungen ihn derart belasten, dass er nicht mehr vollständig gesund sein kann. So vage die Begriffe oft sind, so vielfältig sind die Behandlungsmöglichkeiten. In der konventionellen Medizin dagegen richtet sich eine Maßnahme auf die Beseitigung oder Linderung einer genau beschriebenen Krankheitsursache oder eines belastenden Symptoms.

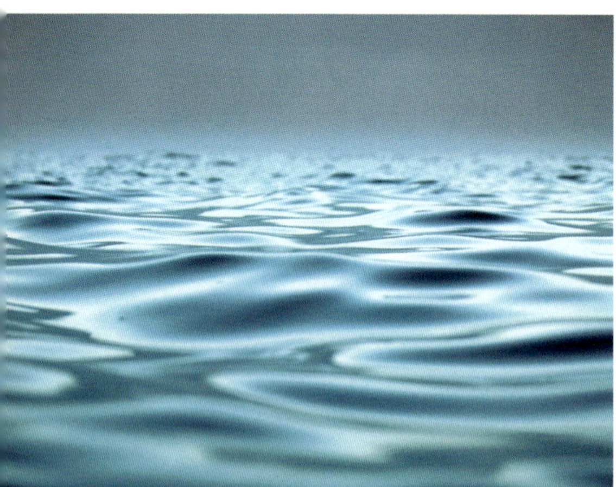

Für alle Methoden gilt: »Je unpräziser eine Vorgehensweise ist, desto schwieriger lässt sich ihre Wirksamkeit nachweisen. Auch das Mischen verschiedener Behandlungsarten (Polypragmasie) macht es unmöglich, den Effekt einer einzelnen Methode zu erkennen«, so die Stiftung Warentest .

Bei vielen Alternativtherapien liegt die Grundlage in einer Annahme oder einem Glauben, die nicht in Frage gestellt werden. Auch Veränderungen sind nicht möglich. Dies ist auch damit zu erklären, dass ein Anwender, der ein bestimmtes Verfahren, zum Beispiel therapeutisches Handauflegen, wie er meint wirkungsvoll nutzt,

Gefahr liefe, dass bei fehlendem objektiven Wirkungsnachweis sein ganzes Glaubenssystem und das seiner Patienten in Frage gestellt würde.

Oft gründen alternative oder komplementäre Verfahren auf Erlebnissen Einzelner, die daraus ein Behandlungskonzept entwickelt haben. Das gilt auch und insbesondere für alternative Ernährungsformen. Die Befürworter dieser Verfahren »führen oft eigene Besserungen ins Feld oder verweisen als Beleg für die Effektivität auf Berichte von Heilungen, Dankesschreiben und Ähnliches«, so die Stiftung Warentest. Leider ist jedoch der Erfolg bei einer einzelnen Person keine Gewähr dafür, dass die Behandlung auch bei anderen hilft.

Oft nehmen MS-Patienten auch an, dass die Alternativmedizin »natürlicher« sei und entsprechend weniger Nebenwirkungen habe. Dies ist nicht unbedingt der Fall, denn auch bei manchen Alternativverfahren werden fabrikmäßig hergestellte Medikamente verwendet und diese sind ebenso »unnatürlich« wie andere Medikamente. Auf der anderen Seite sind wohl etwa 25 % der schulmedizinischen und pharmazeutischen Produkte auf natürlicher Basis hergestellt.

Auch alternative Verfahren können Nebenwirkungen und Risiken haben, die man kennen sollte, bevor man ein derartiges Verfahren anwendet.

Ob »alternative« Hilfe immer ohne Nebenwirkungen möglich ist, kann man nur schwer sagen. Es gibt den Satz: »Was wirkt, hat auch Nebenwirkungen«. Gerade bei Behandlungen, die das Immunsystem beeinflussen, sind Nebenwirkungen zu erwarten. Deshalb sollte man als MS-Patient nicht ohne ärztliche Beobachtung ins Immunsystem eingreifen.

Sie finden hier alternative Methoden, die – kritisch bewertet – durchaus erfolgversprechend sind. Suchen Sie sich einen Neurologen oder zumindest Hausarzt, der alternativen Methoden gegenüber aufgeschlossen ist, diese jedoch auch kritisch betrachtet. Er oder sie weiß am besten, welche Ansätze bei Patienten schon ergebnislos verlaufen sind oder einen Versuch wünschenswert erscheinen lassen.

Bei einem Arzt wissen Sie, dass er sich in seiner universitären Ausbildung verpflichtet hat, bestimmte Behandlungsstandards einzuhalten. Die Stiftung Warentest weist darauf hin, dass man diese Sicherheit im komplementärmedizinischen Bereich nicht immer hat. Dort sind viele Nichtmediziner tätig, und die Ausbildung in den jeweiligen Verfahren ist vielfach ungeregelt ist. Einige Anwender alternativer Therapien müssen eine spezifische Ausbildung und Qualifikation nachweisen. Andere therapieren, weil sie selbst überzeugt sind, eine wirksame Behandlung anbieten zu können. »Oftmals liegt sie sogar in den Händen der Anbieter von Produkten oder Geräten, die die jeweiligen Methoden einsetzen«, so die Stiftung. Immer wieder werden daher Fälle bekannt, die erkennen lassen, dass bei Weitem nicht alle derartigen Behandler selbstkritisch genug sind, die Grenzen ihrer Tätigkeit zu erkennen. Es kommt sogar vor, dass Gegenanzeigen für eine Behandlung nicht beachtet werden, weil das Wissen dafür fehlt.

Sowohl die Schulmedizin als auch die Alternativmedizin sind Milliardengeschäfte. Jedoch wird in der Regel nur erstere kontrolliert und reguliert. Nur von ihr verlangt man einen Wirksamkeitsnachweis. Ob Alternativtherapien von den Krankenkassen übernommen werden, ist ebenfalls sehr unterschiedlich und variiert je nach der aktuellen Gesetzgebung.

STUDIEN UND IHRE VERLÄSSLICHKEIT

Medikamente wie die ▶ Interferone wurden in klinischen Studien geprüft, bevor sie für die Behandlung von MS zugelassen wurden. Selbst dann dürfen sie nur unter bestimmten, genau definierten Umständen eingesetzt werden.

Verschiedene Behandlungsverfahren werden jedoch nicht den Prüfungen der »konventionellen Medikamente und Verfahren« unterworfen. Dazu gehören z. B. pflanzliche medizinische Wirkstoffe, Nahrungsmittelzusätze (auch Nahrungsergänzung genannt) oder Geistheilungsverfahren. Deren Anwendung ist nicht grundsätzlich wertlos, sie wurden nur nicht wissenschaftlich getestet. Sie können tatsächlich zu Erleichterungen und besserem Wohlbefinden führen, auch eine Placebowirkung ist möglich (s. S. 61).

Ein medizinisches Verfahren ist erst dann ein Behandlungserfolg, wenn zumindest die Symptome gelindert, wenn nicht gar verschwunden sind. Besser ist es jedoch, die Krankheit zu heilen, was derzeit jedoch bei zahlreichen Krankheiten nicht möglich ist (so auch bei Diabetes, Parkinson, Alzheimer...).

Die Stiftung Warentest ist der Ansicht, dass folgende Fragen für einen Beweis beantwortet werden müssen: »Bei wie vielen Patienten war die Behandlung erfolgreich? Was wurde als Erfolg gewertet? Bei wie vielen war das Ergebnis negativ? Beruht der Erfolg auf spezifischen Effekten der Therapie oder handelt es sich um einen Placeboeffekt«, der der Erwartungshaltung des Patienten entspringt?

Für Sie ist es also wichtig, ob das angewendete Verfahren zumindest eines Ihrer Beschwerden lindern oder beseitigen kann, z. B. die Spastik reduzieren, wodurch sie wieder besser oder längere Strecken gehen können.

Gerade bei der MS gibt es viele bekannte Effekte, die den vermeintlichen Erfolg einer Therapie relativieren, vor allem ist der schubförmige Verlauf zu nennen. Setzt die Besserung nach einem Schub ein, so sagt dies wenig über die Wirksamkeit der Therapie aus. Man darf eine momentane Erholung nicht als Therapieerfolg sehen, sie wäre vielleicht auch ganz von alleine eingetreten. Wurde die Behandlung in einer besonders schweren Phase begonnen, so fallen der sich natürlicherweise verbessernde Krankheitsverlauf und der Therapieeffekt zusammen. Wirklich behaupten, dass die Therapie Erfolg bringt, kann man erst dann, wenn viele MS-Patienten unter den gleichen Bedingungen behandelt wurden und den Besserungseffekt erlebt haben. Erst dann ist eine seriöse Beurteilung der Wirksamkeit möglich, da sich die Effekte, die sich auch ohne Zutun der Therapie ergeben hätten, neutralisieren.

Klinische Studien

Die aktuell beste Möglichkeit, eine verlässliche Antwort auf die Frage nach der therapeutischen Wirksamkeit einer alternativen Methode zu bekommen, ist die Auswertung randomisierter, kontrollierter ▶ klinischer Studien, wie sie auch durchgeführt werden, um konventionelle Therapien zu prüfen. Dabei versteht man unter einer **kontrollierten Studie** eine Untersuchung, in deren Rahmen eine Patientengruppe eine Behandlung bzw. ein Mittel erhält, während eine andere Gruppe einer bereits bekannten Behandlung, einer Scheinbehandlung mit einem Placebo (s. S. 61) oder gar keiner Therapie unterzogen wird.

Eine **randomisierte Studie** bedeutet, dass die Studienteilnehmer ihre Zugehörigkeit zu einer Gruppe nicht selbst wählen dürfen, das heißt: Sie wissen nicht, ob sie behandelt werden oder einer Kontrollgruppe zugeteilt sind. Bei einer **klinischen Studie** werden Menschen, die an einer gleichen Erkrankung oder Störung leiden, gezielt behandelt. Nach Abschluss der Behandlung wird der Erfolg der Behandlung dokumentiert. Der Gegensatz dazu wäre eine **präklinische Studie,** die an Versuchstieren oder isolierten Zellen durchgeführt wird, oder eine **epidemiologische Studie,** bei der gezählt wird, wie häufig ein definiertes Ereignis in der Bevölkerung auftritt. **»Klinisch«** bedeutet also nicht unbedingt, dass die Behandlung in einem Krankenhaus durchgeführt wird (mehr zu den verschiedenen Studien können Sie in »Die andere Medizin« der Stiftung Warentest nachlesen, siehe Quellen und »Buchtipps zum Weiterlesen«).

Die Studienphasen

Auch die Bezeichnungen Phase I, II oder III werden Sie immer wieder lesen und haben sie auch in diesem Buch schon gesehen. Das sind Studienphasen zur Entwicklung neuer Medikamente, die durch das Schema auf der folgenden Seite erklärt werden.

Von den Verfechtern der alternativen Medizin wird oft behauptet, dass sich ihre Konzepte und Methoden nicht für die üblicherweise durchgeführten Studien eignen. Sie argumentieren z. B., dass ihre Behandlungsart so individuell, intuitiv, ganzheitlich etc. ist und dass sie sich daher der üblichen

Studienphasen zur Entwicklung neuer Medikamente

Phase 0:
Tierversuche

Phase I:
Eine erste Testphase, in deren Rahmen gesunde Menschen hinsichtlich Verträglichkeit und Nebenwirkungen getestet werden (Aufnahme aus dem Magen-Darm-Kanal, Ausscheidung...)

Phase II:
Erste Doppelblindstudie an Erkrankten, auch placebokontrolliert. Doppelblind bedeutet, dass weder der Arzt noch der Patient weiß, ob das Placebo oder der Wirkstoff verabreicht wird. Auch werden hier Nebenwirkungen und Verträglichkeit mit einbezogen. Untersuchungsdauer: 6 Monate bis 2 Jahre.

Phase III:
Große Studie, randomisiert, placebokontrolliert und mit möglichst vielen Teilnehmern. Auch hier werden der therapeutische Nutzen, die Nebenwirkungen und die Verbesserung der Lebensqualität untersucht. Dies dauert 2–4 Jahre. Falls erfolgreich beendet, kann die Zulassung des Medikamentes bei den Behörden beantragt werden.

Phase IV:
Anwendungsbeobachtung: Jetzt wird das zugelassene Medikament wissenschaftlich begleitet und die Therapie optimiert.

Überprüfung entzieht. Es gibt jedoch Studien, die sich auch für derart individualisierte Behandlungsmethoden eignen.

Problematisch ist vor allem, dass viele der alternativen Methoden wirtschaftlich nicht attraktiv genug sind, um Forschungsgelder aufzutreiben, bzw. Forscher zu finden, die sich dafür interessieren. Deshalb finden Sie in diesem Buch auch Hinweise auf alternative Anwendungen, die für die MS (noch) nicht untersucht wurden. Sie sind jedoch aufgrund ihrer theoretischen Grundlage für die Behandlung von MS-typischen Symptomen erfolgversprechend.

Seien Sie vorsichtig: In der Presse wird oft Interesse an Behandlungen geschürt, bei denen von »Heilungen« oder »Durchbrüchen« berichtet wird. Bei derartigen Berichten ist immer Vorsicht angebracht! Meist sind diese Geschichten voreilig, übertrieben und in Wirklichkeit ist nichts dahinter. Gerade bei Lähmungen wird gezeigt, wie ein Heiler den- oder diejenige auf die Beine stellt und die Person wieder gehen kann. Wie Sie inzwischen wissen, ist das bei einer Remission ganz normal und liegt nicht an den Heilkräften eines Wunderheilers oder -mittels. Ein Einzelfall jedenfalls ist definitiv kein Beweis für den Erfolg einer Methode.

DER PLACEBOEFFEKT

»Placebo« kommt aus dem Lateinischen und heißt übersetzt «ich werde gefallen«. Bei einer Placebotherapie wird der Wirkstoff weggelassen, es werden Scheinmedikamente gegeben, die andere oder keine medizinischen Substanzen enthalten, ja sogar Scheinoperationen und eine Placeboakupunktur gibt es. Wirkt das Placebo ähnlich oder genauso wie das eingesetzte Medikament eines anderen Studienteilnehmers, liegt der Verdacht nahe, dass psychische Faktoren eine Rolle spielen.

Ob ein Scheinmedikament wirkt oder nicht, hängt sehr stark von der Ursache der Krankheit ab. Eine Lungenentzündung wird in der Regel durch Bakterien verursacht. Werden sie mittels Antibiotikum abgetötet, erholt sich der Körper wieder – ein Scheinmedikament hätte hier wenig Einfluss. Anders sieht es bei der Schmerztherapie aus, da Schmerzen sehr individuell empfunden werden. Je nach Krankheitsgebiet liegt der Placeboeffekt demzufolge zwischen 20 und 70 %.

Dabei sollte man sich von dem Gedanken verabschieden, dass Placebos Einbildung sind. Sie verursachen tatsächlich messbare Veränderungen. Erstaunlicherweise werden z. B. bei einer Gabe von Schmerzmitteln im Gehirn dieselben Regionen aktiviert wie vom wirkstoffhaltigen Medikament auch: Es werden körpereigene schmerzhemmende Substanzen ausgeschüttet.

Dabei fühlt sich der Patient deshalb besser, weil er therapiert wird, und nicht als Folge der spezifischen Wirkung der angewandten Therapie.

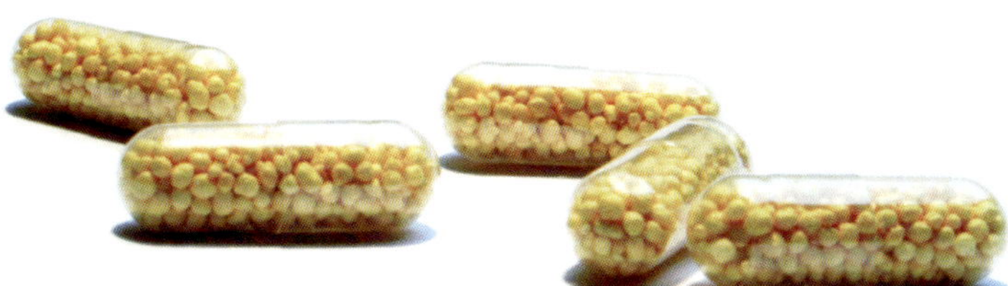

»Und weil sich auch kranke Kinder und Tiere von einer Behandlung Linderung und Besserung erhoffen und positiv auf die intensive Zuwendung reagieren, weisen Therapien auch bei ihnen Placeboeffekte auf«, so die Stiftung Warentest. Die Erwartungshaltung ist hierbei sehr wichtig. Bei uns geht man davon aus, dass Medizin hilft und bitter schmeckt. Entsprechend wirken bitter schmeckende Placebos stärker als z. B. neutral oder süß schmeckende, Spritzen haben einen größeren Effekt als Tabletten...
Wichtig ist auch das Verhältnis zum Arzt. Hat ein Patient zu ihm oder ihr Vertrauen, erwartet er oder sie, dass die Therapie erfolgreich ist, so verstärkt dies die Wirkung der angewandten Methode. Ist das Umfeld entsprechend eindrucksvoll, die Geräte und das Konzept aufwendig, so erhöht auch dies den Effekt.
Sogar negative Wirkungen von Scheinmedikamenten hat man beobachtet. Werden die Patienten vorher über die Nebenwirkungen genauestens informiert, so spüren sie durchaus Schwindel, Sehstörungen, Müdigkeit oder Kopfschmerzen. Man kennt diesen Effekt oft genug aus eigener Erfahrung und liest die Nebenwirkungen des erhaltenen Medikaments »vorsichtshalber« gar nicht durch.
Dass es sich in Wahrheit um ein Scheinmedikament oder eine Scheinbehandlung gehandelt hat, ist an der zumeist nur kurzfristigen Wirkung zu erkennen.

DIAGNOSE BEI DEN ALTERNATIVEN HEILMETHODEN

Manche der alternativen Verfahren haben ihre eigene Diagnosetechnik, die in manchen Fällen ergänzend, aber auch anstelle der konventionellen Verfahren eingesetzt wird. »Darüber hinaus haben sich sogenannte Bio- oder Krebslaboratorien etabliert, die Labortests durchführen. Die Methodik und Herstellung ihrer Diagnostika unterliegt keiner öffentlichen Kontrolle. Mit solchen Methoden werden beispielsweise »Regulationsmechanismen« oder »Energieflüsse« geprüft, die die konventionelle Medizin nicht kennt. »Blutgifttests« sollen Vergiftungen im Körper aufspüren, Stuhlproben eine »Überempfindlichkeit gegen Pilzbefall« erkennen«, so die Stiftung Warentest.
Besonders gut gefällt mir persönlich eine Methode, die mittels eines kleinen Gerätes über den Körper streicht und – wie »Pille« in der Fernsehserie »Raumschiff Enterprise« – Krankheiten durch andersartige Geräusche erkennt. Nun, leider ist das eine Methode der Zukunft – wenn sie überhaupt jemals funktionieren wird. Einer wissenschaftlichen Überprüfung halten derartige Diagnostikansätze jedenfalls nicht stand.
Auch die sogenannte »Haarmineralanalyse« hält die Stiftung Warentest nicht für die geeignete Methode, um Mangelerscheinungen zu erkennen, die eine Empfehlung von Nahrungs-

ergänzungsmitteln zur Folge haben. Die Gefahr besteht in einer Fehldiagnose und in Fehlbehandlungen, die nicht nur dem Geldbeutel schaden.
Fazit: Verlassen Sie sich bei der Diagnose Ihrer MS lieber auf die konventionelle Medizin, so bitter das manchmal auch ist.

4.2 METHODEN OHNE VORTEILHAFTE WIRKUNG AUF DIE MS

Außenseitermethoden besser nicht!

Von einigen alternativen Therapien kennt man Untersuchungen, die beweisen, dass sie einer erheblichen Anzahl von MS-Patienten geholfen haben. Einigen Medikamenten und Methoden wird eine günstige Wirkung auf die MS nachgesagt, obwohl ihre Wirksamkeit mit wissenschaftlichen Methoden nicht nachgewiesen werden konnte. Zumeist kosten sie auch noch viel Geld. Einige der »Außenseitermethoden« sind in ihrer Wirksamkeit jedoch fraglich und manchmal sogar schädlich für den MS-Patienten. Möglicherweise helfen sie ja bei anderen Krankheiten, hier wird jedoch nur auf die MS Bezug genommen.

AUCH BEI DEN »ALTERNATIVEN« GIBT ES IMMUNMODULATOREN

Sie haben immunmodulatorische Medikamente der konventionellen Medizin kennengelernt. Auch bei den alternativen Heilmethoden gibt es Immunmodulation, dort auch »Umstimmung« genannt, die verwendeten Heilmittel heißen entsprechend »Umstimmungsmittel«. Das Abwehrsystem soll derart angeregt werden, dass der Körper die Krankheit letztendlich selbst bewältigen kann. Oft verwendet man dabei ansteigende Reize, die das Abwehrsystem beantworten soll. Derartige Methoden sollten unbedingt vorab mit dem – (ja doch!) konventionellen – Arzt besprochen werden. Eine Beeinflussung des Immunsystems in Eigenregie kann nicht nur bei MS problematisch sein. Die oft als »Erstverschlimmerung« bezeichnete Folge kann durchaus auch ein Hinweis auf eine Unverträglichkeitsreaktion sein. Auch eine bislang nur als Anlage vorhandene Allergie oder eben auch eine Autoimmunkrankheit kann dadurch ausgelöst werden.
Zu den Substanzen, die man besser nicht verwenden sollte, gehören aus den genannten Gründen: Echinaceaprodukte, Bienen- oder Schlangengiftinjektionen (Cobratoxin), Ozontherapie oder Eigenblutbehandlung.

LASSEN SIE SICH NICHT TÄUSCHEN!

Manche Naturheiler schmücken sich sogar mit unechten Professorentiteln und Gesellschaften mit beeindruckend klingenden Namen wie »Forschungsinstitut für...« und erwecken damit den ungerechtfertigten Eindruck, es handle sich um wissenschaftliche Einrichtungen.

Selbstverständlich gibt es ähnliche Probleme auch bei der konventionellen Medizin. Jedoch ist das Feld der alternativen Medizin »deutlich weniger geregelt und kontrolliert als die konventionelle Medizin. Daher fallen Aktivitäten am Rande der Legalität – wenn überhaupt – erst spät auf und sind schwerer nachzuweisen und zu verfolgen. Leidtragende sind die Patienten, die gesundheitlich Schaden nehmen oder zumindest mit erheblichen finanziellen Lasten rechnen müssen«, so die Stiftung Warentest.

Man sagt, dass MS-Patienten diejenigen sind, die am meisten ausgebeutet werden. Versuchen Sie lieber die Methoden, die in diesem Buch aufgezeigt sind und erwiesenermaßen helfen. Am besten machen Sie sich eine Liste, was Sie alles testen wollen. Vielleicht sollte man die kostengünstigste Methode zuerst versuchen?

Der Neurologe *Dr. Martin Winterholler* [119] teilt medikamentöse Alternativverfahren in »potentiell wirksam«, »nicht schädlich« sowie in »gefährlich und unwirksam« ein. Für zumindest nicht schädlich hält er die Einnahme von Vitamin- und Enzympräparaten, Homöopathika, vielen pflanzlichen Extrakten und anthroposophischen Medikamenten, vorausgesetzt eine schulmedizinische Behandlung wird deshalb nicht unterlassen.

Prof. Dr. Peter Rieckmann aus der Würzburger Universitätsklinik warnt auch vor dem Selbstversuch mit einer Substanz mit Namen Naltrexone/Nemexin [87]. Wie so oft soll der Opiat-Gegenspieler gegen eine Vielzahl von Erkrankungen helfen. Jedoch gibt es – wie bei derartigen Ansinnen fast prinzipiell zu vermuten – keinerlei Veröffentlichungen von placebokontrollierten klinischen Studien zum Nachweis von Sicherheit und Wirksamkeit.

Wird eine zweifelhafte Behandlungsweise anstelle einer nachgewiesenermaßen wirksamen Therapie, also alternativ zu ihr, eingesetzt, kann Sie das ernsthaft gefährden!

Lassen Sie sich durch unverständliche Begriffe nicht verwirren. Weder Begriffe wie der »Astralleib« der Anthroposophie noch die »Miasmen« der Homöopathie gehören – laut Stiftung Warentest – zum allgemeinen oder wissenschaftlichen Wortschatz. »Sehr oft wird zudem in pseudowissenschaftlicher Weise formuliert, das heißt, es werden Formulierungen gebraucht, die für Laien zwar eindrucksvoll und gelehrt klingen, in Wahrheit jedoch inhaltsleer sind«, so die Stiftung.

Wichtig!
Lassen Sie sich erklären, was und warum es gemacht wird. Ein guter Arzt oder Homöopath bzw. Therapeut muss Fachausdrücke erklären können, vorausgesetzt er oder sie selbst hat sie verstanden.
Die dargestellten Probleme gelten selbstverständlich nicht für seriöse Anbieter, die sicher selbst Schwierigkeiten haben, sich von den unseriösen abzugrenzen.

Als problematisch bzw. gefährlich einzuschätzen

- Zelltherapie
  (auch als Frischzellenkur oder -therapie, Organotherapie, zytoplasmatische oder Theurer-Therapie, Thymus- und Serumtherapie, THX-Behandlung oder Wiedemann Kur bezeichnet):
  Unter Zelltherapie versteht man eine Beeinflussung des Immunsystems durch die Gabe von Zubereitungen aus tierischen Geweben. Das heißt: Es handelt sich im weitesten Sinne um ein immunmodulierendes Verfahren, vor deren Anwendung ja bereits gewarnt wurde. Die Zellen oder Gebewebeextrakte werden zum Teil gespritzt, manche auch geschluckt oder als Aerosol eingeatmet. Für die Frischzellentherapie halten sich die Zelltherapeuten eigene Tierherden. Die trächtigen Muttertiere werden geschlachtet. Steril entnommene Frischzellen aus dem Gewebe des Ungeborenen werden in einer speziellen Salzlösung aufgeschwemmt. Diese Zellaufarbeitung wird innerhalb einer Stunde nach der Herstellung dem Patienten in den Gesäßmuskel injiziert.
  Die Frischzellentherapie wurde erstmals 1931 von dem Chirurgen *Paul Niehans* angewandt. Die Therapie erfolgt üblicherweise im Rahmen eines Krankenhausaufenthalts. Die Methode wirkt nach Angaben von Vertretern der Therapie nicht nur bei MS, sondern bei diversen degenerativen Erkrankungen des Herzens, der Niere, der Lunge, des Magens etc. Nicht unproblematisch ist, dass diese Frischzellenzubereitungen sofort gespritzt werden und nicht in den Handel kommen. Deshalb sind sie laut gesetzlicher Definition keine Fertigarzneimittel und müssen nicht behördlich zugelassen werden. Das heißt: Die Verantwortung für diese Anwendung trägt ausschließlich der Behandler.
  »Neben dem fehlenden Nachweis der Wirksamkeit besteht die große Gefahr, dass es zu Überempfindlichkeitsreaktionen kommt, die auch tödlich enden können«, so die DMSG (s. Adressen im Anhang). Auch die Übertragung von anderen Erregern wie den Prionen der Rinderseuche BSE oder Viren kann nicht ausgeschlossen wer-

den. Krankheitsauslösende Viren können aktiviert werden. Sogar eine nur als Anlage vorhandene Allergie oder Autoimmunkrankheit kann ausbrechen. »Zelltherapien sind zur Behandlung von Erkrankungen und Störungen nicht geeignet«, so die Stiftung Warentest. Auch der Neurologe *Dr. Martin Winterholler* hält Frischzellen und Thymusextrakte für »gefährlich und unwirksam« [119], sie können zu Nervenlähmungen und allergischem Schock führen.

- **Mikrobiologische Therapie**
  Anwendung lebender und/oder abgetöteter Mikroorganismen und/oder deren Bestandteile, um die Mikroflora im Körper und den Stoffwechsel zu beeinflussen und das Immunsystem zu regulieren. Zum Teil werden auch sogenannte »Autovakzine« eingesetzt. Hier werden Mittel eingespritzt, die aus Körpersekreten des Patienten gewonnen wurden. Die Stiftung Warentest berichtet hier von einem Fall, der vermutlich MS sogar ausgelöst hat: So hat sich eine junge Frau im Rahmen einer mikrobiologischen Therapie mit einer Aufschwemmung ihrer eigenen Fäkalkeime behandeln lassen. Nach einem Monat bekam sie eine Sehnerventzündung. Einige Zeit später bemerkte sie eine Störung ihrer Empfindsamkeit. Untersuchungen, die nachfolgten, bestätigten: MS. »Die Mediziner halten es für denkbar, dass die Injektionen dieser Autovakzine das Immunsystem übermäßig aktiviert haben, so dass eine als Anlage vorhandene multiple Sklerose ausgebrochen ist«, so nachzulesen in dem wertvollen Buch der Stiftung Warentest . Es heißt hier auch noch: »Die Injektion von Bakterienpräparaten ist grundsätzlich mit Risiken verbunden – je empfindlicher der Mensch ist, desto größer ist das Risiko. Die Bandbreite reicht von leichten Hautrötungen am Einstichort bis zum lebensbedrohlichen allergischen Schock.«

Weitere Anwendungen werden ebenfalls als problematisch angesehen:

- **Ca-EAP (Colaminphosphat)**
  mögliche Nebenwirkungen: Kopfschmerzen, Schüttelfrost, Fieber, Herzengegefühl und Gallengangskoliken. Positiver Wirkungsnachweis auf die MS steht aus.
- **Transferfaktor, Levamisol**
  »Die bisher durchgeführten Studien zeigen keinen Einfluss auf den Krankheitsverlauf der MS«, so die DMSG (s. Adressen im Anhang).
- **Immunaugmentative Therapie**
  mögliche gesundheitliche Gefährdungen und nicht billig, positiver Wirkungsnachweis auf die MS steht aus.
- **Skorpiongifte und Einpflanzen von Schweinehirn in die Bauchhaut**
  möglicherweise gesundheitsschädlich, mehrere Todesfälle bekannt.

- **Amalgamentfernung**
  Professor Dr. med. Thomas Henze meint dazu im AMSEL-Experten-Chat: »Für eine negative Wirkung des Amalgam auf die MS gibt es bislang übrigens keinen einzigen Beweis.«
- **Desoxyspergualin (15-DSG)**
  immunsuppressiv, Einsatz nicht wissenschaftlich begründet, wirkt, wenn überhaupt, nur schwach.
- **Sauerstoffüberdruck-Therapie (hyperbarer Sauerstoff)**
  Kein positiver Effekt auf MS bewiesen; durch erhöhte Sauerstoffzufuhr können vermehrt freie Radikale entstehen, die zur weiteren Gewebeschädigung führen.

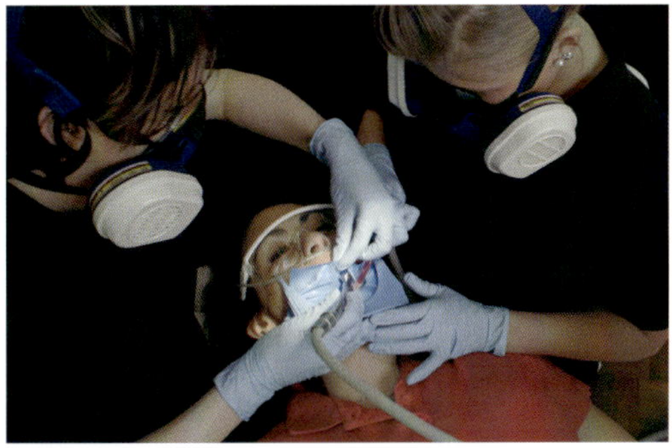

Amalgamsanierung

Vorsicht ist auch geboten bei chiropraktischen Behandlungen. Der Neurologe *Dr. Martin Winterholler* [119] befürchtet, dass Manipulationen an der Halswirbelsäule Schlaganfälle auslösen können.
Die Befreiung von »Erdstrahlen« hat ebenso wie die oft propagierte »Amalgamentfernung und Quecksilberentgiftung« bislang lediglich manchen Geldbeutel erleichtert und den einen oder anderen selbsternannten MS-Therapeuten reich gemacht.
Ein Autor schreibt in seiner Broschüre: »Ich weiß heute, dass ich nicht nur die Multiple Sklerose, sondern alle anderen Stoffwechselerkrankungen, zum Beispiel Rheuma, Gicht, Diabetes, Hautkrankheiten, Migräne, Wirbelsäulen- und Gelenkleiden, Bronchialasthma, Angst, Depressionen, Schlafstörungen, Haarausfall, verschiedene Krebse und Nervenleiden, mit der von mir entwickelten Proteingabe bessern und heilen kann«. Ich gehe davon aus, dass der mit dem Rest des Mittelchens auch noch seine Möbel poliert hat. Würde das funktionieren, so wären alle sehr dankbar und Ärzte müssten sich ein neues Betätigungsfeld suchen. Jedoch sieht die Realität ganz anders aus. Manche Ärzte sind sicherlich nicht so ganz einfach zu »packen« und machen auch Fehler. Dennoch kann man nicht unterstellen, dass alle ein Medikament verschweigen würden, das bei jeglicher Erkrankung hilft. Dass sie es nicht empfehlen, liegt daran, dass es nicht existiert.

Fazit

Auch wenn es heutzutage viele Therapien und Medikamente gibt, hat man leider immer noch keine Heilungsmöglichkeiten für MS. Daher wird die Suche danach bestehen bleiben, insbesondere da viele Patienten mit problematischen Symptomen leben müssen. Betroffene suchen auch nach nebenwirkungsarmen Methoden. Dabei besteht jedoch leicht die Gefahr, auf teure und völlig wirkungslose Therapiemöglichkeiten hereinzufallen. Die im Folgenden dargestellten Behandlungen bringen leider auch keine Heilung, mit einigen davon kann man jedoch durchaus die Symptome lindern, ohne sich dabei finanziell zu ruinieren oder die Krankheit sogar noch zu verstärken bzw. die Lebensqualität herabzusetzen. Bevor Sie jedoch eine bisher durchgeführte konventionelle Behandlung absetzen, sprechen Sie auf alle Fälle mit Ihrem Arzt! Alternative Therapien sollten in ein Gesamtkonzept mit begleitenden symptomatischen Anwendungen, Krankengymnastik/Ergotherapie und sozialmedizinischen Maßnahmen eingebettet sein.

5
DIE WIRKUNGSVOLLEN ALTERNATIVEN METHODEN

Im Folgenden erfahren Sie von alternativen Therapieverfahren, die nachweislich geholfen haben und mit denen Ärzte, Rehakliniken oder andere zuverlässige Institutionen positive Erfahrungen gesammelt haben. Dies gilt für folgende Verfahren:

5.1 FUSSREFLEXZONEN-THERAPIE

Darunter versteht man ein Verfahren, das auf der Vorstellung beruht, dass bestimmte Bereiche der Fußsohle, Reflexzonen genannt, bestimmten Organen zugeordnet sind. Diese sollen durch Massieren auf reflektorischem Wege beeinflusst werden. Auf diese Weise will man Beschwerden und Krankheiten lindern.
Das Verfahren stammt von den Indianern Mittel- und Nordamerikas. Von dort beschrieb und erweiterte sie der amerikanische Hals-, Nasen- und Ohren-Arzt *William Fitzgerald* (1872–1942). Überraschenderweise fand er bei Experimenten heraus, dass er bei Druck auf verschiedene Körperstellen Schmerzen an anderen Stellen erzeugte. Aus seinen Beobachtungen schloss er, dass der Körper in zweimal fünf Längszonen und drei Querzonen geteilt ist. Von jeder Stelle einer Zone könne man alle Organe erreichen, die in dieser Zone liegen. Diese Theorie muss jedoch aufgrund heutiger medizinischer Kenntnisse als Fantasieprodukt angesehen werden.
Dagegen handelt es sich bei der Fußreflexzonentherapie um ein sehr weit verbreitetes Naturheilverfahren. Im Folgenden werden Fakten

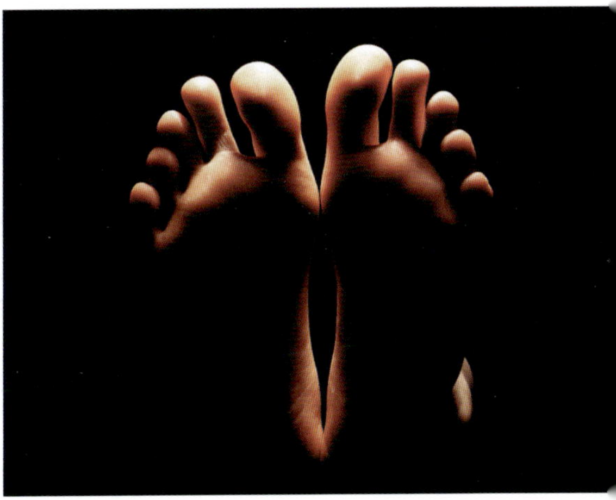

beschrieben, die für die MS interessant sind.
Tatsächlich ergab eine Studie, dass Fußreflexzonenmassage zur symptomatischen Therapie der MS geeignet ist. Dabei wurden unter anderem Blasen-, Sensibilitäts- und motorische Störungen berücksichtigt.
Als Risiko führt die Stiftung Warentest auf, dass nach einer Massage Müdigkeit auftreten kann und die Füße schmerzempfindlich werden können. Starke Schmerzreize an den Füßen können Reaktionen wie Schweißausbrüche und vermehrte Blasen- sowie Darmtätigkeit auslösen. Sogar eine Änderung der Regelblutung und im Extremfall einen Kreislaufkollaps kann die Massage hervorrufen. Dass Aromaöle auch allergieauslösend wirken können, ist schon von anderen Anwendungen her bekannt. Da durch die Methode eine Gebärmuttertätigkeit angeregt werden kann, sollte man während der Schwangerschaft darauf verzichten.
Problematisch kann bei MS-Patienten der Babinski-Reflex werden. Um den krankhaften Reflex nicht zu forcieren, kann die Methode bei Patienten mit ausgeprägtem Babinski-Reflex leider nicht angewendet werden.
Durchgeführt wird diese Therapie in der Regel mit bloßen Händen. Aber auch Massagestäbe, Kugeln und elektrische Geräte, die einen leichten Impulsstrom abgeben, kommen zum Einsatz. Manchmal werden bei der Massage auch aromatisierte Öle verwendet. Es gibt auch die Möglichkeit, Einlagen in die Schuhe zu legen, die mit Noppen versehen sind. Sie sollen als eine Art Dauermassage wirken und dienen der Selbstbehandlung.
Die Therapie läuft folgendermaßen ab:
Man beginnt mit oberflächlich ansetzenden Streichungen und behutsamem Verschieben der Oberhaut gegenüber dem Unterhautbindegewebe. Immer werden beide Füße behandelt. Der Masseur drückt, reibt und bearbeitet Zehen, Sohlen, Fußränder, die Knöchelregion und gelegentlich auch Teile des Fußrückens. Manche Stellen massiert er sehr fest mit Fingerkuppen und -nägeln, um die Verhärtungen zu lösen, insbesondere dort, wo er Knötchen spürt oder Schmerzen auslöst.
Die Anwendung dauert etwa 45 Minuten. In der Regel wird eine Serie von zehn bis 12 Sitzungen in Abständen von einigen Tagen empfohlen, bei chronischen Erkrankungen jedoch auch mehr.
Angeboten wird die Massage von Physiotherapeuten, Masseuren und Heilpraktikern. Manche Anbieter behandeln auch die MS. Verschiedene Volkshochschulen bieten hierzu Kurse an, darüber hinaus gibt es Bücher zum Selbststudium.

5.2 FELDENKRAIS

Feldenkrais gehört ebenfalls zu den alternativen Methoden, die erwiesenermaßen Vorteile für MS-Patienten bieten. Feldenkrais dient dem Abbau von Stress und der Verbesserung der Balance sowie der Verminderung von Nacken- und Rückenschmerzen. Laut Definition ist die Methode ein bewegungspädagogisches Konzept, mit dem sich z. B. Haltungs- und Bewegungsstörungen beeinflussen lassen.

Die Methode geht auf den Physiker *Moshé Feldenkrais* (1904–1984) zurück, der damit eine Knieverletzung kurierte bzw. so beeinflusste, dass er schmerzfrei gehen konnte. Er schuf zwei Unterrichtsarten: den Einzelunterricht »Funktionale Integration« und den Gruppenunterricht »Bewusstheit durch Bewegung«.

Obwohl bekannt ist, dass diese Methode bei MS hilft, übernehmen viele gesetzliche Krankenkassen die Kosten nicht. Da stellt sich die Frage, ob unsere Entscheidungsträger MS-Patienten wirklich helfen wollen. Kurse zu überschaubaren Gebühren findet man an den Volkshochschulen. Manche bieten die Methode an – nachfragen lohnt sich.

Das Verfahren beruht darauf, dass man sich seiner muskulären Verhaltensmuster bewusst wird und sich klar macht, welche psychischen und geistigen Prozesse ihnen zugrunde liegen. Mit dem Lernen der Methode soll es auch möglich sein, psychische Reaktionsmuster neu zu strukturieren.

Tatsächlich ist das Konzept der Feldenkraismethode wissenschaftlich plausibel. Das Gehirn steuert Haltungs- und Bewegungsmuster. Die bewussten und reflexartigen, die automatischen und vegetativen Anteile der Nervenstrukturen sind miteinander verknüpft und beeinflussen sich gegenseitig. Man weiß auch, dass ein Zusammenhang zwischen psychischem Befinden und körperlicher Verfassung besteht. Das System der sich gegenseitig bedingenden Faktoren lässt sich verändern, denn das Nervensystem kann lernen. Das heißt: Es bahnen sich neue Schaltungen zwischen den einzelnen Nervenzellen und -fasern an.

Zum Teil stammen die LehrerInnen aus den Gesundheitsberufen wie z. B. Krankengymnasten, Masseure, Heil-

Info

Weitere Informationen erhalten Sie vom Feldenkrais Verband Deutschland e. V., Jägerwirtstr. 3, 81373 München, Tel.: 089/52310171, www.feldenkrais.de. Prinzipiell empfiehlt es sich, mit einem Kurs zu beginnen, um Fehler zu vermeiden. Vertiefen kann man das Gelernte z. B. mit dem Buch »Gesundheit und Beweglichkeit – 10 Feldenkrais-Lektionen« von D. & K. Zemach-Bersin/Mark Reese. Auch die Audio CDs »Beweglich sein in Hüfte, Knie und Bein« und »Entspannung für Schultern und Nacken« von G. Bisges sowie weitere CDs (Kösel-Verlag) helfen weiter.

praktiker und Bewegungspädagogen. Die Ausbildung dauert mindestens 160 Tage. Wendet man die Methode wenigstens 100 Stunden jährlich professionell an und bildet sich innerhalb von zwei Jahren mindestens 40 Stunden fort, so darf man sich als »Gilde lizenzierter Feldenkrais-Lehrer« bezeichnen.

Die Feldenkraisarbeit kann mit Einzelsitzungen beginnen. Dabei wird der Schüler durch den Lehrer passiv bewegt. Dagegen muss er in der Gruppenstunde alle angebotenen Bewegungen aktiv durchführen. Die Ausführung erfolgt leicht, behutsam und ohne Anstrengung oder Schmerzen. Der Unterricht findet meistens im Liegen statt. Nach der anfänglichen Anleitung kann das Gelernte allein weiter praktiziert und in den Alltag integriert werden.

5.3 DIE SOWI-THERAPIE – EINE WEITERENTWICKLUNG DER FELDENKRAIS-METHODE FÜR MS-PATIENTEN

Sonja Wierk, selbst an MS erkrankt, war Mitte 60 und lag nach 25 Jahren MS vollständig gelähmt im Bett. Ihre Physiotherapeutin nahm sie mit zu einem Feldenkrais-Seminar. Das überzeugte *Frau Wierk*. Sie arbeitete an sich und kann inzwischen nicht nur wieder gehen, sogar der Schwebebalken ist für sie kein Hindernis mehr. Sie gründete den Verein »Horizont Schule für Körper und Geist« und machte immer mehr Menschen mit ihrer Sowi-Therapie bekannt.

Neben Feldenkrais sind die zweite Grundlage für diese Therapie die Ergebnisse der Gehirnforschung. So weiß man inzwischen, dass Nervenzellen kaum vollständig defekt werden – sie sind in hohem Maße fähig, sich zu regenerieren. *Sonja Wierk* meint dazu: »Liebevolle Zuwendung, Geduld und unermüdliches Training sind die Voraussetzungen, die Umkehr zur Gesundung zu schaffen.« Sie selbst ist das beste Beispiel. An ihrem 80. Geburtstag vor einigen Jahren war sie topfit. Darum könnte sie manch jüngerer Gesunder beneiden.

Ihre Methode ist nicht einfach und fordert eigene Mitarbeit. Zuerst wird über das Körpergefühl eine Verbindung zwischen dem Gehirn und dem gelähmten Körperabschnitt hergestellt. Anschließend werden die verlorengegangenen Bewegungen in Gedanken Stück für Stück wiederhergestellt. Auf diese Weise werden aufgrund der Anpassungsfähigkeit des Gehirns durch die gedanklichen Verknüpfungen neue Nervenverbindungen initiiert, die zerstörte Nervenbahnen umfließen. Ihr Motto: »Gedankenkraft gibt Nervenkraft und Nervenkraft gibt Muskelkraft.« Die Bewegung wird in Gedanken vorweggenommen und eingeübt.

Sonja Wierk schreibt: »Wie erfolgreich der Aufbau von Neuverknüp-

Info
Die Kontaktadresse: Sonja Wierk, Jakob-Kaiser-Str. 49, 27578 Bremerhaven, www.sowi-therapie.de
Ein Arbeitskreis hat Sonja Wierk und eine Gruppe gefilmt, um die Therapie vielen zugänglich zu machen: Sie erhalten die CD für 25,95 Euro oder die Videokassette für 18,95 Euro bei: Gabriele Cetti, Angerbichl 5, 82340 Feldafing, Tel.: 08157-7879.

fungen verläuft, ist von der Intensität Ihrer Aufmerksamkeit, Ihrer Vorstellungskraft sowie Ihrer Ausdauer und Konzentration abhängig. Die Wertschätzung, die Sie Ihrem Körper entgegenbringen, ist ein unerlässlicher Bestandteil der Therapie. Holen Sie Ihren »Bruder Leib« mit diesen Erkenntnissen wieder an Bord!«

Sonja Wierk wünscht sich, dass Ärzte die Selbstheilungskräfte des Körpers erkennen und in ihr Behandlungskonzept einbauen. Die Hoffnung und die eigene Aktivität sorgt dafür, dass man nicht resigniert, und hilft oft, schwere Verläufe zu verhindern.

5.4 HIPPOTHERAPIE

Die Hippotherapie gehört im eigentlichen Sinne zur Physiotherapie. Es handelt sich um eine Langzeitbehandlung, die jedoch nach 2–3 Anwendungen Erfolg zeigen muss, ansonsten ist sie nicht die geeignete Therapieform.

Eine »Hippotherapie« kann vor allem bei spastischen Syndromen und Rumpfinstabilität helfen, die Beweglichkeit des Rumpfes und der Beine zu erhöhen und eine Reduktion der spastischen Tonuserhöhung zu erzielen.

Damit wird eine Koordinationsschulung des aufgerichteten Oberkörpers erreicht. Die Sitzpositur wird gestärkt, indem die Beine in gangtypischer Vorwärtsbewegung entlastet werden. Durch die Schrittfolge des Pferdes wird seine Bewegung in physiologischem Rhythmus übertragen und die Tonusregulierung erfolgt in körpergerechter Aufrichtung und Balance.

Durch die Behandlung wird die Atemtätigkeit angeregt, die Durchblutung und Kreislauftätigkeit gefördert. Auch günstige Auswirkungen auf die vom Nervensystem ausgehenden Blasen- und Darmfunktionsstörungen werden beobachtet. Die Ursache dafür scheint die Wärme – die Körpertemperatur des Pferdes liegt höher als die des Menschen – und die Bewegungsstimulation über den Kontakt des »Reithosenbezirks« des Patienten mit dem Pferderücken zu sein.

Durch eine fachgerecht durchgeführte Hippotherapie lassen sich die Behandlungsziele der Physiotherapie unter bestimmten Voraussetzungen noch verbessern.

Mit Hilfe des Krankengymnasten wird das »Bewegtwerden« des Patienten vom Pferd übernommen. »Der mehrdimensionale Schwingungsrhythmus, welcher vom Pferderücken in der Gangart »Schritt« auf den Menschen im Reitsitz übertragen wird, ist dem Bewegungsmuster des menschlichen Ganges verwandt«, erklärt *Dr. Ingrid Strauß* [101], und weiter: »Diese Bewegungsübereinstimmung von Mensch und Pferd ist eine der Grundlagen der einzigartigen bewegungstherapeutischen Wirkung der Hippotherapie.«

Die Patientin oder der Patient wird in den Schwingungsrhythmus des Pferdes »hineingesetzt«. Man muss sich in diese mehrdimensionalen Schwingungsimpulse – ein Großpferd überträgt davon im Schritt 90–110 pro Minute! – setzen. Dies übt die Geschicklichkeit, die Feinabstimmung von Bewegungen und ihre Schnelligkeit. Es schult Gleichgewicht und Symmetrie der Bewegungen, Rhythmusfähigkeit und Ausdauer.

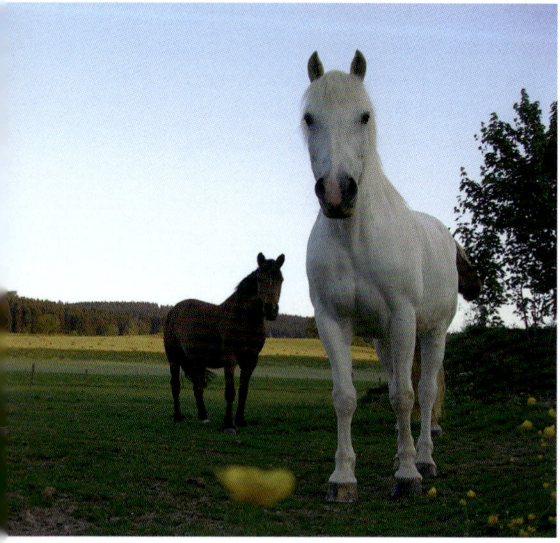

Das extra dafür ausgebildete Pferd hat gelernt, sich mit dem Reiter und seinem Gewicht auseinanderzusetzen. Die beiden bauen einen harmonischen Bewegungsdialog auf, ohne einander zu stören.

Die meisten Bewegungsbehinderungen sind einseitig. Mit ihrer Korrektur versucht man eine Symmetrie der Bewegungen zu erreichen. Die Steifigkeit bzw. Verkrampfung der Muskeln wird durch die Bewegungsimpulse des Pferdes, den Spreizsitz des MS-Betroffenen und die Wärmeübertragung gelockert. Man will körpergerechte Bewegungen einüben bzw. korrigieren. Das heißt: Man will Ersatzbewegungen trainieren, die Bewegungsdefizite in ein optimales neues Bewegungsmuster überführen.

Die Therapie beschränkt sich auf die Gangart »Schritt«. Durch Tempowechsel, häufigeres Anhalten und Anreiten, Gehen von Schlangenlinien oder vorübergehendes Führen auf dem Zirkel können die Einwirkungen des Pferdes gesteigert werden. Die Dauer der Therapie beträgt maximal 20 Minuten. Länger hält der Patient erfahrungsgemäß nicht durch.

Die Hippotherapie wird jedoch nur dann verschrieben, wenn ihr Behandlungserfolg mit den üblichen konventionellen, krankengymnastischen Methoden nicht erzielt werden konnte. Der Patient muss in der Lage sein, im freien Sitz in der Gangart »Schritt« das Gleichgewicht zu halten oder dies innerhalb von kurzer Zeit zu erlernen.

Auch während eines Schubes und bei entsprechenden Zweiterkrankungen ist die Hippotherapie nicht die geeignete Therapie.
Mit »Reiten« hat diese Therapieform nichts zu tun! Im Unterschied dazu steuert das Vorwärtsgehen des Pferdes der Pferdeführer mit der Hand. Die Hippotherapie sollte auch nur im Rahmen eines Gesamt-Physiotherapiekonzeptes angewendet werden. Daran sollte eine Entspannungsphase anknüpfen. Diese verbessert das Behandlungsergebnis.
Da Hippotherapie von den Kassen nicht übernommen wird, wird diese Physiotherapieform selten praktiziert. Reha- oder andere Kliniken, die das Verfahren anbieten, können oft Adressen weitergeben, ebenso die jeweiligen Ortsgruppen der DMSG (s. Adressen im Anhang).

5.5 KRYOTHERAPIE – WUNDER GIBT ES IMMER WIEDER!

Unter Kryotherapie versteht man die Anwendung von Kälte zu therapeutischen Zwecken. Sie wird teilweise völlig konventionell in der physikalischen Therapie angewandt (s. dort). Es handelt sich um ein altes Verfahren, das bereits die griechischen Ärzte der Antike zur Behandlung von Schmerzen anwendeten. Heutzutage dient Kälte für verschiedenste Anwendungsformen zur örtlichen Behandlung von z. B. Entzündungen, Gewebeschwellungen und Schmerzen.

Wie wirkt Kälte auf den Körper?

Grundsätzlich unterscheidet sich die Ganzkörperkältetherapie von der lokalen Kälteanwendung. Bei letzterer handelt es sich um eine örtlich begrenzte Wirkung. Kälte in Form der Hydrotherapie (s. a. Kneipp, S. 102) hat vor allem eine »Abhärtung« zur Folge. Durchblutung und Immunsystem werden angeregt. Man versucht den Körper insgesamt zu stärken.
Aber Kälte hemmt auch den Schmerzreiz, wirkt abschwellend und durch Gefäßkontraktion blutungsstillend. Für MS ist jedoch vor allem wichtig, dass sie die Entzündungsreaktion hemmt und die Muskelspannung reduziert.
Man führt dies auf eine Verbesserung der zentralen Leitungsfähigkeit demyelinisierter Fasern zurück. Man glaubt, dass bei niedrigeren Temperaturen die Nervenleitung aufgrund besseren Funktionierens der Ionenpumpen verändert wird.
Der Grund für die Schmerzlinderung ist, dass diejenigen Nerven, die für das Empfinden von Kältereizen zuständig sind, ihre Botschaft rascher zum Gehirn senden als die schmerzleitenden Nervenbahnen. Ist ein Hautgebiet stark unterkühlt, kann es weder Kälte noch Schmerz empfinden.
Deshalb setzt man die entzündungshemmende Wirkung der Kälte auch

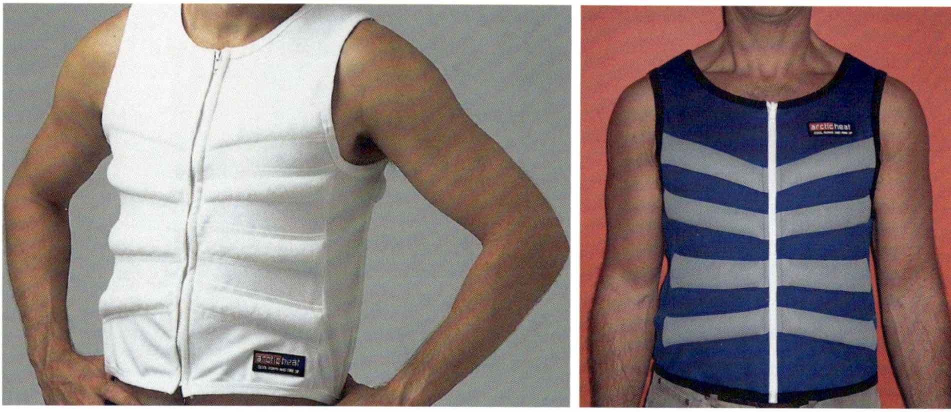

Mit diesen Kältejacken kommt man gut durch den Sommer!

bei rheumatoider Arthritis (s. S. 20) oder anderen Störungen aus dem rheumatischen Formenkreis ein. Leider haben MS-Patienten hier wieder Schwierigkeiten, die Behandlung finanziert zu bekommen. Dabei gilt generell, dass Kälte vor allem bei akuten Entzündungsschüben angewandt werden soll.

Mit Kältekleidung gut durch den Sommer!

Ein häufiges Symptom der MS ist das sogenannte »Uhthoff«-Phänomen (s. S. 16). Neben einer oftmals dramatischen Verschlechterung der körperlichen Krankheitszeichen kommt es nicht selten zu einer erheblichen Verstärkung des »Fatigue-Syndroms« (s. S. 15), wenn die Temperatur steigt. Das Phänomen schränkt die Lebensqualität der Betroffenen stark ein – vor allem in den Sommermonaten. Da es bislang keine erfolgreiche medikamentöse Therapie für dieses Phänomen gibt, ist das Ziel der Behandlung vor allem die Senkung der Körpertemperatur und die Vermeidung von Hitze.

Tatsächlich kann man durch die Abkühlung des Körpers z. B. durch verschiedene Kühlkleidungen Gangstörung, Kraft, Fatigue-Symptome und somit die Lebensqualität verbessern. Zusätzlich können sogar Symptome wie eine Gliedmaßenataxie (▶ Ataxie) durch lokale Kühlung in Eiswasser zumindest kurzfristig verbessert werden.

Studien zeigten, dass durch das Tragen eines Kälteanzuges mit aktiver Kühlung (7° C, 60 min) im Vergleich zu einer Placebo-Kühlung eine Verbesserung der Müdigkeit, der Stabilität und Muskelkraft erreicht werden kann. Ebenfalls wurde nachgewiesen, dass ein kühlendes Bad vor dem Training (16° C, 30 min untere Körperregionen) die Ermüdbarkeit reduziert.

Mit Kühlwesten, Stirnbändern, Nackentüchern, Kühlhauben oder Kühlstrümpfen stehen wichtige Therapiemöglichkeiten für die erhöhte Wärmeempfindlichkeit bei MS zur Verfügung. Damit kann die körperliche und geistige Aktivität verbessert bzw. wiederhergestellt und eine Teilnahme am sozialen Leben ermöglicht werden. Diese Kühlungsmaßnahmen sind zudem leicht durchführbar, nebenwirkungsfrei und relativ kostengünstig (im Herbst 2006 reichten die Kosten der Produkte von 13,95 Euro für ein Nacken-/Stirnband bis zu 180,- Euro für die Kühlweste).

DIE KÄLTEKAMMER – MIT –110°C GEGEN SCHMERZEN UND SPASTIK

Die Kältekammer ist ein relativ neues Verfahren, auch Ganzkörperkryotherapie genannt. Es wurde Anfang der 80er Jahre in Japan entwickelt. In den 90er Jahren erfuhr es in Deutschland bei Rheumapatienten zur Reduzierung bzw. zum Abschalten des Schmerzempfindens eine weite Verbreitung und steht nunmehr auch in Polen, Österreich und einigen Städten und Kliniken in Deutschland (hier für Rheumapatienten) zur Verfügung.
»Die Patienten kamen im Rollstuhl an und forderten uns in den letzten Tagen ihrer Kur zum Tanzen auf«, so eine Mitarbeiterin der Kurklinik in Bad Bleiberg, Österreich.
Frau Charafeldin aus Landsberg erzählte, dass sie alle halbe Jahre nach Polen zu dieser Kur in der Kältekammer fährt (14 Tage lang). Bei ihr verbesserte sich nicht nur die Spastik, sondern sogar die Beinschmerzen verschwanden, unter denen sie jahrelang litt. Die Krankengymnastik, die optimal im Anschluss an die Kältetherapie durchgeführt wird, ist hervorragend, und die Patientin kommt nach jedem Besuch in der Klinik mit guter Kondition und verbesserten Symptomen zurück.

Wie funktioniert die Ganzkörperkryotherapie?

Drei bis vier Patienten halten sich für kurze Zeit (1 bis 3 Minuten) in einer Kältekammer auf, in der Temperaturen von bis zu –120° C (!) herrschen können! Dabei trägt man nur Badebekleidung mit Atem-, Mund-, Nasen- und Ohrenschutz, Handschuhe, warme Socken und festes Schuhwerk. Die Kälte kommt durch kalte Luft oder Stickstoffdampf in die Kammer. Man darf sich vorher nicht eincremen und muss eine trockene Körperoberfläche haben.
Die Therapie findet in drei Kammern statt, die durch Türen verbunden sind. Sie weisen jeweils –10° C, –60° C und –110° C auf. Die ersten beiden Abschnitte haben eine Schleusenfunktion und dienen dazu, in der therapeutischen Sektion die wirksame Temperatur von –100 bis –110° C aufrechtzuerhalten. Durch die Kammern mit –10° und –60° C geht man nur hindurch. In der therapeutischen Sektion bleibt man bis maximal drei

Minuten und bewegt sich währenddessen im Kreis. Die Luft dort ist hoch verdichtet und dehnt sich nach dem Einatmen in der Lunge aus. Daher ist eine bestimmte Atemtechnik erforderlich, die man jedoch sehr schnell erlernt und automatisiert: Flach und verkürzt einatmen sowie tief ausatmen.

Diese Therapie sollte man zweimal täglich durchführen. Bereits während der Anwendung werden Schmerzen gelindert und die Muskulatur entspannt sich. Da dieser Effekt etwa 2 – 4 Stunden anhält, sollten währenddessen bewegungstherapeutische Übungen vorgenommen werden.

Um einen sogenannten »therapeutischen Langzeiteffekt« zu erreichen, sind je nach Erkrankung 10 – 30 Expositionen in der Kältekammer empfehlenswert. Eine Wiederholung in Halbjahresabständen ist zur Aufrechterhaltung des Therapieerfolges erforderlich. Eine vierzehntägige Behandlung lässt das Laufen leichter werden und die Schmerzen sind ebenfalls für etwa ein halbes Jahr verschwunden!

Welche Wirkungen sind möglich?

Die Ganzkörpertherapie umfasst den gesamten Organismus. Während und nach der Kälteeinwirkung werden biochemische, hormonelle und immunmodulatorische Vorgänge ausgelöst. Die Wirkungskomponenten lassen sich bzgl. MS folgendermaßen zusammenfassen:

- Schmerzminderung bzw. Schmerzaufhebung
- Entzündungshemmung/Immunmodulation
- Regulation des Skelettmuskeltonus
- Verbesserung der Durchblutung, Ökonomisierung des Stoffwechsels
- Veränderung der Reizleitung durch die Nerven
- Funktionsverbesserung der Gelenke und der Muskulatur
- Erhöhung des Aktivitätsniveaus bei depressiven Patienten
- Chronische Schlafstörungen und Kopfschmerzen werden günstig beeinflusst

»Da Schmerzreize und Kältereize teilweise über dieselben Nervenfasern geleitet werden, kann die Ganzkörperkälte die Schmerzleitung gewissermaßen »blockieren« und so zur Linderung bzw. Aufhebung der Schmerzen führen«, so *Prof. Dr. Winfried Papenfuß* [80].

Bei Bluthochdruck mit Werten über 160/190 mmHg und anderen Herzproblemen, Kälteüberempfindlichkeit, Nieren- und Blasenerkrankungen darf diese Therapie leider nicht angewendet werden. Mit anderen Worten: Es muss eine ärztliche Untersuchung vorausgehen, um abzuklären, ob die Therapie geeignet ist. Die Temperatur muss im Bereich von ca. −110 bis −100° C liegen. Für höhere Temperaturen ist die Wirksamkeit nicht erwiesen. In Österreich wird ein Aufenthalt mit Kältetherapie von der Pensionsversicherungsanstalt bezahlt, dort kann auch ein Arzt eine derartige Therapie verschreiben. In Deutschland ist dies leider nicht der Fall.

5.6 HYPNOSE

Unter Hypnose versteht man eine Technik, die einen Bewusstseinszustand erzeugt, den man als entspannte Wachsamkeit beschreiben kann. Die Aufmerksamkeit wird auf den Hypnotiseur fixiert und das Bewusstsein eingeengt. Der Wirklichkeitsbezug ist verringert und Denkvorgänge sind reduziert. Der Verstand wird zurückgenommen, Logik und Vernunft werden zugunsten der Gefühlswelt zurückgedrängt. Zusammenhänge werden neu erfasst.

Man kann sich das ungefähr so vorstellen: Man ist von einer Sache, einem Gegenstand so gefesselt und die Aufmerksamkeit ist so intensiv auf das Geschehen gerichtet, dass man nicht mehr mitbekommt, was sich in der Umgebung abspielt. Durch Steigerung der Konzentration und Erinnerung werden Dinge erfasst, die üblicherweise mit dem Verstand anders verknüpft werden. Wie Hypnose genau wirkt, weiß man nach wie vor nicht. Die Erregungsweiterleitung der Nerven nimmt ab, ebenso die Muskelspannung. Viele Funktionen des nicht beeinflussbaren Nervensystems verändern sich. Oft erlebt man sich als hellwach und hört besser auf den Arzt oder Therapeuten. Bilder sieht man oft so intensiv wie Halluzinationen. Die gewohnten Einstellungs-, Gefühls- und Denkschemata sind weniger fixiert, kreatives Denken wird möglich. Sogar Paracelsus (1494 – 1541) empfahl die Behandlungsmethode bei Nervenkrankheiten.

EINSATZMÖGLICHKEITEN DER HYPNOSE BEI MS

Hypnose wird bei MS als psychologisches Behandlungsverfahren zur Schmerztherapie eingesetzt. Das Ziel ist eine Unempfindlichkeit gegenüber Schmerzreizen bzw. eine Veränderung von deren Wahrnehmung oder eine gedankliche Abspaltung schmerzender Körperteile. Man erinnert sich für einen bestimmten Zeitraum nicht mehr an die Schmerzen und ihre Eigenschaften. Auch zur Bewältigung der Krankheit kann Hypnose als körperorientierter Behandlungsansatz hilfreich sein.

Ob das Verfahren auch für andere Bereiche der MS nutzbringend anzuwenden wäre, ist bislang leider nicht untersucht.

Info

Durchgeführt wird Hypnose von Ärzten, Zahnärzten, Psychologen und Psychotherapeuten. Die Ausbildung dauert mindestens 200 Stunden. Auch an Heilpraktikerschulen wird das Verfahren gelehrt.

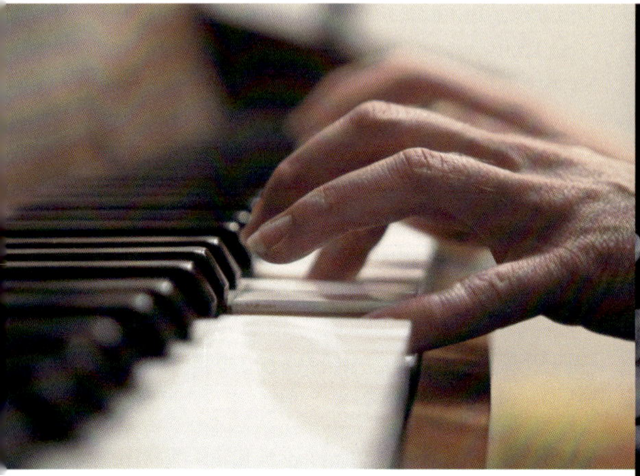

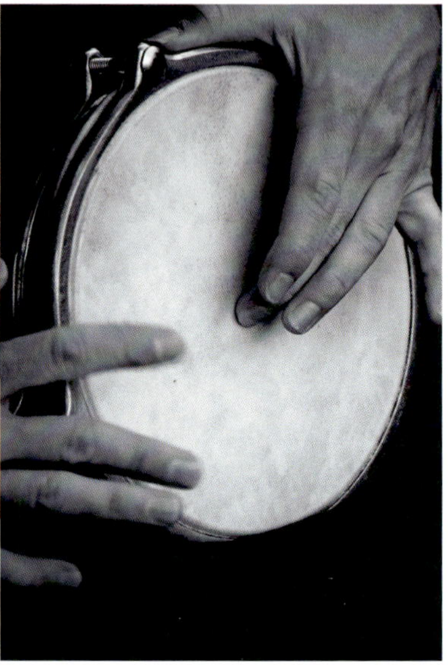

5.7 EURYTHMIE BZW. MUSIKTHERAPIE

Bei einer Musiktherapie macht man selbst Musik oder hört sie bei der Bewegung mit dem Ziel, die Heilung von Krankheiten zu unterstützen. Diese Therapie wird auch im Rahmen von psychotherapeutischen Behandlungen eingesetzt. Hier wird jedoch nur auf die Eurythmie Bezug genommen, die die körperliche Bewegung in den Mittelpunkt stellt. Sie beruht auf dem Konzept Rudolf Steiners, der anthroposophischen Musiktherapie. Dabei versteht man unter Eurythmie oder auch Heileurythmie eine Abfolge von rhythmischen, meist langsamen Bewegungen, meistens nach Musik, manchmal auch nach rhythmisch vorgetragenen Texten.

Musik löst Spannungen im Körper. Durch die Notwendigkeit zuzuhören kann sich die Konzentration verbessern. Musik reizt zu Bewegungen und kann sogar »Bewegungsmuffel« dazu bringen, zumindest etwas Sport zu treiben.

Tatsächlich weiß man, dass Musik auf das menschliche Gehirn einwirkt. Wird man dauerhaft und intensiv mit ihr konfrontiert, so verändern sich dort ganze Strukturen: Wissenschaftler fanden heraus, dass sich die Hörrinde verdickt und das Faserbündel, das die beiden Hirnhälften miteinander verbindet, dicker wird. In der Folge des Musikhörens verändern sich sogar die Konzentrationen bestimmter Hormone im Blut. Nachgewiesen ist die therapeutische Wirksamkeit zur Reduktion von Stress und Verbesserung der Stimmung sowie der körperlichen Leistungsfähigkeit, zur Schmerzlinderung und Besserung

von Depressionen. Leider ist der Effekt zumeist nur kurzlebig. Bei MS-Patienten findet man auch eine positive Wirkung auf die Koordination und das Gleichgewicht.
In Deutschland werden musiktherapeutische Behandlungen vornehmlich im Rahmen von Kuren durchgeführt, vor allem in psychosomatisch ausgerichteten Kliniken.

5.8 BEI BLASENENTZÜNDUNG UND SCHMERZEN: HOMÖOPATHIE

Manche schwören darauf, andere halten sie für reinen Humbug: die Homöopathie. Grund für die Zweifel bieten die Medikamente: Ein Tropfen in ein Flüssigkeitsvolumen, das dem Bodensee entspricht – und das soll wirken? Wie ist es dann mit den Abwässern, über die Hormone oder Antibiotika trotz Klärens zum Teil in weitaus höheren Konzentrationen zu uns gelangen können? Welche Wirkung haben diese dann erst? Ja, stimmt! Tatsächlich sind manche Inhaltsstoffe von Abwässern tatsächlich auch in geringer Konzentration ein Problem.
Nun, bei allen Zweifeln: Tatsächlich wurde nachgewiesen, dass die Homöopathie bei Blasenentzündung und auch bei Schmerzen hilft. Dies kann selbstverständlich auch bei MS angewendet werden und die Nebenwirkungen kann man hier vernachlässigen.

Wer erfand die Homöopathie?

Dieses medizinische Behandlungsverfahren geht auf den deutschen Arzt *Samuel Hahnemann* (1755 – 1843) zurück. Er war vom geringen Erfolg der damaligen Medizin enttäuscht. Sein Wunsch war es, die oft brutalen Methoden, wie häufigen Aderlass, den wirklich nur ganz besonders zähe Naturen überlebten, durch alternative Verfahren, die auf seinen Beobachtungen und Erfahrungen beruhten, zu ersetzen.
Das führte damals mit Sicherheit zu einer nahezu explosionsartigen Steigerung der Überlebensraten. Kernpunkt seiner Beobachtung war, dass arzneilich wirksame Stoffe, einem Gesunden gegeben, in diesem dieselben Symptome hervorrufen, die sie im kranken Organismus zu heilen fähig sind. Durch Verdünnung und Verschütteln dieser Stoffe sollen die Wirkungen verstärkt und die Nebenwirkungen minimiert werden. Es bleibt jedoch widersprüchlich, dass die Behandlung von Menschen mit Medikamenten, die im Grunde dasselbe hervorrufen wie die eigentlichen Krankheitsursachen, erfolgreich sein kann.
Hahnemanns Theorie wurde oft kritisiert und ist nach naturwissenschaftlichem Verständnis nicht plausibel. Dennoch kann der Erfolg einer homöopathischen Behandlung auf dem verwendeten Wirkstoff beruhen. Dies ist bis zu einer sogenannten Konzentration bzw. Verdünnung von etwa D6 laut Stiftung Warentest möglich.

BESONDERHEITEN DER HOMÖOPATHIE

Zu der Behandlungsform gehören auch allgemeine Hinweise zur gesunden Lebensführung. Diese trägt mit Sicherheit dazu bei, die Heilungschancen wesentlich zu erhöhen.
Eine Besonderheit findet man bei den homöopathischen Arzneimitteln: Gemeinsam mit denen der Pflanzenheilkunde und den anthroposophischen Mitteln wurde ihnen als »Arzneimittel besonderer Therapierichtungen« im Arzneimittelgesetz ein besonderer Status eingeräumt. Sie werden nur registriert und müssen in der Regel nicht wie konventionelle Arzneimittel einen Wirksamkeitsnachweis erbringen. Sie müssen darüber hinaus ordnungsgemäß hergestellt werden und von ihnen darf keine schädliche Wirkung ausgehen. Dies gilt nur dann nicht, wenn homöopathische Mittel die Erkrankungen benennen, bei denen sie eingesetzt werden sollen, und wenn dieser Anwendungsbereich von Sachverständigen als »schwerwiegende Erkrankung« eingestuft wird.
Im Unterschied zur konventionellen Pharmakotherapie wird ein eigenes Arzneimittelbild in speziellen Prüfungen ermittelt. Dafür nehmen möglichst viele gesunde Menschen die stark verdünnte Prüfsubstanz ein und beschreiben, wie sich ihr Befinden danach geändert hat. Aus diesen Ergebnissen wird das Arzneimittelbild der jeweiligen Substanz formuliert. Von vielen Substanzen sind derartige Bilder erstellt worden.
Während der Therapie sollte man auf Gewürze, Koffein, Alkohol und Nikotin verzichten. Ätherische Öle, Kampfer und Lösungsmittel verhindern ihre Wirkung. Da übliche Zahnpasten und Mundwässer fast alle Menthol oder ätherische Öle enthalten, dürfen sie nicht verwendet werden. Es gibt jedoch Anbieter, die darauf Rücksicht nehmen. Röntgenaufnahmen und jede Art von Betäubung schwächen die Wirkung der Homöopathika. Ebenso sollten Antibiotika, kortisonhaltige und andere konventionelle Arzneimittel nicht eingesetzt werden.
Bei lebensbedrohlichen Erkrankungen, die eine konventionelle medikamentöse Therapie erfordern (z. B. Antibiotikagabe bei TBC, Lungenentzündung) oder ununterbrochen fortgesetzt werden muss (z. B. Insulin bei Diabetes), darf definitiv nicht allein homöopathisch behandelt werden. Bei vielen anderen Krankheiten, wird eine homöopathische Behandlung unterstützend eingesetzt. Und genau hier kann Homöopathie bei MS bzgl. der erwähnten Beschwerden ansetzen.

Selbstbehandlung und Therapeuten

Viele Apotheken empfehlen homöopathische Arzneimittel zur Selbstbehandlung. Damit man die entsprechenden Medikamente zuordnen kann, stehen Nachschlagewerke und Computerprogramme sowie Laien-Ratgeber zur Verfügung. Ansonsten helfen Heilpraktiker und auch Ärzte mit homöopathischer Ausrichtung (gibt es manchmal sogar mit MS-Spezialisierung).

5.9 MASSAGE BEI BLASENSTÖRUNGEN UND VERSPANNUNGEN

Massage ist eine Behandlung des Körpers von außen durch Druck- und Zugreize. Sie versteht sich als Reiztherapie. Das bedeutet: Der Organismus antwortet auf einen Reiz, der durch die verschiedenen Massagegriffe auf die Haut und das darunterliegende Gewebe ausgeübt wird. Die Nervenenden nehmen diesen Reiz auf. Darüber hinaus besteht ein Zusammenhang zwischen Empfindungen in der Haut und bestimmten Regionen im Gehirn. Dadurch können depressive Stimmungen und das Gefühl für den eigenen Körper verbessert und Ängste gelöst werden. Zusätzlich kann die Massage die Harnausscheidung anregen. Dies wird auf die Anregung des vegetativen Nervensystems zurückgeführt.

»Je nach Ausgangslage und Massagegriffen reguliert sie die Muskelspannung und vergrößert die Beweglichkeit aufgrund der gesteigerten Durchblutung und Muskelentspannung«, erklärt die Stiftung Warentest. Das zeigt, dass Massage nicht nur für die Blase gut ist, sondern auch der Muskelentspannung dient.

Auch gegen chronische Schmerzen ist sie wirksam. Das wird damit erklärt, dass Berührungsreize, wie sie bei einer Massage ausgelöst werden, chronische Schmerzen überdecken, da sie rascher in das entsprechende Gehirnareal gelangen und dort bewusst werden. Damit kann der Schmerz nicht ins Bewusstsein vordringen.

Massage dient in der Reha auch zur Behandlung von Lähmungen. Sogar zur Behandlung von Schlaflosigkeit wird sie eingesetzt.

Auch in der konventionellen Therapie kennt man Massagen zur Tonussenkung. Bei Beuge- und Streckspastiken in den Beinen ist ein starker Hypertonus vorhanden, der die gesamte Rückenmuskulatur betrifft. Daher wird eine detonisierende, langsam durchgeführte Massage vorwiegend mit Streichungen und Quer- sowie Längsdehnungen empfohlen. Sie kann Behandlungen wie zum Beispiel physikalische Therapien (s. dort) sinnvoll ergänzen.

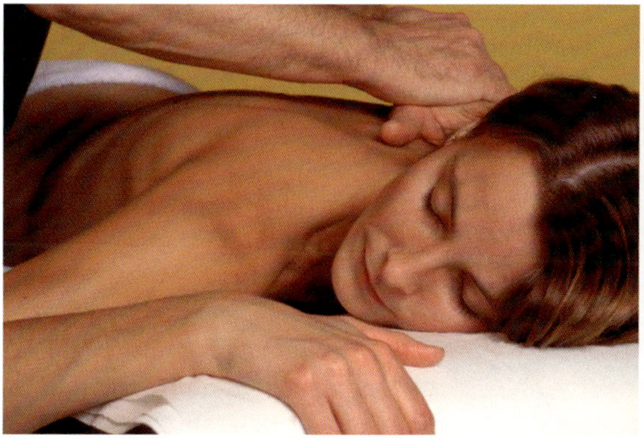

Die Erfolge der klassischen Massage sind wissenschaftlich belegt. Und auch die Kosten werden – zumindest zum Teil – übernommen. Dies ist der Fall, wenn eine Massage zu Heilzwecken durchgeführt wird und über eine ärztliche Verschreibung erfolgt.

DURCHFÜHRUNG UND METHODE

Eine Massage dauert bei Behandlung eines Teilbereiches mindestens 12 Minuten, bei großen Körperpartien ca. 15 – 20 Minuten. MS-Betroffene kompensieren oft Gehstörungen und zeigen dadurch Fehlhaltungen, bei denen oft der ganze Körper in Mitleidenschaft gezogen wird. In diesem Fall können Großmassagen angezeigt sein, die ca. 30 – 45 Minuten dauern. Anschließend sollte man sich ausruhen. Eine Behandlungsserie sollte möglichst sechs Massagen umfassen.

Durchgeführt werden sollte dies von einem Masseur oder medizinischen Bademeister, der sich einer staatlichen Prüfung unterzogen hat. Sie wird in Kliniken, ärztlichen Praxen und privaten Instituten angeboten.

Besser nicht:

Klopfungen, Klatschungen etc. sollten aufgrund ihrer starken mechanischen Reizung nicht durchgeführt werden. Untersuchungen ergaben außerdem, dass eine durchgehende, monatelange Massagebehandlung nicht sinnvoll ist. Der Körper spricht erst einige Wochen nach einer Serie wieder auf Massagen an.

Sprechen Sie mit Ihrem Arzt, ob er eine Massage bei Ihren Problemen für sinnvoll hält. Er kennt die Probleme, die dadurch auftreten können, sowie die Vorteile, die Sie daraus ziehen können.

5.10 ATEMTHERAPIE

Nicht nur *Prof. Dr. Horst Wiethölter* [118] und *Frau Dr. Carstens* [23] empfehlen Atemtherapie für MS-Patienten, da bei manchen von ihnen Atemfunktionsstörungen auftreten. Schuld daran ist meist ein hoher Tonus. Neben Entspannungstechniken wie Yoga und autogenem Training hilft auch diese Therapieform.

Was versteht man unter Atemtherapie?

Falsches, vor allem zu flaches Atmen kann zu einer Unterversorgung mit Sauerstoff führen. Bei MS-Betroffenen kann sich dies aufgrund einer Überanstrengung der Rückenmuskulatur, durch ängstliche Verspannung oder eine Schwäche des Zwerchfells entwickeln. Dies beeinträchtigt nicht nur den Körper in seiner Leistungsfähigkeit und seinem Wohlbefinden, sondern kann bis zu Bronchitis oder sogar bis zu einer gefährlichen Lungenentzündung führen.

Die Atemtherapie versucht auch in belastenden Situationen eine kontrollierte und richtige Atmung zu

ermöglichen. Zusätzlich fördern die Atemübungen die Sauerstoffaufnahme in der Lunge und das Lösen von Muskelverspannungen.
Wenn die Atemtherapie von einem Arzt im Rahmen einer physikalischen Therapie oder Rehabilitation verordnet wird, übernehmen einige Kassen sogar die Kosten für die Behandlung.

WIE FUNKTIONIERT DIE METHODE?

Bei einer zu flachen Atmung nutzt man nicht die gesamte Kapazität der Lunge. In den Lungenbläschen bleibt dann immer noch ein Teil verbrauchter Luft. Durch diese Beeinträchtigung der Sauerstoffversorgung der Körpergewebe erreichen Muskeln und Organe, vor allem aber das Gehirn, nicht ihre volle Leistungsfähigkeit. Das beeinträchtigt auch das allgemeine körperliche und seelische Wohlbefinden.
Unter Anleitung eines geschulten Therapeuten kann man die Atemtechnik so verfeinern, dass sich die Sauerstoffversorgung der Körpergewebe verbessert. Dabei achtet man besonders auf die Zwerchfellatmung.

Die AOK (s. Internetadressen) empfiehlt folgende Übungen zum Selbermachen:

Die **Lippenbremse** hilft die Lungen zu entleeren und sorgt damit für einen besseren Gasaustausch: Spitzen Sie beim Ausatmen die Lippen und atmen Sie gegen diesen Widerstand aus. Sie müssen die Luft nicht herauspressen, sondern die Ausatmung verläuft passiv. Sie bekommen ein gutes Gefühl dafür, wie sich die Lunge leert. Nun atmen Sie durch die Nase ruhig wieder ein, atmen Sie dann erneut über die Lippenbremse aus.

So trainieren Sie Ihre Zwerchfellatmung:

- Stellen Sie sich aufrecht hin, mit geschlossenen Füßen. Die Arme hängen locker herab. Jetzt stellen Sie sich vor, dass Ihr Bauch ein Blasebalg sei, der die Luft durch die Luftröhre hinausbläst. Atmen Sie ein und blähen den »Blasebalg« richtig auf.
- Dann drücken Sie die Luft mit dem Blasebalg wieder aus der Lunge hinaus.
- Legen Sie dabei die Hände auf den Bauch und spüren Sie seinem Heben und Senken während des Atmens nach.
- Nach wenigen Minuten verspüren Sie eine tiefe Entspannung und Ihr Körper ist mit Sauerstoff aufgetankt.

5.11 ELEKTROTHERAPIE

Die Elektrotherapie ist wie die vorhergehende Therapieform in einem Grenzbereich angesiedelt, denn sie wird möglicherweise von der Krankenkasse bezahlt. Sogar das dafür erforderliche Gerät kann man möglicherweise von der Kasse mieten.

WAS IST ELEKTROTHERAPIE?

Diese Therapie nutzt die Wirkung elektrischer Ströme auf den Organismus. Die möglichen Anwendungen für MS sind die Schmerzlinderung, Durchblutungsverbesserung und Tonisierung/Detonisierung der Muskulatur. Dafür wird Strom mittels Elektroden, die auf die Haut geklebt werden, durch den Körper geleitet. Sogar Voll- oder Teilbäder sind damit möglich, bei denen der Strom durch das Wasser an die Haut geleitet wird (z. B. Stangerbäder).

Wie wirkt die Therapie?

Die AOK [10] beschreibt die Therapie folgendermaßen:

»Grundsätzlich lassen sich drei Hauptwirkungen der Elektrotherapie auf den Körper unterscheiden:

1. Bewegung von Ladungsträgern (Ionen, z. B. Natrium-, Kalium-, Chlorid-Ionen)
2. Auslösung von Nerven- und Muskelreizungen
3. Erwärmung des Gewebes.

Welche dieser drei Wirkungsweisen überwiegt, hängt vor allem von der Art und Frequenz des verwendeten Stroms ab.

Folgende Anwendungsbereiche werden unterschieden:

Gleichstrom-Behandlungen

(0 Hz; Wirkprinzip: Bewegung von Ladungsträgern, z. B. Stangerbad)

Wechselstrom-Behandlungen

- Niederfrequenz-Therapie: (1 – 1.000 Hz; Wirkprinzip: Nerven- nd Muskelreizungen, z. B. Reizstrom, Transkutane elektrische Nervenstimulation, abgekürzt TENS)
- Mittelfrequenz-Therapie: (1 – 100 kHz; Wirkprinzip: Nerven- und Muskelreizungen, z.B. Interferenzstrom-Therapie)
- Hochfrequenz-Therapie: (über 100 kHz; Wirkprinzip: Erwärmung, z. B. Kurzwelle), kommt heute kaum noch zum Einsatz

Aus der Vielzahl der verschiedenen Anwendungen eignet sich vor allem die TENS nach ärztlicher Anleitung auch zur Selbstbehandlung, vorzugsweise in der Schmerztherapie. Dabei werden über Elektroden auf der Haut die dort verlaufenden Nerven gereizt. Dieser Reiz ist nicht schmerzhaft, der Patient spürt lediglich ein leichtes Kribbeln. Vermutlich führt er aber dazu, dass der Körper seine Systeme der Schmerzregulation aktiviert, die Schmerzschwelle des gesamten Organismus wird heraufgesetzt. Der Patient nimmt daher die Schmerzen weniger stark wahr oder sie gehen ganz zurück.

Sie können das sogar selber machen!

Der batteriegetriebene Impulsgenerator für die TENS ist nicht größer als eine Zigarettenschachtel. Die verwendeten Elektroden sind nur wenige Quadratzentimeter groß. Die AOK empfiehlt: Die Geräte sollten nur nach ärztlicher Anleitung verwendet werden. Kleben Sie die Elektroden direkt über die schmerzende Stelle bzw. auf die vom Arzt angegebenen Stellen. Wählen Sie dann die Stromstärke so, dass Sie ein leichtes, angenehmes Kribbeln verspüren. Drei bis vier Behandlungen pro Tag für jeweils eine halbe Stunde reichen in der Regel aus. Nach einigen Wochen kann die Wirkung nachlassen, dann sollten sie eine Pause einlegen oder die Elektroden an anderen Stellen einsetzen.

5.12 ENTSPANNUNGSTECHNIKEN

Der Neurologe *Dr. med. Martin Winterholler* [119] ist der Ansicht, dass alle Entspannungsverfahren wie Yoga oder autogenes Training als positiv zu bewerten sind. Man kennt inzwischen den Zusammenhang zwischen körperlicher und seelischer Überlastung und einem Erkrankungsschub.

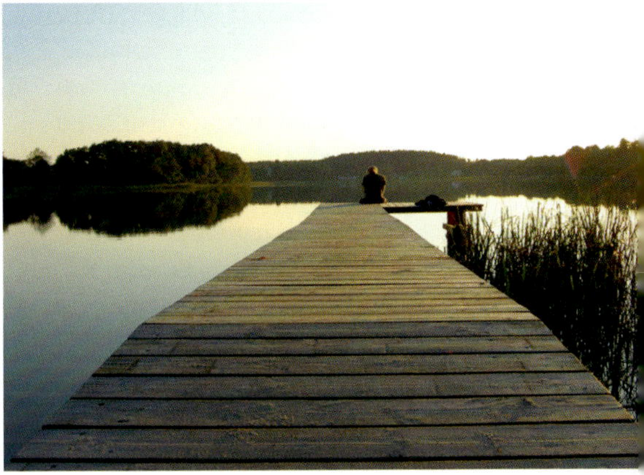

Eine »seelische Stabilisierung« trägt daher seiner Meinung nach zu einem positiven Erkrankungsverlauf bei.

AUTOGENES TRAINING

Autogenes Training (von griechisch: autogen = selbst hervorgerufen) funktioniert, indem man sich auf bestimmte Formeln konzentriert, die man sich vorsagt. Das Ziel ist, über die Muskelentspannung auch psychische Verspannungen zu lösen und dadurch körperliche Beschwerden zu lindern. Das Verfahren ist der Hypnose ähnlich, nur dass der Hypnotiseur der Anwender selbst ist (Selbstsuggestion). Durch passive Konzentration und Ausblenden äußerer Reize während des Trainings entsteht ein ebenso tiefer Entspannungszustand.

Man sollte an mindestens zwei Kursen zu jeweils 8 – 12 Doppelstunden teilnehmen, in denen auch psychologische und medizinische Grundlagen vermittelt werden. Üblich ist ein Training im Sitzen, seltener auch im Liegen mit geschlossenen Augen. Es gibt eine Unterstufe und eine Oberstufe. Das Ziel der Unterstufe ist die Entspannung. Sechs verschiedene Übungen werden trainiert und der Dozent gibt Beispiele für Formeln und Sätze, spricht sie beim Üben jedoch nicht. Es ist sinnvoll, zu Hause weiter zu trainieren. Am besten übt man täglich und immer zur gleichen Tageszeit.

Wenn man mit Hilfe der Grundübungen entspannt ist, kann man sich eine Formel vorsprechen, mit der ein persönliches Problem bewältigt werden soll. Auch für die Oberstufe gibt es sechs Übungen. Vorteilhaft ist es, begleitend einen Psychotherapeuten einzuschalten, der die entstehenden inneren Bilder mit dem Übenden bespricht.

Das Konzept des autogenen Trainings ist wissenschaftlich plausibel, allerdings ist regelmäßiges Üben erforderlich. Dann wird ein Rückkopplungsmechanismus geschaffen, der eine immer bessere Kontrolle unwillkürlicher Prozesse ermöglicht. Erlernt wird die Technik zumeist in der Gruppe. Manche Volkshochschulen und Kliniken bieten Kurse dazu an. Viele weitere Anbieter, so auch Psychotherapeuten, Ärzte und Heilpraktiker setzen autogenes Training ein.

Einsatzmöglichkeiten bei MS

Autogenes Training wird wie Hypnose als psychologisches Behandlungsverfahren zur Schmerztherapie eingesetzt. Das Ziel ist eine Absenkung der Muskelhyperaktivität und des erhöhten Muskeltonus sowie eine Verbesserung der Stressbewältigung. Auch bei Depressionen kann autogenes Training helfen.

Von Seiten der MS-Klinik in Kempfenhausen (s. Buchtipp »Therapie der Multiplen Sklerose«) wird autogenes Training zur Unterstützung der ▶ Ataxiehemmung empfohlen.

Sprechen Sie mit Ihrem Arzt darüber, ob er ein autogenes Training für sinnvoll hält, denn es kann zu ungewohnten Reaktionen im Körper kommen. Dazu gehören z. B. starkes Herzklopfen oder verstärkte Rückenschmerzen. In diesen Fällen am besten mit dem Trainer sprechen.

YOGA

»Yoga« ist ein Wort aus der altindischen Gelehrtensprache Sanskrit und bedeutet so viel wie »Verbindung«, »Vereinigung«. Damit ist das Zusammenführen des individuellen Menschen mit dem geistigen Zentrum seiner Existenz gemeint.

Nach klassischem Verständnis ist es ein spiritueller Weg, um sich einem übergeordneten – geistigen, spirituellen oder religiösen – Ziel anzunähern. Bei uns im Westen ist es im Wesentlichen eine Technik aus Körperhaltungen und Atemübungen. Das vorherrschende Ziel ist Entspannung und Stressabbau sowie die Harmonisierung von Körper und Seele.

Hatha-Yoga betont die körperlichen Übungen.
Nicht nur Stressabbau, auch eine ausgewogene Ernährung, regelmäßige Bewegung sowie geistige und körperliche Entspannung gehören dazu. Positiv, gerade für MS-Betroffene, ist dabei die vertiefte Atmung, die die Versorgung des Körpers mit Sauerstoff verbessert. Als Entspannungstechnik und Training für den Bewegungsapparat, für Koordination und Gleichgewicht gilt das Konzept als wissenschaftlich plausibel. Yoga lenkt die Aufmerksamkeit durch die typischen Körperhaltungen und die Atemübungen auf die im Körper ablaufenden Prozesse und macht sie bewusst. Was man vor der Erkrankung als »automatisch« ansah, wird nun gezielt beeinflusst. Damit können sogar eingefahrene negative Verhaltensweisen durch bessere ersetzt werden.

Positive Wirkungen auf die MS

Folgende Körperhaltungen und Atemübungen können positive Wirkungen auf die MS haben:

- Das Gleichgewicht wird durch Verharren in bestimmten Körperhaltungen trainiert (wichtig bei ▶Ataxie).
- Die Muskeln, Sehnen und Bänder werden maximal gedehnt und gestreckt. Das bedeutet auch, dass die Spannung in der Muskulatur nachlässt, wodurch die Spastik verbessert wird.
- Durch die Verringerung des Gehalts an Stresshormonen im Blut kommt es zu psychischer Entspannung.
- Durch die Atemübungen werden das nicht willentlich steuerbare Nervensystem und viele von selbst ablaufende Vorgänge angesprochen. Dadurch kann die Fatigue (s. S. 15) positiv beeinflusst werden.
- Bewusstes Atmen und konzentriertes Entspannen verändern die Blutversorgung im Gehirn. Die dadurch veränderte Gehirnaktivität kann man sogar über das EEG (Elektroenzephalogramm, die aufgezeichnete Gehirnstromkurve) messen. Es tritt eine gesteigerte Wachheit ein.

Tatsächlich stellte sich bei einer Studie heraus, dass Yoga bei regelmäßigem Üben geeignet ist, die Lebensqualität MS-Betroffener zu verbessern. Auch Beeinträchtigungen

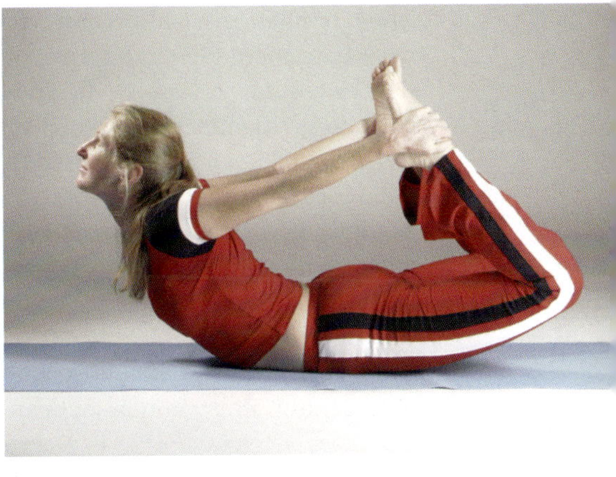

durch Rückenschmerzen, die bei MS oft genug auftreten, können dadurch verringert werden.

Wo kann man Yoga lernen?

Yoga-Kurse werden von vielen Veranstaltern angeboten. Nahezu jede Volkshochschule, aber auch private Yoga-Schulen und -Zentren unterrichten es. Manchmal bieten es auch Krankenkassen im Sinne von vorbeugendem Gesundheitsschutz an.
Normalerweise übt man Yoga in der Gruppe, es gibt aber auch Einzelsitzungen.
Empfohlen wird allerdings, sich zweimal täglich 20 – 30 Minuten seinen Yoga-Übungen zu widmen.

EUTONIE

Prof. Dr. Horst Wiethölter [118] empfiehlt Eutonie als zusätzliche Bewegungs- und Entspannungstherapie ergänzend zur Physiotherapie.

Was ist Eutonie?

Dabei handelt ist sich um eine von der dänischen Physiotherapeutin *Gerda Alexander* (1908 – 1994) entwickelte körpertherapeutische Entspannungsmethode, ein bewegungspädagogisches Programm. Das Ziel ist, im Alltag seinen eigenen Rhythmus zu finden und zu mehr Ausgeglichenheit zu kommen. Frau *Alexander* war in jungen Jahren durch eine Krankheit selbst an den Rollstuhl gefesselt und begann, ihren Körper zu erforschen.

Der Begriff »Eutonie« leitet sich von griechisch »eu« (wohl, gut, harmonisch) und von »tonos« (Spannung, Elastizität) ab.

Wozu ist Eutonie gedacht?

Gerda Alexander entwickelte diese Übungen, um Verspannungen zu lösen und das Körpergefühl zu verbessern. Es ging ihr dabei um die jeweils beste, notwendige Spannung, weder Unterspannung (erschlaffter Muskel) noch Überspannung. Ähnlich wie schon bei anderen Methoden (Feldenkrais und Alexander-Technik) soll ein »eigener« Bewegungsablauf gefunden werden, nicht eine »korrekte« Haltung.
Die Aufmerksamkeit richtet sich bei den Übungen auf den eigenen Körper. Zuerst nehmen die Übenden mit ihrem Körper Kontakt zum Boden auf, indem sie langsam und mit bewussten Bewegungen Bälle, Stäbe oder Eutoniehölzer berühren. Durch das bewusste Wahrnehmen des eigenen Körpers kann sich mit der Zeit ein neues Körpergefühl entwickeln.
Die Methode kann unter Anleitung in Einzelsitzungen oder in Gruppen erlernt werden. Viele Verlage bieten Bücher zu dem Thema an und einige Volkshochschulen Kurse.

Bei welchen Problemen hilft Eutonie?

Die Übungen sollen bei Rückenschmerzen, Nervosität, Schlafstörungen und Muskelverspannungen helfen. Die Eutonie versteht sich nicht als medizinische Heilbehandlung und wird demzufolge von den Krankenkassen in der Regel nicht bezahlt. Die Methode will einen Lernprozess anregen, durch den man zu einem besseren Umgang mit sich und seiner Umwelt befähigt wird. Wissenschaftliche Belege zur Wirksamkeit der Methode fehlen bisher, dennoch scheint die Methode zur Entspannung gut geeignet zu sein.

Eine Grundübung zum Selbermachen

Die AOK zeigt in ihrer Übersicht über alternative Heilmethoden (s. Internetadressen, S. 171) folgende Übung:

- Legen Sie sich mit dem Rücken auf eine nicht zu weiche Unterlage. Nehmen Sie wahr, wie Sie in Ihrer ganzen Länge und Breite am Boden liegen.
- Beginnen Sie dann, Ihren ganzen Körper Schritt für Schritt im Kontakt zum Boden wahrzunehmen. Fangen Sie an ihrem Hinterkopf an und enden Sie an den Füßen.
- Nehmen Sie sich Zeit und spüren Sie zunächst die rechte Körperseite und dann die linke. Wenn Sie eine Seite erspürt haben, vergleichen Sie diese mit der noch ungeübten Seite und nehmen Sie die Unterschiede wahr.
- Wenn Sie so Ihren gesamten Körper wahrgenommen haben, nehmen Sie sich noch Zeit zum Nachspüren. Wie liegen Sie jetzt auf der Unterlage? Hat sich etwas verändert? Bleiben Sie noch einige Minuten liegen und beobachten Sie Ihren ganzen Körper. Diese Zeit des Nachspürens ist genauso wertvoll wie die Wahrnehmungsübung zuvor.

6 WEITERE ALTERNATIVE THERAPIEN

6.1 »AUS ERFAHRUNG GUT!« WISSEN-SCHAFTLICH NICHT GETESTET – DENNOCH EMPFOHLEN

Einige der alternativen Therapien halten einer wissenschaftlichen Untersuchung nicht stand bzw. es fehlen die finanziellen Mittel, um sie überhaupt zu testen. Trotzdem hat manch ein MS-Patient positive Erfahrungen damit gemacht oder sie wird von glaubwürdigen Ärzten empfohlen. Fragen Sie vor Beginn der Therapie besser nach den Kosten. Ein schriftlicher Kostenvoranschlag hilft Ihnen bei der Entscheidung, ob Sie es versuchen wollen oder nicht.

CST »CRANIO-SACRALE THERAPIE« ODER KRANIOSAKRALTHERAPIE

In einem Leserbrief an die »Kontakt« Nr. 2/2005 [63] lobt eine Leserin die Therapie, die sie seit längerer Zeit anwendet. *Frau K.* aus Friedberg kommentiert die Behandlung folgendermaßen: »Am Ende jeder Stunde fühle ich mich jedes Mal einerseits völlig relaxt und andererseits sind »alle Batterien wieder voll aufgeladen«. Die Patientin hat bereits seit 20 Jahren MS und ist mit dieser Behandlung zufrieden. Sie hat das letzte Mal 1990 Kortison genommen und kommt seither gut mit Akupunktur, Homöopathie (in großen Abständen) und CST zurecht. Keiner sieht ihr die Erkrankung an.

Was ist CST?

CST ist ein Verfahren, das mit den Händen durchgeführt wird. Dazu werden kaum wahrnehmbare Handgriff Bereich des Schädels (lat: Cranium) und des Kreuzbeins (lat.: Os sacrum), die zusammen mit der Wirbelsäule als funktionelle Einheit betrachtet werden, ausgeführt. Es ist von der Osteopathie abgeleitet.
Obwohl die Wirksamkeit von CST nicht wissenschaftlich bewiesen wurde, tut sie nicht nur Frau K. gut, auch *Professor Dr. med. Thomas Henze* hält die Therapie für durchaus einsetzbar: »Diese Therapie führt bei vielen Pa-

tienten zu Schmerzreduzierung, Verringerung der Spastik usw.«
Vielleicht findet sich ein Ansatz in der Beschreibung der Stiftung Warentest: »diese Berührungsbehandlung dauert meist eine Stunde, läuft sehr konzentriert und still ab und führt zu einer tiefen Entspannung. Nicht selten schlafen Patienten während der Behandlung ein.« Auch *Frau K.* betont die entspannende Wirkung. Vielleicht ist dies der Effekt, der der Patientin so hilft.

Wo kann man diese Behandlung bekommen?

CST ist keine besonders häufig angewendete Therapieform. Durchgeführt wird sie von manchen Osteopathen, Manualtherapeuten, Zahnärzten, Physiotherapeuten, Bewegungs- und Psychotherapeuten sowie Heilpraktikern.

MENTAMOVE®

Ein Patient, der aufgrund seiner ▶ Ataxie bereits seit 20 Jahren nicht mehr schreiben konnte und Probleme hatte, seinen Hausschlüssel ins Schlüsselloch zu bekommen, schwört auf Mentamove®. Er lernte die Behandlungsmethode im Rahmen einer Kur in Bad Griesbach kennen. Die Methode gibt dem zentralen Nervensystem die notwendige Unterstützung, Funktionen und Bewegungen wieder einzuüben und anwenderfreundlich wieder zu erlernen. Auch scheinen keine Nebenwirkungen aufzutreten. Der Patient übte täglich und hatte damit Erfolg: Den Schlüssel bekommt er wieder alleine ins Schlüsselloch.

Was versteht man unter »Mentamove®«?

Die Mentamove®-Methode ist ein computergestütztes Hirnleistungstraining. Eigentlich für Lähmungen gedacht, die durch einen Schlaganfall entstanden, soll es auch bei entsprechenden Erscheinungen der MS helfen, inkl. der Spastik. Offensichtlich kann mit Hilfe des Gerätes auch eine Verbesserung von Feinmotorik und geistiger Konzentration erreicht werden. Zusätzlich scheint eine Tonusregulierung, d. h. eine Herabsetzung des erhöhten Haltetonus und eines spastischen Hypertonus, möglich. Außerdem gehört Folgendes zum Anwendungsspektrum der Methode:

- das Wiedererlernen und der Erhalt von Bewegungsfunktionen und -ausführungen,
- Koordination,
- Reduzierung von Sensibilitätsstörungen,
- Verlängerung der Kraftausdauer und somit der Laufstrecke,
- Reduzierung der von Spastik, Fehlhaltungen und Ausweichbewegungen verursachten Schmerzen,
- eine Beruhigung von einschießenden Spastiken mit zeitlich großen Abständen, besonders in der Anfangszeit und
- ein positiver Einfluss auf die motorische Sprachstörung.

Dazu werden Mentamove®-Spezialelektroden auf der Hautstelle angebracht, unter der sich der zu aktivierende Muskel befindet. Der Betroffene führt nur im Geist, also rein mental, die gewünschte Bewegung aus. Dadurch werden kleinste Muskelfasern aktiviert. Wird ein gewisser Schwellenwert erreicht, löst das Mentamove®-Gerät durch Stimulation des Muskels die gedachte Bewegung tatsächlich aus. Daraufhin soll sich der Muskel im Bein oder im Arm bewegen. Übt bzw. trainiert man dies regelmäßig und dauerhaft, sollen Bewegungen wieder neu erlernt und im Gehirn langfristig abgespeichert werden.

Das Gerät alleine nützt allerdings nichts. Es hilft nur dabei, dass die Patienten sich selbst motivieren und sich Bewegungen selbst wieder beibringen. Es kann auch Krankengymnastik nicht ersetzen. Jedoch scheint es bei manchen Patienten den Anstoß dafür zu geben, nach Lähmungen wieder beweglicher zu werden.

Leider zahlen nicht alle Krankenkassen die Behandlung bzw. das Mentamove-Gerät, das etwa 2.700 Euro kostet.

Erfahrungen damit haben z. B. die KWA Klinik Stift Rottal GmbH & Co. in Bad Griesbach und das Privat-Institut für Reha-Anwendungen in Karlsfeld bei München. Wenn Sie mehr darüber wissen wollen, so können Sie im Internet recherchieren unter: www.mentamove.de.

DIE »HEIDI«-METHODE

Sie erinnern sich vielleicht an die – zugegebenermaßen erfundene – Geschichte »Heidi« von *Johanna Spyri?* An das kleine Mädchen, das nicht aufgab und die gelähmte Klara Schritt für Schritt vom Rollstuhl in die Unabhängigkeit führte? MS-Betroffene sind hier oft Klara und Heidi in einer Person. Eine MS-Patientin berichtete in der »Kontakt« 2006 [63]: Sie hatte einen schweren Schub und kam sechs Wochen ins Krankenhaus. Sie war gelähmt. Aber sie gab nicht auf. Bereits im Krankenhaus stellte sie zwei Stühle nebeneinander und versuchte von einem zum anderen zu kommen. Sie vergrößerte die Abstände zwischen den Möbelstücken immer mehr: Nach einem Dreivierteljahr konnte sie wieder laufen. Ich war beeindruckt von der Geschichte und nenne diese Methode die »Heidi«-Methode. Genau wie Heidi es mit ihrer Freundin Klara gemacht hatte: In kleinen Schritten immer mehr gehen, bis der Rollstuhl überflüssig wird, so hatte es die MS-Patientin geschafft: in kleinen Schritten weg vom Rollstuhl. Auch *Frau Dr. Carstens* berichtet von einem ähnlichen Fall [23].

Nun muss man einschränkend hinzufügen: Leider kann ein MS-Patient durch Training nicht immer erreichen, wieder zu gehen oder sonst wieder zu gesunden. Die erwähnte Dame, die sich mit Training vom Rollstuhl befreite, gehört zur Gruppe mit schubförmig verlaufender MS, dies aber bereits seit 14 Jahren! Aber ob sie es ohne ihr hartnäckiges Training geschafft hätte? Aufgeben gilt nicht, besonders bei dieser Krankheit!

6.2 AUFGRUND POSITIVER ERFAHRUNG BEI ANDEREN KRANKHEITEN EINEN VERSUCH WERT

Leider sind nicht alle alternativen Verfahren auch an MS-Patienten untersucht. Aufgrund von Erfahrungen mit anderen Erkrankungen, die MS-ähnliche Symptome aufweisen, könnte es durchaus sein, dass diese Techniken auch vorteilhafte Wirkungen auf die MS haben. Folgende Therapien kommen hier z. B. in Frage:

ALEXANDER-TECHNIK

Diese Technik ist ein therapeutisches Körpertraining, mit dem man Verspannungen des Körpers lösen will. Auch das Wiedererlernen einer Haltung, die eine maximale Beweglichkeit bei minimaler Belastung ermöglicht, gehört dazu.
Wenn man dies liest, so könnte man meinen, dass diese Technik speziell für MS-Patienten erfunden wurde. Jedoch entwickelte der australische Schauspieler *Frederick Matthias Alexander* (1869–1955) das Verfahren, als ihm auf der Bühne immer wieder die Stimme versagte. Durch Selbstbeobachtung bemerkte er, dass er beim Sprechen den Kopf zu weit nach vorne reckte. Die daraus entstehende Verspannung blockierte ganz offensichtlich seine Stimmbänder. Tatsächlich lösten Lockerungsübungen das Problem mit seiner Stimme und verbesserten seine Körperhaltung insgesamt. Inzwischen gibt es auch die »Deutsche Gesellschaft der Lehrer/innen der F. M. Alexander-Technik e.V.«.

Info
»Deutsche Gesellschaft der Lehrer/innen der F. M. Alexander-Technik e.V.« (G.L.A.T.)
Postfach 5312, 79020 Freiburg
Telefon/Fax: +49/761/383357
E-Mail: kontakt@alexander-technik.info).

Das Verfahren der Alexander-Technik beruht auf drei Grundannahmen:

1. Sowohl Bewegungen als auch Verhaltensformen laufen meist gewohnheitsmäßig ab. Dabei können sich unbemerkt Störungen einschleichen.
2. Der Körper des Menschen funktioniert als Einheit von Körper und Seele.
3. Die Stellung von Kopf, Nacken und Wirbelsäule zueinander beeinflusst sowohl die innere als auch die äußere Haltung.

Laut *Alexander* sind die Körperbewegungen dann optimal und flüssig,

wenn der Kopf die Bewegung steuert und die Wirbelsäule ihm folgt.
Leider genügt hier nicht die Willensanstrengung, sondern man muss immer wieder üben und die geistige Haltung auf die Bewegung übertragen. Dies führt dann zu entspannten, harmonischen Bewegungsabläufen und zu einer bewussten Haltung.
Die Stiftung Warentest hält das Konzept durchaus für plausibel und meint: »Bewusstsein und innere Einstellung können Anteile des unwillkürlichen Nervensystems beeinflussen. So ist es auch vorstellbar, dass die verbesserte Körperhaltung sowohl Einfluss auf eine depressive Stimmung als auch auf Erkrankungen, die mit einer Störung des Bewegungsapparates verbunden sind, hat.«
Wie Sie an dieser Bewertung sehen, ist es durchaus denkbar, dass auch die Verspannungen, die bei der MS oft genug auftreten, durch die Technik verbessert bzw. behoben werden können. Entsprechend beginnt bereits die Diagnose mit der Kopfhaltung. Der Lehrer beobachtet, ob eine Verspannung vorliegt, die sich auf den gesamten Bewegungsapparat auswirkt. Beobachtet werden die Haltungen beim Stehen oder Sitzen und alltägliche Bewegungen beim Aufstehen, Hinsetzen, Bücken oder Gehen.

Wie lernt man diese Technik?

Der Trainer lehrt die Technik durch sanftes Auflegen seiner Hand. Damit soll man gewohnheitsmäßig fixiertes Verhalten und minimale Verspannungen wahrnehmen. Er korrigiert gezielt und unter seiner Anleitung lernt man, seine Haltung zu verändern und die Bewegungen physiologisch richtig ablaufen zu lassen.
Die Übungen werden meist vor dem Spiegel ausgeführt, in bequemer leichter Kleidung. Grundelemente wie »den Rücken lang machen«, »den Kopf frei schwebend waagerecht halten«, »die Schultern breit machen und lächeln« werden immer wieder unter dieser Selbstkontrolle ausgeführt. Nach etwa 5 – 10 Trainingsstunden wird allmählich eine elastisch-aufrechte Haltung verinnerlicht. Es entsteht eine neue Körperwahrnehmung, die zu anmutiger Haltung und Bewegung führen kann. In der Folge können bisher eingeschränkte Bewegungen – etwa Armbewegungen bei Schulterschmerzen – trainiert und optimiert werden.
Eine Trainingseinheit dauert etwa 30 – 50 Minuten. Die Übungen werden zumeist in Einzelstunden trainiert, wobei eine engagierte Teilnahme – das bedeutet Übungen zu Hause – vorausgesetzt werden. Zur Grundschulung werden immerhin 30 Stunden angeraten. Ein intensives Training kann auch 100 Stunden umfassen, wobei bei MS nicht die Anmut, sondern Bewegungen ohne Verspannungen im Vordergrund stehen würden. Auch Gruppenunterricht wäre möglich.
Sobald man die Technik beherrscht, kann man auch ohne Anleitung trainieren.

Ursprünglich war die Technik für Schauspieler, Musiker und Tänzer gedacht. Jedoch können sich auch Physiotherapeuten und Masseure zu Alexander-Trainern ausbilden lassen. Da die Technik bei Beschwerden eingesetzt wird, die infolge von Störungen des Bewegungsapparats entstehen, wie Rücken-, Schulter- und Kopfschmerzen, Muskelverspannungen oder bei Kreislaufstörungen, ist sie für MS-Betroffene geradezu prädestiniert. Dies insbesondere, da sie auch zur Linderung von Stress, vegetativen und psychosomatischen Beschwerden, Neurosen, Angstzuständen und Depressionen genutzt wird. Schade, dass entsprechende Untersuchungen dafür fehlen!

NEURALTHERAPIE NACH HUNEKE GEGEN SCHMERZEN

Tatsächlich wurde die Neuraltherapie schon an 21 MS-Patienten getestet. Damit kann man zwar keine allgemeingültige Aussage treffen, doch bei Fortführung der Studie könnten vielleicht positive Resultate erzielt werden. Beim aktuell sehr begrenzten Wissenstand über die komplexe Struktur und Funktion von Nerven bietet diese Methode vielleicht Möglichkeiten, Schmerzen zu lindern – mit aller Vorsicht und von einem Arzt durchgeführt. Die Stiftung Warentest empfiehlt, die Behandlung in einer Klinik durchführen zu lassen. Dies als Vorsorge vor möglichen allergischen und Überempfindlichkeitsreaktionen gegen das lokale Betäubungsmittel oder bei anderen Zwischenfällen, um im Notfall eingreifen zu können. Da auch die Liste der Gegenanzeigen lang ist, empfiehlt es sich, diese Warnung zu beachten. Insbesondere sollte man während der Einnahme blutgerinnungshemmender Mittel, wie dies bei einer Kortisontherapie der Fall ist, von einer Neuraltherapie Abstand nehmen.

Was versteht man unter »Neuraltherapie«?

Hier werden örtlich wirksame Betäubungsmittel gespritzt, um Erkrankungen aufzuspüren, Schmerzen zu lindern und Krankheiten zu heilen. Entdeckt wurde die Methode infolge eines ärztlichen Kunstfehlers (aufgrund eines Fehlers beim sterilen Arbeiten wurde auch das erste Antibiotikum entdeckt!): Der Arzt *Ferdinand Huneke* (1891–1966) spritzte seiner von Migräne geplagten Schwester ein Betäubungsmittel versehentlich in eine Vene statt in einen Muskel. Zur Überraschung des Arztes verschwanden daraufhin die Kopfschmerzen in Sekundenschnelle! Der Arzt und sein Bruder führten die Wirkung nicht allein auf das Betäubungsmittel zurück, sondern auf eine Wirkung der Substanz auf das vegetative Nervensystem.

Ein anderes Mal spritzte *Huneke* einer Patientin Betäubungsmittel rund um eine Unterschenkelwunde. Daraufhin verschwand der Schmerz an der Schulter der gegenüberliegenden

Körperhälfte. Der Arzt benannte dies als »Sekundenphänomen«. Damit wurde eine neue Therapieform begründet, in deren Rahmen man Beschwerden durch Injektionen in einer Körperregion behandelt, die von der eigentlichen Erkrankung entfernt liegt. So ganz sicher ist man sich bei der Erklärung des geschilderten Phänomens allerdings nicht. Jedenfalls gibt es diesbezüglich mehrere Theorien, die vermutlich erst bei genauerer Kenntnis der Nervenstrukturen als falsch oder richtig erkannt werden können.

Der Erfolg bei der Schmerzbehandlung wird auf die Blockade der Schmerzleitung zurückgeführt. Hier muss man wissen, dass jeder Schmerz über Nervenbahnen zuerst zum Rückenmark und dann zur Großhirnrinde geleitet wird. Im Rückenmark aktiviert er dann Nervenbahnen. Deren Erregung führt zu Muskelverspannungen oder irritiert vegetative Zentren. Es kommt zu erhöhter Schmerzempfindlichkeit und stärkeren Schmerzen. Überdies ist auch eine »Täuschung« des Schmerzempfindens im Gehirn möglich.

Die Haut ist als größtes Sinnesorgan auf der Großhirnrinde sehr stark repräsentiert. Daher kann es zu einer Ausdehnung und Übertragung der Schmerzen auf größere Hautbereiche kommen. Das kann den ursprünglichen Schmerz zu einer Schmerzspirale steigern. Umspritzt man Nerven, Nervenenden, Nervenwurzeln und -knoten, so werden diese Schmerzreize blockiert. Das lokale Betäubungsmittel schaltet die Schmerzquelle aus. Das verhindert die aufgrund des Schmerzes ausgelösten reflektorischen Muskelverspannungen und ihre vegetativen Begleiterscheinungen. Darüber hinaus können Nadelstiche in die Haut jene Nervenbahnen reizen, die chronische Schmerzen unterdrücken. Man nennt dies die »Gate-Control-Theorie«.

1958 wurde ein Dachverband gegründet, der unter dem Namen »Internationale Medizinische Gesellschaft für Neuraltherapie nach Huneke – Regulationstherapie e.V.« firmiert. Diese Gesellschaft trägt auch die Ausbildung. Durchgeführt wird die Therapie von Allgemeinärzten und Orthopäden, in Kurkliniken und auch von Heilpraktikern.

Ein Teil der Effekte ist zur Schmerzbehandlung in die Schulmedizin eingegangen. Dort bezeichnet man sie als »therapeutische Lokalanästhesie«, »Infiltrationstherapie« oder auch als »Neuraltherapie«. Man wendet sie bei Schmerzen des Bewegungsapparates und Weichteilrheumatismus sowie bei Nerven- und Kopfschmerzen an.

Fazit: Zur Schmerztherapie scheint diese Methode durchaus auch für MS-Patienten geeignet.

TAICHI FÜR DAS GLEICHGEWICHT

Taichi, Taiji oder Taijiquan ist eine exakt festgelegte Abfolge ineinander übergehender Körperbewegungen im Zeitlupentempo. Es bedeutet soviel wie »höchste Energie«. Es ist auch als Schattenboxen bekannt und stellt im Grunde einen Kampf mit einem imaginären Gegner dar. Es besteht aus einer extrem langsamen und meditativen Abfolge bestimmter Körperbewegungen, die ineinanderfließen.

Es haben sich verschiedene Schulen gebildet, die eine unterschiedliche Anzahl von Übungen (zwischen 30 und 180) festschreiben. Im Westen hat sich Taichi als Form der Entspannungstechnik verbreitet. Als Bestandteil chinesischer Medizin versucht die Technik die gegensätzlichen Pole Yin und Yan sowie den Fluss der Lebensenergie zu harmonisieren. Regelmäßiges Üben ist ein wichtiger Bestandteil davon.

Die westliche Medizin erklärt die Wirkung von Taichi mit der Bewegung, der Konzentration und der verbesserten Atmung, die entspannend wirken. Hinzu kommt die Versenkung, die es dem Übenden ermöglicht, gelassener mit seinen Gefühlen umzugehen. Untersuchungen bei den Patienten westlicher Heiler haben gezeigt, dass die Erwartungshaltung die Durchblutung des Körpers positiv beeinflusst. Die Bewegung im Zeitlupentempo erfordert eine gute Beherrschung des Gleichgewichts, das bei dieser Technik geübt wird. Eine damit verbundene Verbesserung ist bei MS oft hilfreich. Bei regelmäßiger Ausführung soll man das nicht willentlich steuerbare Nervensystem sowie funktionelle Störungen regulieren können. Die innere Ausgeglichenheit soll gefördert und das Körpergefühl verbessert werden.

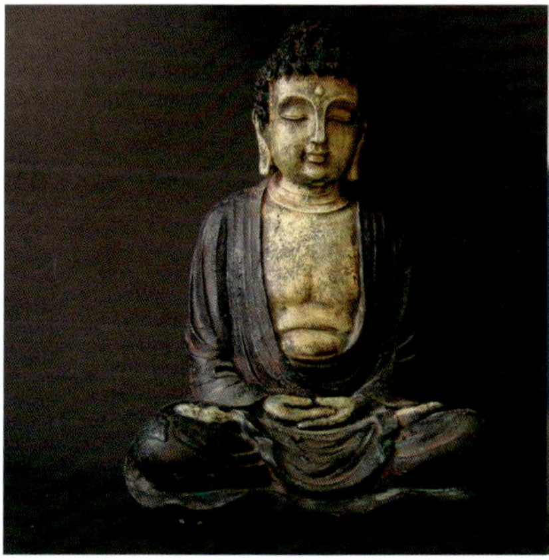

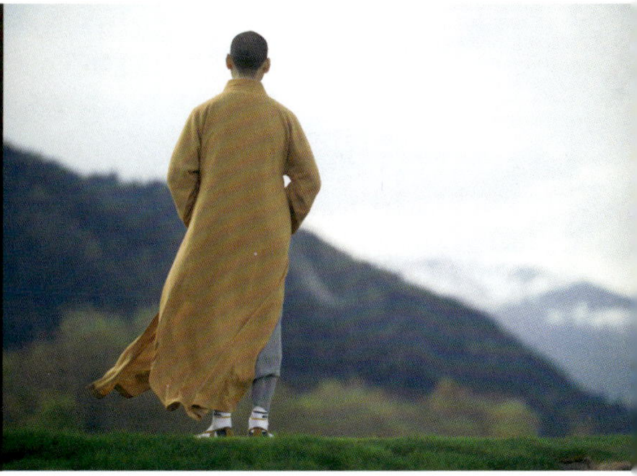

Tatsächlich gibt es Hinweise, dass Taichi die Funktion des Bewegungsapparats fördert, die Koordination verbessert und die Gefahr von Stürzen verringert.
Geübt wird die Methode mit einem Trainer in der Gruppe. Wenn man die einzelnen Figuren und ihre Aufeinanderfolge beherrscht, kann man sie alleine durchführen. Jedoch sollte man täglich 15–30 Minuten üben. Auch Bücher und Videobänder stehen dafür zur Verfügung. Dennoch sollten die Aufgaben auf alle Fälle zuerst von einem Trainer gelernt werden, um fehlerhaft ausgeführte Übungen zu vermeiden, die Schwindel, Kopfschmerzen und Blutdruckveränderungen hervorrufen können. Da auch manche Volkshochschulen, Gesundheits- und Fitnesszentren die Kurse anbieten, ist die finanzielle Belastung überschaubar. Fragen Sie bei Ihrer Krankenkasse nach, vielleicht bezahlt sie den Kurs.
Fazit: Tatsächlich wirkt Taichi bei MS-Betroffenen als Gleichgewichtstraining. Auch die Koordination, Rumpf- und Haltemuskulatur werden angesprochen. Die Bewegung im Stehen wirkt auch Spastik senkend. Sogar bei Depressionen soll die Technik helfen.

BIOFEEDBACK

Biofeedback wird als psychologisches Behandlungsverfahren bei MS-Patienten zur Schmerztherapie eingesetzt. Das Ziel ist eine Veränderung bestimmter Verhaltensweisen, bewusster und unbewusster Reaktionen, eine Minderung des Schmerzempfindens und eine Änderung gedanklicher Schmerzbewertung.
Das Verfahren hilft nachweislich bei einer Blasen- und Darmschwäche sowie einer Verkrampfung des Schließmuskels.
Man hatte beobachtet, dass jede Veränderung des körperlichen Zustandes mit einer Veränderung der geistig-emotionalen Vorgänge einhergeht und umgekehrt. Durch bewusste Wahrnehmung von Körperreaktionen kann es möglich werden, diese zu beeinflussen. Der Tastsinn hilft z. B. mit, ungewohnte Bewegungsabläufe, zum Beispiel für Rechtshänder das Hantieren mit der linken Hand, zu erlernen. Viele Körperfunktionen, etwa die Muskelspannung, laufen jedoch unbewusst ab, werden ständig unbemerkt kontrolliert und den Bedürfnissen angepasst. Mit den Biofeedback-Geräten, die als »Ersatzsinnesorgane« dienen, können diese Vorgänge erfahrbar gemacht werden und sind eventuell zu beeinflussen. Sie melden das Ablaufen der unbewusst von Nervenreizen gesteuerten Körperfunktionen so an den Patienten, dass dieser sie wahrnehmen und verändern kann.

Was ist »Biofeedback« genau?

Es handelt sich um ein Verfahren, mit dessen Hilfe normalerweise unbewusst ablaufende körperliche und seelische Prozesse erfasst und der bewussten Wahrnehmung zugänglich gemacht werden. Mit etwas Übung kann man lernen, bisher automatisch ablaufende Reaktionen willentlich zu beeinflussen und zu steuern. Gleichzeitig wird damit das Selbstvertrauen gestärkt. Biofeedback wird üblicherweise zur Unterstützung von Entspannungstechniken und psychologischen Behandlungen angewendet. Man setzt es auch ein, um Schmerzen zu verringern, die durch Muskelverspannung oder innere Spannung entstehen, z. B. chronische Rückenschmerzen (bislang kein wissenschaftlicher Wirkungsnachweis) und spastischer Schiefhals. Auch bei direkt ausgelösten Krankheiten wie Blasen- oder Darmschwäche (Inkontinenz), Bewegungsstörungen und Lähmungen nach einem Schlaganfall wird es eingesetzt. Nachgewiesenermaßen reduziert Biofeedback das Einnässen. Bei rheumatoider Arthritis lindert es als Ergänzung zur Standardtherapie die Schmerzen und verbessert die Funktion der Gelenke. In der Schlaganfall-Nachbehandlung reduziert es den Grad der einschränkenden Behinderungen beim Gehen und bei der Handfunktion. Auch bei gewöhnlicher Verstopfung und Anismus (der Schließmuskel zieht sich bei der Stuhlabgabe zusammen statt zu entspannen), einer häufigen Ursache von Verstopfung, hilft Biofeedback, die Muskeln und damit auch den Schließmuskel zu entkrampfen.

Sichtbar gemacht werden die körperlichen Prozesse durch Messung der elektrischen Leitfähigkeit oder des Widerstands der Haut, der Körpertemperatur, der Pulsfrequenz, des Blutdrucks, der Muskelspannung, der Gehirnströme oder der Atemfrequenz und -tiefe mit einem sogenannten »Biofeedback-Gerät«. Damit werden unsichtbare Körperdaten in ein sicht- oder hörbares Signal umgewandelt. Diese Signale zeigen dem Übenden an, ob er sich dem gewünschten Ziel nähert oder sich eher davon entfernt. Das motiviert zum aktiven Training. Diesen Anreiz kann man verstärken, indem z. B. ein Kontostandsanzeiger am Bildschirm verrät, ob man sich verbessert oder verschlechtert hat. Bei Erfolg können Pluspunkte vergeben werden.

Für die unterschiedlichen Messgrößen gibt es jeweils passende Geräte, die oft einen Papierausdruck der Werte erstellen können. Für den Alltag gibt es neben den Standgeräten auch tragbare Handapparate.

Auf Dauer will man einen gewünschten Zustand auch ohne das Gerät – durch die reine Vorstellung – erreichen. Für MS-Patienten wäre es hier natürlich wünschenswert, den Muskeltonus korrigieren zu können.

Wie wird das Verfahren angewandt?

Man übt in bequemer, leichter Kleidung im Sitzen oder Liegen. Ein oder auch mehrere Sensoren werden an der entsprechenden Körperoberfläche befestigt und mit dem Biofeedback-Gerät verbunden.

Zum Beispiel werden bei Blasenschwäche die Sensoren im Bereich der Beckenbodenmuskeln angelegt, deren Anspannung der Bildschirm anhand einer Kurve wiedergibt. Durch die sichtbaren Veränderungen lernt man, die Funktion dieser Muskulatur zu stärken.

Um Stress zu reduzieren, werden über Kopfhörer angenehme Musik und Anleitungen zur Entspannung vorgespielt. Anhand von Farbmustern werden dann der Spannungszustand und dessen Veränderung angezeigt.

Hat man den jeweiligen Zielzustand erreicht, so muss man sich das damit verbundene Erleben so weit einprägen, dass es bei Bedarf willentlich und ohne äußere Rückkopplung abgerufen werden kann.

Die Dauer der ersten Biofeedback-Sitzung beträgt etwa eine Stunde. Weitere Sitzungen mit 45 Minuten Dauer werden meist im Wochenabstand durchgeführt. Die Anzahl der Behandlungseinheiten hängt von der Art der Beschwerden und der Reaktion des jeweiligen Patienten ab. Zumeist werden 4–10 Sitzungen angeboten, manchmal sind weitere Übungsserien nötig.

Manche Patienten können diese Methode nicht erlernen. Ob man zu dieser Gruppe gehört, klärt sich nach etwa sechs Sitzungen.

Mit Hilfe eines tragbaren Gerätes kann man auch zu Hause üben. Den meisten gelingt jedoch bald eine Kontrolle ohne die Hilfe eines Apparats. Jedoch wird man ohne aktive Mithilfe keinen Erfolg haben.

Wo kann man Biofeedback lernen?

Eine Biofeedback-Therapie findet man in der angewandten Psychologie und bei Ärzten in psychosomatisch orientierten Kliniken und Praxen.

Die Biofeedback-Therapeuten, d.h. Ärzte, klinische Psychologen, Physiotherapeuten, Ergotherapeuten, Krankenpfleger, Sportwissenschaftler, Logopäden, Heilpraktiker und Psychotherapeuten, werden bei der Deutschen Gesellschaft für Biofeedback ausgebildet.

Fazit

Obwohl diese Methode bei MS-Patienten bislang nur eingeschränkt untersucht wurde, bietet sie mehrfache Ansatzpunkte, die auch über die Schmerztherapie hinaus helfen könnten (weitere Informationen s. a. www.dgbfb.de).

KNEIPPTHERAPIE

Die bekannte Kneipptherapie ist ein nach dem Pfarrer *Sebastian Kneipp* benanntes Behandlungskonzept. Sie stützt sich auf die »fünf Säulen« Wasseranwendungen, pflanzliche Heilmittel, Bewegungs-, Ernährungs- und Ordnungstherapie. Sie arbeitet mit Temperaturreizen, die vor allem durch Wasser übertragen werden. Das kann zum Beispiel als kalter Guss

oder in einem Wassertretbecken geschehen.
Die Therapie erlangte im deutschsprachigen Raum ab dem 19. Jahrhundert einen großen Bekanntheitsgrad. Kneipp hatte zu seinen Lebzeiten (1821–1897) bereits erkannt, dass starke Reize, die heißes und kaltes Wasser auf die Haut ausübt, auf den ganzen Körper wirken. Wiederholte, wechselwarme Behandlungen trainieren den Körper und seine vegetativ gesteuerten Regelkreise. Die Reize, die durch Temperaturänderungen, Wasserdruck und Hautberührung zustande kommen, werden über die Haut auf darunter liegende Schichten übertragen und über das Nervensystem an innere Organe des entsprechenden Körperabschnitts weitergeleitet. Durch die wiederholte Anwendung wird Stress abgebaut.
Für MS scheint die Wasseranwendung, die als sogenannte »Hydrotherapie« im Rahmen der physikalischen Therapie in der konventionellen Medizin ihren Platz hat, erfolgversprechend. Wissenschaftlich untersucht wurde sie für MS leider bislang nicht. Es gibt etwa 100 verschiedene Wasseranwendungen. Für MS-Patienten könnten hier einige hilfreich sein. Überwärmungsbäder sowie andere Wärmeanwendungen dürften nach aktuellem Wissensstand nicht in Frage kommen. Ebenso darf man nicht vergessen, dass abwechselnde Wärme- und Kältereize das Immunsystem anregen. Da dies nicht unbedingt im Sinne einer MS-Therapie ist, kann die Kneipp-Therapie auch nicht in vollem Umfang eingesetzt werden.
Die Ernährungslehre der Kneipptherapie dagegen entspricht in etwa derjenigen, die heute nach wissenschaftlichen Gesichtspunkten als gesund angesehen wird. Die Ordnungstherapie leitet Patienten an, einen gesunden Lebensstil zu finden. Schließlich soll eine Zielvorstellung für ein sinnvolles Leben entwickelt werden. Auch diese Komponenten der Kneipptherapie sind für MS-Patienten sicher hilfreich.
Aufgrund der mangelnden Studien an MS-Patienten kann nicht dazu geraten werden, die Therapie selbsttätig zu testen. Sollten Sie jedoch die Möglichkeit haben, dies unter ärztlicher Aufsicht zu tun, z. B. während einer Reha, sind Kaltwasseranwendungen sicherlich eine gute Möglichkeit, Spastik und Fatigue zu bessern.
Kneipp wandte seine Wasserkur damals schon bei Rheuma an. Entsprechend der offensichtlichen Verwandtschaft der Erkrankung kann sie auch bei MS wirken. Eine Befürworterin der Wassertherapie nach Kneipp ist *Frau Dr. Veronica Carstens*, die Frau des ehemaligen Bundespräsidenten [23]. Sie empfiehlt Kaltwasserabwaschungen des Oberkörpers am Morgen und des Unterkörpers am Nachmittag. Dabei hält sie es für wichtig, dass man nach einer Wasseranwendung die Bewegungstherapie folgen lässt. »Sie werden erkennen, dass durch die vorangegangene kur-

ze Kälteeinwirkung die Gymnastik erleichtert wird.« Sie verweist auch auf eine wissenschaftliche Untersuchung zur Kneipp-Therapie und eine ebensolche Erklärung: »Bei einem Kältereiz in der Peripherie (z. B. durch kalte Armbäder oder Wassertreten) kommt es reflektorisch zu einer Erhöhung der Temperatur in Hirnzentren (Hypothalamus), die zu einer Ausschüttung von ACTH (ein spezielles Hormon) über die Anregung des Hypophysenvorderlappens führt. Das könnte vielleicht eine Erklärung für die besonders günstige Wirkung der Kneipp-Therapie bei MS-Kranken sein.«

Angewandt wird die Kneipp-Therapie auch bei Kreislaufproblemen, die bei MS – je nach Ausprägung – auftreten können. Dafür werden Güsse (10° – 12° C kaltes Wasser) wie Schenkel-, Rücken-, Voll-, Brust- und Armguss eingesetzt. Auch Teilbäder wie kalte Fußbäder bis zur mittleren Wadenhöhe und Wassertreten im Storchenschritt durch wadenhohes kaltes Wasser unter 15° C finden Anwendung. Man beendet das Wassertreten nach 5 – 8 Minuten oder wenn schneidender Kälteschmerz auftritt. Eine sogenannte »hydrotherapeutische Reiztherapie« wie eben beschrieben führt zu einer Optimierung von Blutzirkulation, Muskeltonus sowie Allgemeinbefinden. Diese Anwendung lässt auch eine Therapie in der Kältekammer (s. S. 75) durchaus sinnvoll erscheinen.

Fazit

In diesen Kapiteln haben Sie vieles gelesen, was für MS und alternative Therapien wichtig ist. Sie konnten sehen, dass es durchaus gefährliche Methoden gibt, jedoch auch Behandlungsformen, die eine erhebliche Verbesserung bewirken können. Sie müssen auch nicht teuer sein, um zu helfen. Dieses Buch soll dazu beitragen, dass Sie »Ihre« Methode finden, die Ihnen trotz der mehr als lästigen Erkrankung zu einer guten bis sehr guten Lebensqualität verhilft.

7
ERNÄHRUNG UND MS

Es ist nicht einfach! Zahlreiche Diäten für MS-Patienten wurden vorgeschlagen, einen nachgewiesenen Vorteil konnte man kaum finden. Man ging daher dazu über, MS-Patienten eine gesunde Ernährung nach den Richtlinien der DGE (▶ Deutsche Gesellschaft für Ernährung e.V.) zu empfehlen, das heißt eine ausgewogene, vernünftige, gesunde, fettreduzierte und vollwertige Nahrung. Dazu gehört auch, pro Woche maximal zweimal Fleisch zu essen und 2–3 Fischmahlzeiten einzuplanen.

Es gibt jedoch durchaus Nährstoffe, die sich bewiesenermaßen günstig auf die Erkrankung auswirken, so z. B. die mehrfach ungesättigten Fettsäuren. Sogar einige wissenschaftliche Untersuchungen sprechen dafür, dass hierdurch der entzündliche Prozess bei der MS positiv beeinflusst wird. Der Grund dafür ist möglicherweise, dass sie zum einen Hauptbestandteil der Markscheidensubstanz (Myelin) sind, zum anderen aber auch indirekt immunsuppressive Wirkung besitzen. Den Anteil an ungesättigten Fettsäuren in der Ernährung erhöhen kann man z. B. bereits durch einen Austausch von tierischen Fetten (Schmalz, Butter, Speck) durch pflanzliche Fette (Margarine, Leinöl etc.).

Dennoch: Das Wissen über Ernährungsweisen, die das Immunsystem verändern bzw. positiv beeinflussen, ist nach wie vor begrenzt. Welche Ernährungsformen und Inhaltsstoffe für Sie nach aktuellem Wissensstand von Nachteil bzw. Vorteil sind, erfahren Sie in den folgenden Kapiteln.

7.1 DIÄTEN OHNE NACHGEWIESENEN VORTEIL FÜR MS-BETROFFENE

Viele der empfohlenen Diäten bedeuten einen zum Teil massiven Verlust an Lebensqualität, ohne Besserung zu bringen. Dass manche dieser Ernährungsweisen zudem sehr teuer sind, verbessert die Sachlage nicht unbedingt. Richtig gefährlich wird es, wenn Mangelerscheinungen bzw. zusätzliche Gesundheitsschäden hervorgerufen werden. Auch

Wenig hilfreiche Diäten
– allergenfreie Diät
– bakterienfreie Diät nach Ihmit
– Cambridge Diät
– Eiweiß-reduzierte Diät
– Enzymtherapie (WoBe-Enzym-kombination, nach Wolf und Benitez, auch als Wobe-Mugos bezeichnet)
– Evers-Diät
– Flüssignahrungsdiäten
– Fratzer-Therapie
– Fruchtzucker-reduzierte Diät
– glutenfreie Diät
– »Immun-Milch« und »Immun-Colostrum«-Diät nach Aronson et al.
– Kaslow-Programm
– Klennersche Megavitamintherapie
– kohlenhydratfreie Diät nach Lutz und Eckel
– McDouglas-Diät
– Methanol-Hypothese nach Hentzi
– Empfehlung der essentiellen Fettsäuren nach Millar
– milchfreie Diät nach Agranoff und Goldberg
– Rohkost
– saccharosefreie Diät
– fettarme Diät nach Swank
– tabakfreie Diäten

Tab. 7.1: Diäten ohne nachgewiesene Vorteile bei MS

Vitamigaben brachten keine positive Wirkung.

Zu den wenig hilfreichen Diäten zählen die in Tab. 7.1 aufgeführten (da sie zahlreich sind, in alphabetischer Reihenfolge, dann können Sie nachprüfen, ob die Ihnen empfohlene dabei ist). Folgende Nahrungsmittel oder -ergänzungen erwiesen sich ebenfalls als nicht hilfreich: Stutenmilch, Ca-EAP (Colaminphosphat, deutliche Nebenwirkungen wie Kopfschmerzen, Schüttelfrost, Fieber, Herzengegefühl und Gallengangskoliken wurden beobachtet), Neuroperm/Permselect, Pycnogenol (steigerte in einem Tiermodell des Alterns die T- und B-Zellfunktionen).

Prof. Dr. Olaf Adam weist zusätzlich darauf hin, dass es eine große Menge von »immunstärkenden Nahrungsergänzungsmitteln« gibt. Dazu gehören so geheimnisvolle Stoffe wie »Transfer Factoren«, über die außer den Herstellern kaum jemand etwas Konkretes zu sagen weiß. Ebenso haben Coenzym Q 10, Carnitin, Melatonin oder DHEA noch bei keinem Test einen Wirksamkeitsnachweis erbringen können. Das Thyroid-Hormon (ein Hormon der Schilddrüse) hat keinesfalls eine »immunstärkende« Wirkung. Unter Procain sind schwere Störungen der Blutbildung beobachtet worden.

Die »immunstärkende« Wirkung von Heilpflanzen ist zwar teilweise vorhanden, sollte aber bei MS definitiv nicht in Anspruch genommen werden. Wie Sie richtig vermuten, kann eine »Immunstärkung« die Aktivität der MS erhöhen.

Vorsicht ist immer angebracht, wenn irgendein Nahrungsergänzungsmittel gegen zahlreiche Krankheiten wirksam sein soll, so z. B. gleichzeitig gegen Allergien, Atherosklerose, Alzheimer'sche Erkrankung, Krebs, Diabetes mellitus, Entzündungserkrankungen, Parkinson und sogar noch Multiple Sklerose. Derartige Wundermittel gibt es bislang leider nicht.

Es gibt schlicht und einfach keine glaubwürdigen Beweise dafür, dass MS durch ungeeignete oder Mangelernährung verursacht wird. Trotz intensiver internationaler Forschungsbemühungen konnte man auch keinen Beleg dafür finden, dass MS ursächlich mit einem Mineralstoffmangel (z. B. Selen), einem sonstigen Nährstoffmangel wie z. B. der B-Vitamine oder einem Vitamin E-Mangel zusammenhängt.

Frau Dr. Carstens [23] weist darauf hin, dass die Evers-Diät vielen MS-Patienten hilft. Bei dieser Diätform sind nur rohe Früchte, Möhren, Haferflocken, Eier, Milch, höchstens bis 37° C erwärmt, sowie Nüsse, Sonnenblumenkerne, Kohlrabi, Sellerie, Radieschen, Rettich, Zwiebeln, Vollkornbrot, gekeimter Roggen und Weizen, auch Sauermilch, Quark, Butter, Bienenhonig und Wasser erlaubt. *Dr. Evers* war sehr streng mit seinen Patienten. Hielten sie sich nicht an seine Anweisungen (keine einzige Zigarette, keinen Kaffee, kein Stück Kuchen oder keinen einzigen Löffel Gekochtes), legte er die Behandlung nieder.

Dazu wäre anzumerken: Im Grunde handelt es sich hier um eine Rohkostdiät, die zudem ovolactovegetabil ist, das heißt: ohne Fleisch und Fisch. Bei MS-Patienten, die vor der Diät sehr viel Fleisch gegessen haben, mag diese Ernährungsform durchaus eine positive Wirkung haben. Dies kann daran liegen, dass sie – von rohen Eiern und Butter abgesehen – auch arm an Arachidonsäure (s. folgendes Kapitel) ist.

Ob man jedoch kein einziges Stück Kuchen, keinen Fisch etc. mehr essen sollte, ist fraglich. Zum einen: Wie viele Patienten halten diese Ernährungsform durch, zum anderen: Wie Sie sehen werden, sollten MS-Patienten unbedingt Fisch essen. Auch die positive Wirkung der *Waerland*-Kost, die zusätzlich Pellkartoffeln, Salate und Blattgemüse zulässt, zeigt wiederum, dass die Zufuhr von Arachidonsäure-armer Kost offensichtlich Vorteile bringt.

7.2 NAHRUNGSFETTE ZUR REDUZIERUNG DER ENTZÜNDUNGS-REAKTION

Bei allen Diäten, die für MS-Patienten empfohlen werden, scheint nur eine einzige nachweisbar positive Auswirkungen zu haben: die Reduktion der Arachidonsäure. Dazu werden Omega-3-Fettsäuren und im Besonderen Fischöle eingesetzt. *Prof. Dr. Olaf Adam:* »Die Verminderung der Arachidonsäure im Körper und die Normalisierung der überhöhten Bildung von Entzündungsstoffen (Eikosanoide) ist das Ziel der Ernährung bei Multipler Sklerose«. Er weist auf die wissenschaftliche Datenlage hin, die zeigt, dass eine Ernährung mit weniger tierischen Fetten einen besseren Verlauf der Erkrankung bringt. Darüber hinaus wirken Fischölfettsäuren ebenfalls entzündungshemmend, trotz ihrer tierischen Herkunft. Die Wirksamkeit dieser Fette ist in ihrem Gehalt an EPA (Abkürzung der Eikosapentaensäure, von Eikosa = 20 und A = Acid, engl. Säure) begründet. Sie hemmen die Entzündungsreaktion. »Die Behandlung durch die Ernährung kann noch verbessert werden durch die Wahl des richtigen Speiseöls (z. B. Rapsöl), das eine Vorstufe der entzündungshemmenden EPA enthält«, so *Prof. Dr. Adam*.

Auch eine amerikanische Studie zeigte die Vorteile dieser Ernährung: Nach Informationen der American Academy of Neurology ([1], www.lifeline.de) nahm die Schubrate in einer Gruppe von 29 Versuchsteilnehmern, die neben einer fettarmen Ernährung Omega-3-Fettsäuren in Form von 6 Fischölkapseln erhielten, deutlich ab. Nach einem Jahr registrierten die Wissenschaftler zusätzlich einen verringerten Behinderungsgrad! Aus diesen Ergebnissen folgerten die US-amerikanischen Wissenschaftler, dass zusätzlich zu einer medikamentösen Therapie (die Teilnehmer erhielten Beta-Interferon oder Glatirameracetat) eine fettarme Ernährung begleitet von Omega-3-Fettsäure-Präparaten einen positiven Effekt auf den Verlauf der Erkrankung haben kann.

Dies geht in eine ähnliche Richtung wie die der cholesterinsenkenden Statine (s. S. 41).

Für die im Folgenden dargestellte Ernährungsform spricht auch, dass in Norwegen arme Fischer drei- bis fünfmal seltener an MS erkranken als die reicheren Bauern im Inneren des Landes. Es versteht sich von selbst, welche Nahrung die armen Fischer bevorzugt zu sich nehmen... Auch in Japan und Korea entspricht die MS-Häufigkeit nur 1/10 derjenigen, die bei diesem Breitengrad üblich ist. Es scheint, als enthielte die Hauptnahrung dieser beiden Länder und der norwegischen Fischer einen Schutzfaktor, der MS verhindert.

Die biochemische Grundlage und die Benennung der beteiligten Substanzen ist nicht so ganz einfach zu verstehen. Im Folgenden soll dies verständlich gemacht werden.

GESÄTTIGTE UND UNGESÄTTIGTE FETTSÄUREN

Unter Fetten versteht man chemisch sehr unterschiedliche Verbindungen, die sich in Wasser nicht oder nicht vollständig lösen. Die meisten enthalten bis zu 98 % Triglyzeride, umgangssprachlich als **Neutralfette** bezeichnet, die im Körper u. a. als Energiespeicher dienen. Wir bilden sie direkt aus den Nahrungsfetten nach ihrer Aufnahme im Darm. Hat der Körper zu wenig davon, kann er sie in der Leber selbst aus Zucker herstellen und in den Blutkreislauf bringen.

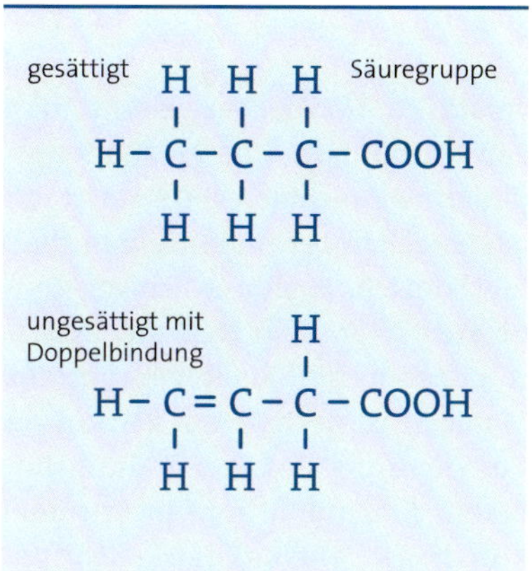

Gesättigte und ungesättigte Fettsäuren. C = Kohlenstoff, H = Wasserstoff, O = Sauerstoff

Neutralfette bestehen aus Glycerin, an das drei Fettsäuren gebunden sind. Entsprechend nennt man sie im Fachausdruck »Triglyceride« von tri = 3, womit drei Fettsäuren gemeint sind, und »Glyceride« von Glycerin. Letzteres ist immer gleich, die Zusammensetzung der Fettsäuren jedoch ist unterschiedlich.

Für die Qualität eines Fettes sind dabei nicht die Länge der Fettsäuren, sondern deren Bindungen wichtig. Sie entscheiden darüber, ob es sich um sogenannte **»gesättigte«** oder **»ungesättigte«** Fettsäuren handelt. Die beiden Begriffe stammen aus der Fachsprache der Chemie und bedeuten, dass die Kohlenstoffatome der Fettsäuremoleküle direkt miteinander verbunden sind und vier Bindungsstellen »abgesättigt« sind, das heißt: An zwei benachbarte Kohlenstoffatome sind noch zwei weitere Wasserstoffatome gebunden (s. Abb. links). Mit **»ungesättigt«** ist gemeint, dass die einzelnen Bestandteile (Kohlenstoffatome) der Fettsäure eine oder mehrere sogenannte Doppelbindung(en) eingehen, also doppelt miteinander vernetzt sind. Eine einfach ungesättigte Fettsäure ist die Ölsäure, die man in hohen Mengen in Sonnenblumenöl findet und die den Hauptbestandteil von Olivenöl ausmacht.

Sind mehrere dieser Doppelbindungen in einer Fettsäure vorhanden, spricht man von **»mehrfach ungesättigt«** (z. B. die Linol- und die Linolensäuren). Man unterteilt sie in **Omega-3-** und **Omega-6-Fettsäuren**.

Um die Lage der Doppelbindungen aufzuzeigen, benutzen Wissenschaftler den griechischen Buchstaben **Omega** oder auch **»n«**. Damit bezeichnet man das letzte Kohlenstoffatom am Ende der Fettsäurekette, sozusagen ihren Schwanz. Das letzte Kohlenstoffatom dieser Kette – Omega – trägt die Ziffer 1. Von hier zählt man die Kohlenstoffatome in Richtung Kopf – der Säuregruppe der Fettsäure – bis zur ersten Doppelbindung. Geht das dritte Kohlenstoffatom eine Doppelbindung ein, spricht man von einer **Omega-3-Fettsäure** (z. B. die Alpha-Linolensäure, Eikosapentaensäure (abgekürzt **EPA**) und Docosahexaensäure), beim sechsten Kohlenstoffatom in Richtung Kopf von einer **Omega-6-Fettsäure** (z. B. die Gamma-Linolensäure, Dihomo-y-Linolensäure, der wichtigste Vertreter:

die Linolsäure und Arachidonsäure) und beim neunten von einer **Omega-9-Fettsäure** (z. B. die Ölsäure). Die Lage der Doppelbindung entscheidet auch über die Eigenschaften der Fettsäure.

Omega-3-Fettsäuren kommen überwiegend in Raps-, Lein-, Walnuss- und Sojaöl vor, Omega-6-Fettsäuren vorwiegend in Distel-, Maiskeim- oder Sonnenblumenöl. Der Körper braucht sie unter anderem für den Aufbau von Nervenzellen, vor allem in Auge und Gehirn. Darüber hinaus sind sie die Vorstufen hormonähnlicher Stoffe, der Prostaglandine, Thromboxane und Leukotriene. Diese spielen eine wichtige Rolle bei der Regulierung von Entzündungsreaktionen.

Sowohl die Linol- als auch die Linolensäure sind sogenannte »essentielle« Fettsäuren. Das heißt: Man muss beide mit der Nahrung zuführen, um keine Mangelerscheinungen zu bekommen. Auch die EPA zählt man neuerdings dazu.

Die Arachidonsäure

Schon vor langer Zeit stellte man fest, dass sich ein übermäßiger Fleischkonsum nachteilig auf die MS auswirkt: Der Entzündungsprozess wird verstärkt. Inzwischen kennt man den Grund dafür: die entzündungsfördernde Arachidonsäure. Sie ist nur in tierischen Lebensmitteln enthalten (Fleisch, Eigelb, Milchfett, Butter etc.). Pflanzliche Nahrung ist arachidonsäurefrei! »Jede vegetarische Mahlzeit ist deshalb ein Beitrag zur Verringerung des Entzündungsförderers Arachidonsäure in unserem Körper«, so *Prof. Adam* (s. Buchtipps und Quellen im Anhang). Mit einer üblichen Mischkost nimmt man etwa 0,3 g Arachidonsäure pro Tag zu sich, mit einer vegetarisch orientierten Kost nur 0,05 g.

Dabei gibt es zwei Formen der Arachidonsäure:

1. Gebildet aus **Linolsäure**: Diese Fettsäure wird mit der Nahrung zugeführt. Die Bildung der Arachidonsäure aus ihr wird genau reguliert und die entzündungsfördernde Säure entsteht nur in sehr geringem Umfang.
2. Aus **tierischen Produkten**: Diese Form der Arachidonsäure wird direkt aufgenommen und in die

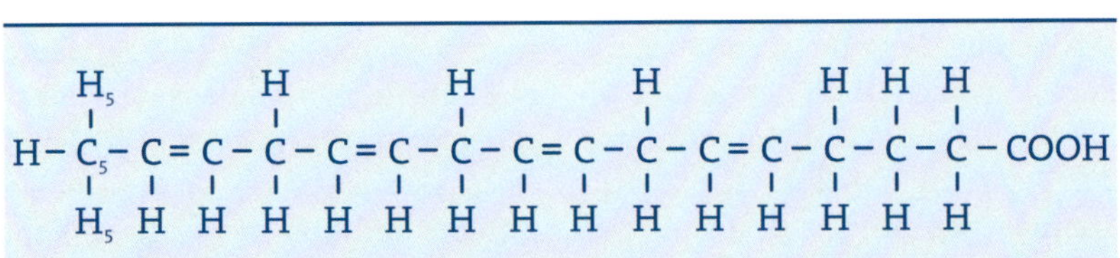

Die gefährliche Arachidonsäure, eine Fettsäure mit 20 Kohlenstoffatomen und 4 Doppelbindungen (n-6, -9, -12, -15-Fettsäure)

Zellen des Körpers eingebaut. Unser Körper nutzt sie, um daraus die bereits erwähnten Eikosanoide als Entzündungsvermittler herzustellen. Je mehr Arachidonsäure zur Verfügung steht, desto mehr von diesen entzündungsfördernden Substanzen werden gebildet! Zusätzlich entsteht daraus der Entzündungsvermittler Leukotrien B_4 (s. Tabelle 7.2, S. 112).

Viele tierische Lebensmittel sind reich an der entzündungsfördernden Säure.

Die krankhaft gesteigerte Entzündungsreaktion der MS, die auch bei anderen Krankheiten wie z. B. der rheumatoiden Arthritis auftritt, kann unterdrückt werden, indem die Arachidonsäure im Körper reduziert wird. Ernährt man sich vegetarisch (ovo-lakto-vegetarisch, das heißt mit Milch und Eiern, jedoch ohne Fleisch), kommt es im Verlauf mehrerer Monate zu einem langsamen Absinken der überschüssigen Arachidonsäure-Menge. Erst wenn deren Konzentration im Körper deutlich geringer geworden ist, zeigt diese Ernährungsform Wirkung. Dies ist nach etwa zwei Monaten der Fall. Die Abnahme der gefährlichen Säure setzt sich bis zu zwei Jahren langsam fort. Das bedeutet: Um eine dauerhafte Wirkung zu erzeugen, muss man die Ernährung langfristig umstellen.

Das ist keine schlechte Nachricht. Köstliche vegetarische Rezepte finden Sie z. B. in meinem »Anti-Krebs-

Lebensmittel (je 100 g verzehrbarer Anteil)	**mg Arachidonsäure**
Schweineschmalz	1.700
Schweineleber	490–870
Kalbsleber	352
Schweineniere	350
Eigelb	297
Durchwachsener Schinken	250
Rindertalg	240
Leberwurst	230
Rinderleber	210
Schweineherz, Hühnerkeule	190
Pute (Schlegel)	170
Huhn (Schlegel)	160
Truthahnkeule	150
Schweinebauch und Schinken geräuchert	130
Fleischwurst, Würstchen und Huhn	120
Hühnerbrust	112
Butter	110
Salami und Cervelatwurst	100
Hühnerei (gesamt)	70
Mageres Kalbfleisch (Muskelfleisch)	53
Gekochter Schinken, Kalbfleisch (Muskel), Rinderherz, Truthahnbrust	50
Rindfleisch (Lende, Schulter, Muskel)	40
Camembert, 60% F.i.Tr.	34
Schlagsahne (30% Fett)	32
Rindfleisch (Filet)	30
Emmentaler, 45% F.i.Tr.	28
Camembert, 30% F.i.Tr.	13
Saure Sahne, 10% Fett	11
Kondensmilch, 7,5% Fett	8
Speisequark, 20% Fett	5
Milch, Naturjoghurt 3,5% Fett	4
Milch, Naturjoghurt 1,5% Fett	2
Buttermilch, 1% Fett	1
Milch, 0,3% Fett, Molke, Speisequark, mager	0

Tab. 7.1: Arachidonsäuregehalt in verschiedenen Lebensmitteln

Kochbuch« und in meinem »Anti-Herzinfarkt-Ernährungsbuch«. An diesen Titeln sehen Sie schon: Mit einer derartigen Ernährung beugen Sie gleichzeitig Krebs und einer Erkrankung des Herz-Kreislaufsystems vor. Den Arachidonsäuregehalt verschiedener Lebensmittel können Sie an der Tabelle 7.1 erkennen.

Die durchschnittliche tägliche Arachidonsäureaufnahme liegt in Deutschland nach *Prof. Adam* bei 300 mg. Davon werden nur 0,1 mg verbraucht.

Die Verringerung der Arachidonsäure bzw. der aus ihr gebildeten Entzündungsstoffe kann auf drei Wegen geschehen:

1. durch Reduktion der Zufuhr
2. durch Hemmung ihrer Bildung im Körper
3. durch Hemmung der Umwandlung von Arachidonsäure in Entzündungsstoffe. Dies ist möglich durch sog. Antioxidantien und Fischölfettsäuren.

UNTER WELCHEN BEDINGUNGEN ENTSTEHT EPA?

Die verschiedenen Fettsäuren üben unterschiedliche Funktionen aus.

Aus den Fettsäuren mit 18 Kohlenstoffatomen (Linolsäure, Linolensäure) werden zum Teil Fettsäuren mit 20 Kohlenstoffatomen gebildet. Daraus entstehen dann die sogenannten Eikosanoide, die je nach der Fettsäure, aus der sie gebildet werden, entzündungshemmende oder entzündungsfördernde Wirkung haben.

Linolsäure wird zu Arachidonsäure und y-Linolensäure

Sofern nicht sehr viel **Linolsäure** zugeführt wird, wandelt ein Enzym sie in **Arachidonsäure** (im Fachbegriff Eikosatetraensäure) um. Daraus werden dann entzündungs**fördernde** Eikosanoide gebildet. Eine hohe Linolsäurekonzentration hemmt jedoch diesen Weg. Dadurch spielt die Linolsäure als Entzündungsvermittler eine untergeordnete Rolle.

Ausgangsfettsäure	Linolsäure	Linolsäure	Alpha-Linolensäure
Umwandlungsprodukt	y-Linolensäure		
Folge-Fettsäure	Dihomo-y-Linolensäure: Omega-6-Fettsäure	Arachidonsäure: Omega-6-Fettsäure	Eikosapentaensäure (EPA): Omega-3-Fettsäure
Eikosanoide	Prostaglandin D_1, E_1, F_1	Prostaglandin D_2, E_2, F_2	Prostaglandin D_3, E_3, F_3
		Thromboxan A_2	Thromboxan A_3
		Prostazyklin I_2	Prostazyklin I_3
	Leukotrien A_3, B_3, C_3, D_3	Leukotrien A_4, B_4, C_4, D_4	Leukotrien A_5, B_5, C_5, D_5
		Hydroxyfettsäuren	
		Lipoxin A, B	

Tab. 7.2: Die unterschiedlichen Produkte der Linol- und Linolensäure (dunkelblau unterlegt = entzündungsfördernd)

Ein zweiter Weg für Linolsäure ist die Bildung der **γ-Linolensäure**. Aus ihr entsteht dann Dihomo-γ-Linolensäure, die als Ausgangsstoff für die Bildung entzündungs**hemmender** Eikosanoide dient (s. Tabelle 7.2).

Alpha-Linolensäure wird zu EPA

Dagegen wird aus der Omega-3-Fettsäure **Alpha-Linolensäure** (Vorkommen siehe Tabelle 7.3) im menschlichen Stoffwechsel zu etwa 10–15 % **Eikosapentaensäure (EPA)** und ein noch geringerer Teil von etwa 4 % **DHA (Docosahexaensäure)**. Letztere ist ein wichtiger Baustein von Zellmembranen im Zentralen Nervensystem. Sowohl EPA als auch DHA werden ebenfalls in Eikosanoide – jedoch entzündungshemmende – umgebaut.

Diese wiederum hemmen die Umwandlung der Arachidonsäure in die entzündungsfördernden Substanzen. Die aus EPA entstehenden Prostaglandine, Thromboxan und Prostazyklin der 3er-Serie sowie die Leukotriene der 5er-Serie wirken entzündungshemmend, wie auch die Ausgangssubstanz Alpha-Linolensäure selbst.

Je nachdem, ob man Lebensmittel zu sich nimmt, die mehr Eikosapentaensäure bzw. Linolensäure oder mehr Arachidonsäure enthalten, entstehen entzündungsfördernde oder -hemmende Eikosanoide. Deshalb ist es so wichtig, mehr Omega-3- anstelle von Omega-6-Fettsäuren zu sich zu nehmen. Ein Verhältnis von 1:5 sollte nicht überschritten werden, um zu verhindern, dass eine große Menge entzündungsfördernder Substanzen entsteht (s. Tabelle 7.3, S. 112, Linolsäuregehalt ansteigend). Das tatsächliche Verhältnis der Omega-3- zu Omega-6-Fettsäuren beträgt in Deutschland zur Zeit ca. 1:8. Das heißt, das Ziel besteht darin, weniger Omega-6-Fettsäuren in Form von Linolsäure zu sich zu nehmen.

Keine Alpha-Linolensäure findet man in Erdnuss- und Sesamöl, Mais, Reis, Kokos- und Paranuss. Auch Walöl enthält sie nicht.

Nimmt man EPA direkt zu sich, wird sie umgehend in entzündungshemmende Eikosanoide umgewandelt. Man findet sie vor allem in Fischen (s. folgende Tabelle).

EPA hemmt die Bildung von Arachidonsäure

Die für MS-Betroffene wichtigste Eigenschaft der EPA ist ihre hemmende Wirkung auf die Bildung der entzündungsauslösenden Eikosanoide. So verhindert sie die Umwandlung von Linolsäure in die Arachidonsäue. Außerdem konkurriert EPA mit Arachidonsäure um ein spezielles Enzym, die sogenannte Cyclooxygenase. Dadurch wird die Umwandlung der Arachidonsäure in die entzündungsfördernden Mediatoren wie z. B. Thromboxan A_2 und Leukotrien B_4 gehemmt. Stattdessen entsteht aus EPA Thromboxan A_3, das die Aneinanderlagerung von Blutplättchen

Lebensmittel (je 100 g verzehrbarer Anteil)	Linolsäure [g] (Omega-6-Fettsäure)	Alpha-Linolensäure [g] (Omega-3-Fettsäure)	Verhältnis Linol-/Linolensäure
Empfohlen von der DGE	**max. 5 Teile**	**mind. 1 Teil**	**5 : 1**
Leinöl	13,1	54,2	0,2 : 1
Gemüse, Kartoffel	0–0,2	0–0,3	1–1,6 : 1
Walnussöl	18,3	12,9	1,4 : 1
Rapsöl	19,6	9,4	2 : 1
Walnuss	34	7,5	4,5 : 1
Weizenkeimöl	55,7	7,8	7 : 1
Sojaöl	53,1	7,7	7 : 1
Halbfettmargarine	12,2	1,6	8 : 1
Roggen, Weizen	0,8	0,1	8 : 1
Sojamehl, vollfett	10,7	1,4	8 : 1
Olivenöl	8,3	0,9	9 : 1
Pflanzenmargarine	17,6	2,6	9 : 1
Olivenöl	8	0,9	9 : 1
Standardmargarine	17,6	1,9	10 : 1
Sojabohne (Samen, trocken)	9,8	0,9	10 : 1
Diätmargarine	33,1	1,8	18 : 1
Hirse	1,8	0,1	18 : 1
Palmöl	10	0,5	20 : 1
Erdnüsse	13,1	0,5	26 : 1
Haferflocken	2,6	0,1	26 : 1
Sesam (trocken)	18,7	0,7	27 : 1
Gerste, Hafer	2,7	0,1	27 : 1
Cashewnüsse	7,2	0,2	36 : 1
Pistazie	7,4	0,2	37 : 1
Maiskeimöl	55	0,9	61 : 1
Mohnöl	73	1,0	73 : 1
Mohnsamen, trocken	30,7	0,4	77 : 1
Haselnüsse	8,5	0,1	85 : 1
Kürbiskernöl	49,4	0,5	100 : 1
Sonnenblumenöl	63,0	0,5	126 : 1
Traubenkernöl	65,9	0,5	132 : 1
Distelöl (Safloröl)	75	0,5	150 : 1
Sonnenblumenkerne	27,9	0,1	279 : 1

Tab. 7.3: Linol- und Alpha-Linolensäuregehalt verschiedener Lebensmittel

verhindert, und Leukotrien B_5, das im Unterschied zu Leukotrien B_4 nur schwach entzündlich wirkt.

Das Wichtigste für MS-Patienten ist somit, Arachidonsäure möglichst zu vermeiden.

Vorkommen von EPA

In tierischen Fetten findet man vor allem gesättigte Fettsäuren. Die Ausnahme bilden Fische und hier besonders sogenannte Kaltwasserfische, die viel Omega-3-Fettsäuren und vor allem EPA und DHA enthalten. Diese Stoffe halten die Zellwände elastisch, das Blut dünnflüssig und die Zellen beweglicher. Auf diese Weise ermöglichen sie, dass die Fische in dem eiskalten Meerwasser überleben können und beweglich bleiben. Besonders hohe Mengen sind in Fischen mit einem Fettgehalt über 10 % enthalten. 100 g Lachs zum Beispiel enthalten 3 g Omega-3-Fettsäuren, 100 g Thunfisch bis zu 4 g.

In Süßwasserfischen wie Forelle oder Karpfen findet man sie nur in geringen Konzentrationen. Darüber hinaus unterscheidet sich ihr Gehalt an den unterschiedlichen Fettsäuren je nach Fanggebiet und Jahreszeit.

Nehmen Menschen diese Fettsäuren auf, bleiben ihre Zellmembranen (▶ Membranen) elastisch und sie dienen als Ausgangssubstanz für die entzündungshemmenden Eikosanoide.

Aufgrund unserer üblichen Ernährung nehmen wir vorwiegend Omega-6-Fettsäuren auf. Dagegen ist in Ländern mit einem hohen Verzehr an Kaltwasserfischen der Anteil an den Omega-3-Fettsäuren höher.

Ein anderes interessantes Nahrungsmittel, das viel Omega-3-Fettsäuren enthält, ist gemäß *Prof. Olaf Adam* Wildfleisch (von Pflanzenfressern wie Reh und Hase). Er weist auf die Zusammensetzung ihres Fettes hin, die fast der von Fischen entspricht. Er führt dies auf die Grasnahrung zurück, die viel Omega-3-Fettsäuren als Vorstufe der EPA enthält. Er betont, dass es sich dabei tatsächlich um »Wildtiere« handeln muss und keine Stallhaltung dahinter stehen darf. Das heißt, man muss sich beim Einkauf erkundigen, da man es dem Wild nicht ansieht, wo es das Futter her hatte. »Wildfleisch ist wirklich eine Alternative. Wir sind auch an diese Nahrung gewöhnt, da bereits in der Steinzeit die Jäger davon gelebt haben. Bei denen war der Omega-6/Omega-3-Quotient übrigens sehr günstig: 2:1«, so *Prof. Dr. Adam*.

Ähnliches wie für Wild gilt im Übrigen auch für Rinder. Wurden sie auf der Weide gehalten und bekamen frisches Gras, enthält ihr Fleisch ebenso weit mehr Omega-3-Fettsäuren als bei Tieren, die im Stall ohne Grasfutter gehalten wurden. Auch Fische, die aus Wildtierbestand stammen, haben in der Regel mehr Omega-3-Fettsäuren in ihrem Fleisch als gezüchtete (s. Tabelle 7.4, S. 118), außer ihr Futter wurde entsprechend angereichert.

Auch bestimmte Algen enthalten EPA

Sogenannte »Neuartige Lebensmittel« müssen von der EU gemäß der »Novel Food-Verordnung« zugelassen werden. Dies geschah am 5. Juni 2003 für ein Öl aus bestimmten Mikroalgen. Der Vorteil: Es ist – obwohl nicht tierischen Ursprungs – besonders reich an EPA und vor allem DHA. Es hat keinen fischigen Beigeschmack. Es wird in sogenannten Biofermentern hergestellt. Das sind Behälter, in denen die Algen gezüchtet werden. Tatsächlich sind die Bestandteile des Öls aus den Algen fast dieselben wie diejenige aus den Fischen und können entsprechend den Fütterungsbedingungen standardisiert werden. Seefische enthalten die Omega-3-Fettsäuren, weil sie sie aus ihrer Nahrung, dem Phytoplankton (pflanzliche Kleinlebewesen) aufnehmen. Für die Fettsäuren unserer Nahrung ist es gleichgültig, woher sie stammen.

Da es sich hier um das erwähnte »neuartige Lebensmittel« handelt, wurde es vor der Zulassung ausführlich auf seine Unbedenklichkeit geprüft. Wichtig war dabei der Nachweis, dass es frei von bakteriellen Verunreinigungen, Allergenen, Giftstoffen oder sonstigen unerwünschten oder schädlichen Nebenbestandteilen ist.

Derzeit gibt es zwei Ölsorten aus Algen auf dem Markt, die von den Algen mit Namen *Schizochytrium* und *Ulkenia* stammen. Man findet sie derzeit noch sehr zögerlich, in der Regel als Zusatzstoffe zu Produkten, denen man viel Omega-3-Fettsäuren zufügen will. Man erkennt dies an der Kennzeichnung: »Enthält DHA-reiches Öl aus der Mikroalge Schizochytrium Sp.« bzw. »Ulkenia Sp.«.

Besonders interessant werden diese Algen, wenn die Meere so überfischt sind, dass man aus Wildfang keine Fischölkapseln mehr herstellen kann.

Die Arachidonsäure verdrängen

Nach allen wissenschaftlichen Erkenntnissen kann man also davon ausgehen, dass EPAs eine positive Wirkung auf die MS haben. »Sie hemmen nicht nur die Bildung von Entzündungsstoffen, sondern sie verdrängen auch die entzündungsauslösende Arachidonsäure aus dem Gewebe«, so *Prof. Dr. Adam*. Die Wirkung von EPA setzt jedoch erst langsam ein, da die im Überschuss vorhandene ungünstige Arachidonsäure erst verdrängt werden muss. Dies nimmt etwa zwei Monate in Anspruch. Erst wenn die ungünstige Arachidonsäure im Blut nur noch doppelt so hoch ist wie die Konzentration von EPA, kann mit einer Wirkung gerechnet werden.

Fische enthalten – abhängig von der Fischart – viel EPA. Um die Arachidonsäure auf die für die MS erträg-

Der bayrische Steckerlfisch (Makrele) ist nicht nur lecker, sondern EPA-reich

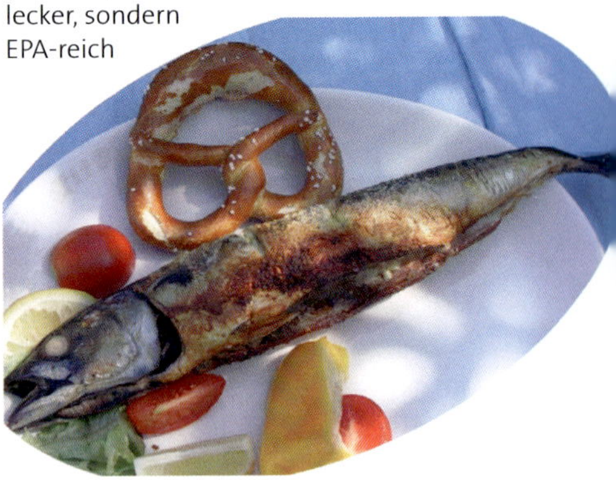

lichen Werte zu drücken, schlägt *Prof. Dr. Adam* für die ersten beiden Monate eine zusätzliche Einnahme von etwa 900 mg EPA pro Tag vor: »Fischöle werden zu Beginn am besten als Kapseln eingenommen, um eine ausreichende Versorgung sicher zu gewährleisten.« Wie viel man benötigt, erkennt man an ihrem EPA-Gehalt. Diese Menge bekommt man z. B. mit drei (3 x 180 mg EPA + 3 x Umwandlung von 150 mg alpha-Linolensäure in EPA entspricht in etwa 990 mg EPA) Kapseln Hochseefisch-Ölkonzentrat der Firma proVita, Marke Gesundform Omega-3 (1.000 mg VegaSoft-Kapseln von Gesundform, s. a. S. 176.

Die Stiftung Warentest veröffentlichte im August 2005 einen Test von Fischölkapseln. Darin konnte man lesen, dass für die Gesundform Kapseln keine Gelatine verwendet wird, sondern spezielle »Softgel-Stärke-Umhüllungen«. Diese schützen vor dem lästigen Aufstoßen (man kennt dies auch von natürlichem Fischgenuss, auch da muss man mitunter aufstoßen und hat den tranig-fischigen Geschmack des Tieres noch lange im Munde). Sie erhalten dieses Produkt in Apotheken in Österreich (PZN 305504 2) und in Deutschland (PZN 209878 2). Auch in der Schweiz bekommt man gelatinefreie Fischölkapseln (s. www.liebems.net).

Generell ist bei den Präparaten die wichtigste Kenngröße der EPA-Gehalt. Je mehr davon in der Fischölkapsel enthalten ist, desto besser ist es für die Reduzierung der Arachidonsäure. Konzentrierte und gereinigte Fischöle wie z. B. das Gesundform Hochseefisch-Ölkonzentrat enthalten 180 mg EPA/Kapsel. Dazu kommt die umgewandelte Alpha-Linolensäure.

Das Fischöl wirkt bei »vegetarisch orientierter« Kost besser. Jedoch ist ein völliger Verzicht auf Fleisch nicht anzuraten, denn es liefert wertvolles Eiweiß, Eisen und Spurenelemente (s. a. folgenden Abschnitt). Dafür reichen jedoch zwei Fleischmahlzeiten pro Woche.

Nach etwa zwei Monaten mit 900 mg EPA/Tag ist ein ausreichender Spiegel der wertvollen Fettsäure erreicht und die Dosis kann gemäß *Prof. Adam* auf 300 mg täglich reduziert werden. Von diesem Zeitpunkt an ist die alleinige Zufuhr mit der Nahrung möglich (s. Tabelle 7.4 nächste Seite). Wenn man pro Woche zwei Matjesheringe isst, so sind darin 2,1 g EPA enthalten, dies entspricht 300 mg pro Tag. Allerdings ist der EPA-Anteil in den Fischen vom Fanggebiet und natürlich von ihrem Fettgehalt abhängig. Zuchtlachse haben einen wesentlich geringeren Anteil an EPA als Kanadischer Wildlachs, da die Fütterungsbedingungen besonders großen Einfluss haben (man beachte hierzu die Eikosapentaensäuregehalte von Zucht- und Wildlachs der Tabelle 7.4).

Gleichzeitig sollte man beginnen, die richtigen Speiseöle zu verwenden. Statt der üblichen Linolsäure-reichen Öle (s. Tabelle 7.3) sollte man die Öle mit einem ausreichenden An-

	Arachidonsäure (mg/100 g verzehrfähiges Lebensmittel)	Eikosapentaensäure (= Omega-3-Fettsäure) (mg/100 g verzehrfähiges Lebensmittel)	Alpha-Linolensäure (g/100 g verzehrfähiges Lebensmittel)
Lachsöl-Konzentrat		33.000	
Lebertran		20.000	
Hering (Atlantik)	40	2.040	0,1
Bismarckhering	30	1.830	0,1
Salzhering	20	1.760	0,1
Wildlachs	300	1.400	
Thunfisch	244–280	1.380	0,2
Sardinen in Öl	90	1.200	0,2
Makrele (geräuchert)	80	1.020	0,2
Zuchtlachs	190	750	0,4
Hering (Ostsee)	60	740	0,2
Makrele	170	630	0,3
Sardine	10	580	–
Schwarzer Heilbutt, geräuchert	50	450	0,1
Hummer	10	350	0,1
Kabeljau	30	300	
Aal	120	260	0,7
Rotbarsch (Goldbarsch)	240	260	0,1
Scholle	60	250	–
Heilbutt (schwarz)	30	250	–
Seehecht (Europa)	29–30	240	–
Garnele	70	210	–
Karpfen	120	190	0,2
Forelle	30	140	–
Heilbutt (weiß)	40	140	–
Miesmuschel	70	130	–
Schwertfisch	90	130	0,2
Seelachs	10	100	–
Auster	10	90	–
Zander	20	80	–
Kabeljau (Dorsch)	20	70	–
Schellfisch	20	70	–
Flunder	10	50	–
Krebs (Flusskrebs)	20	50	–
Seezunge	20	30	–

Tab. 7.4: Arachidonsäure, Alpha-Linolensäure und EPA-Gehalt einiger Fische und Krebstiere

teil an Alpha-Linolensäure verwenden (Raps-, Walnuss- und Leinöl).
»Mit dieser Ernährung nehmen die Spiegel der Arachidonsäure langsam ab. Nach etwa sechs Monaten ist der Spiegel der EPA optimal eingestellt und bei einer an Arachidonsäure armen Ernährung genügt dann meistens die Verwendung der günstigen Speiseöle und zweimal wöchentlicher Fischverzehr.«
Dosenfisch enthält im Übrigen wesentlich weniger Omega-3-Fettsäuren als frischer Fisch (z.B. Sardinen frisch: 1,8 g, in der Dose: 1,0 g/100 g). Die Stiftung Warentest führt dies auf die aufwendige Verarbeitung zurück.

Nicht ausschließlich vegetarisch ernähren!

Prof. Dr. Adam ergänzt, dass die Zufuhr geringer Mengen an Arachidonsäure verhindert, dass der Körper selbst diese entzündungsfördernde Fettsäure bildet.
Das bedeutet jedoch auch, dass eine **ausschließlich** vegetarische Ernährung für MS-Betroffene keine Vorteile bringt.
Zweimal in der Woche Fleisch, am besten Biofleisch aus artgerechter Tierhaltung, zweimal mindestens Fisch und die restlichen Tage vegetarisch ernährt – am besten auch mit Sojagerichten (s. S. 33) – hält die Arachidonsäure-Zufuhr niedrig.
Wenn man dann beim Kochen noch besonders auf eine schonende Zubereitung achtet, die Vitamine, Mineralstoffe und Spurenelementen erhält, kann man ernährungsmäßig kaum mehr tun, um die MS »in Schach zu halten«. Selbstverständlich sind leere Energielieferanten wie Alkohol, weißes Mehl und Zucker ebenfalls nicht anzuraten.
Entsprechend ist die Empfehlung einer tierfettreduzierten sowie fisch- und gemüsereichen Kost bei MS sogar aus wissenschaftlichen Daten heraus durchaus gerechtfertigt.

Omega-3-Fettsäuren besser nur nach Rücksprache mit Ihrem Arzt!

So positiv sich Omega-3-Fettsäuren und insbesondere EPA auf die MS auswirken können, so vorsichtig sollte man auch mit ihrem Verzehr sein. Denn Omega-3-Fettsäuren können in hohen Dosen Nebenwirkungen haben. Diese treten allerdings erst bei hohen Dosierungen von mehr als 3 g pro Tag auf. Dennoch: Vorsicht ist die Mutter der Porzellankiste: Sprechen Sie mit Ihrem Arzt darüber.
Bei Einnahme höherer Konzentrationen von Omega-3-Fettsäuren können sich die Fließeigenschaften des Blutes verändern, die Blutungszeit kann verlängert und damit das Blutungsrisiko erhöht werden. Besonders wichtig ist es daher, es Ihrem Arzt zu sagen, wenn Sie eine Kortisoninfusion bekommen. In diesem Rahmen wird in der Regel Heparin gegeben, um das Blut zu verdünnen und eine Thrombose zu verhindern. Ob dies dann noch erforderlich ist, muss

Ihr Arzt entscheiden. Auch kann bei Diabetikern die Blutzuckereinstellung möglicherweise erschwert sein.
Sollte Ihnen übel werden oder sollten Sie sich sogar übergeben müssen, haben Sie zuviel des Guten getan: Dosis reduzieren!
Omega-3-Fettsäuren wirken auf das Immunsystem, indem sie die Funktionen der weißen Blutkörperchen (Leukozyten) und in geringem Ausmaß die körpereigene Abwehr reduzieren. Genau das ist bei MS erwünscht und wird üblicherweise mit Medikamenten erreicht. Vereinzelt wurde auch über Herzrhythmusstörungen und eine Erhöhung des LDL-Cholesterolspiegels berichtet. Daher sollten Sie Ihren Arzt vor der Einnahme auch auf bestimmte Fettstoffwechselstörungen hinweisen.

Begrenzung der Fettmengen

Sobald Sie die Höhe Ihres Arachidonsäurespiegels reduziert haben, sollten Sie außer auf die entsprechende Menge EPA auf folgende Fettsäurezufuhr achten:

Arachidonsäure: 350 mg wöchentlich, ca. 50 mg/Tag
Linolsäure: 8 g/Tag
Alpha-Linolensäure: 4 g/Tag
Gamma-Linolensäure: 1,0–2,0 g/Tag

Zusammenfassung

Folgende Fettsäuren hemmen also den Entzündungsprozess:

- Gamma-Linolensäure durch ihr Folgeprodukt, die Dihomo-γ-Linolensäure und die entsprechenden Eikosanoide.
  Gamma-Linolensäure kommt in größeren Mengen im Nachtkerzenöl und ihrer schottischen Verwandten evening primrose, dem Kernöl der schwarzen Johannisbeere, im Borretsch- und im Hanföl (6 % Gamma-Linolensäure) vor.
- Alpha-Linolensäure
- EPA, DHA und ihre Folgeprodukte, die Eikosanoide.
- hohe Mengen an Linolsäure

Um die entsprechende Fettsäurezufuhr zu erreichen, empfiehlt *Prof. Dr.*

Vorschlag	Tagesmenge	Wochensumme
Täglich einen halben Liter fettreduzierte Milch (1,5% i. d. Tr.)	10 mg Arachidonsäure	70 mg Arachidonsäure
Täglich 2 Scheiben Emmentaler Käse (40 g)	11,2 mg Arachidonsäure	78,4 mg Arachidonsäure
2 Eier pro Woche (2 x 60 g)		82 mg Arachidonsäure
2 Fleischmahlzeiten pro Woche (2 x 150 g)		120 mg Arachidonsäure
Summe:		350 mg Arachidonsäure

Tab. 7.5: Empfohlener Wochenplan für die richtige Fettzufuhr (nach Prof. Dr. Adam, »Ernährungsrichtlinien bei Multipler Sklerose« [3])

Adam den in Tabelle 7.5 dargestellten Wochenplan für die Fettzufuhr.
Mit den Empfehlungen von Prof. *Adam* nimmt man etwa 350 mg Arachidonsäure pro Woche und durchschnittlich 50 mg davon täglich zu sich. Da Arachidonsäure eine lange Verweildauer im Körper hat, kommt es nicht auf die Zufuhrmenge pro Tag, sondern pro Woche an. »Wichtig ist das Einhalten der richtigen Kost über einen langen Zeitraum, da die Wirkung über mindestens 6 Monate stetig zunimmt.« Der Vorteil dieser Kostform: Sie ist im Vergleich zu anderen Ernährungsvorschlägen sehr leicht einzuhalten.

7.3 AUCH ANTIOXIDANTIEN HEMMEN DIE ENTZÜNDUNG

Prozesse, bei denen sich Sauerstoff an Fette anlagert, spielen bei MS eine wichtige Rolle.

WODURCH ENTSTEHEN EBENFALLS ENTZÜNDUNGSAUSLÖSENDE EIKOSANOIDE?

Mehrfach ungesättigte Fettsäuren sind besonders empfindlich gegen Sauerstoffanlagerung, die durch freie ▶ Radikale ausgelöst werden. So entstehen die entzündungsfördernden Eikosanoide aus Arachidonsäure. Zu der hilfreichen Substanzklasse, die vor Sauerstoff schützt, gehören Vitamin C und E, das Provitamin ß-Carotin, verschiedene Spurenelemente wie Kupfer, Zink (hohe Gehalte in Lebensmitteln s. Tabelle 7.6) und vor allem Selen. Außerdem haben zahlreiche ▶ sekundäre Pflanzenstoffe, z. B. Polyphenole, antioxidative Wirkung.

100 g verzehrbares Lebensmittel	mg Zink
Austern	22,0
Weizenkleie	9,4
Bierhefe, getrocknet	8,0
Leinsamen	5,5
Rindfleisch Schulter	5,2
Weizenkeimlinge	17,0
Kalbsleber	8,4
Kürbiskerne	7,0
Edamerkäse	5,3
Haferflocken	4,4

Tab. 7.6: Durchschnittliche Zinkgehalte verschiedener Lebensmittel

Vitamin E (Lebensmittel mit hohen Gehalten daran finden Sie in Tabelle 7.7) befindet sich in der Zellmembran (▶ Membranen) direkt neben der Arachidonsäure. Es fängt die schädlichen Sauerstoff-Radikale ab, wobei es selbst inaktiviert wird. Unter Verbrauch von Vitamin C (s. S. 128 f.) wird es wieder in seine aktive Form gebracht. Vitamin C seinerseits wird durch einen selenhaltigen Wirkstoff regeneriert. Dieser muss wiederum durch kupfer- und zinkhaltige Wirkstoffe nachgebildet werden. Somit wirken Eisen, Zink, Kupfer und Mangan sowie Selen dadurch, dass sie Be-

100 g verzehrbares Lebensmittel	mg Vitamin E	100 g verzehrbares Lebensmittel	mg Vitamin E
Weizenkeimöl	174	Diätmargarine	67
Sonnenblumenöl raffiniert	63	Sonnenblumenkerne	51
Distelöl	44	Baumwollsaatöl	38
Maiskeimöl	34	Traubenkernöl	32
Kürbiskerne und -öl	30	Haselnüsse und Mandeln	26
Weizenkeimlinge	25	Lebertran	20
Sojaöl	17	Pflanzenmargarine	16
Lupinenöl	15	Erdnüsse	11
Erdnussöl und Standardmargarine	10	Halbfettmargarine und Walnüsse	6,0
Leinöl	5,8	Walnussöl	3,3

Tab. 7.7: Durchschnittlicher Vitamin E-Gehalt einiger Lebensmittel, mehr dazu können Sie in meinem Multi-Vitamin-Kochbuch [45] nachlesen.

100 g verzehrbares Lebensmittel	µg Selen	100 g verzehrbares Lebensmittel	µg Selen
Kokosnuss	810	Sesam	800
Schweineniere	206	Steinpilze	184
Hummer	130	Karpfen	7–130
Paranüsse	103	Languste	99
Sonnenblumenkerne	69	Sojabohnen, Sardinen	60

Tab. 7.8: Durchschnittlicher Selengehalt einiger Lebensmittel

100 g verzehrbares Lebensmittel	mg Kupfer	100 g verzehrbares Lebensmittel	mg Kupfer
Salzgurken milchsauer	8,4	Kokosnuss	0,3 – 7
Kakaopulver schwach entölt	3,8	Cashewnüsse	3,7
getrocknete Bierhefe	3,3	Weinbergschnecken	3,0
schwarzer Tee	2,5	Appenzellerkäse, 50% Fett i. Tr.	2,0
gerösteter Kaffee	1,7	Amaranth	1,6

Tab. 7.9: Durchschnittlicher Kupfergehalt einiger Lebensmittel, mehr kupferreiche Lebensmittel und mehr zu verschiedenen Mineralstoffen können Sie in meinem Mineralstoff-Kochbuch [44] nachlesen.

standteile von ▶ Enzymen sind. Die Zufuhr all dieser Substanzen sollte mit der Ernährung möglich sein. Bei einer gesunden Mischkost mit ausreichend frischem Obst und Gemüse, wie sie vorher dargestellt wurde, sollte dies gewährleistet sein.

Selen können Sie ausreichend über bestimmte Lebensmittel zuführen (s. Tabelle 7.8). Mehr dazu in meinem »Mineralstoff-Kochbuch«, hier finden Sie auch weitere Lebensmittel, die viel Selen, Kupfer und Zink enthalten (s. a. Tab. 7.8., 7.9) .

Vitamin E wirkt allgemein entzündungshemmend. Dennoch sollten weder Vitamin E noch Selen in zu hoher Menge eingenommen werden. Es gibt Hinweise, dass zuviel Vitamin E das Entzündungsgeschehen verstärken kann. Selenüberdosierungen können Vergiftungen verursachen Trotz nachvollziehbarer theoretischer Überlegungen liegen bislang keine klinischen Daten vor, die eine zusätzliche Zufuhr von Selen rechtfertigen. In einer Therapiestudie mit Selen, Vitamin C und Vitamin E stieg zwar die Aktivität der Glutathionperoxidase (ein Enzym, das antioxidativ wirkt) in Blutzellen an. Ein Effekt auf den Krankheitsverlauf war jedoch nicht erkennbar.

Da manche antioxidativ wirksamen Substanzen zum Teil immunstimulierende Wirkungen haben, ist von der Einnahme in Form von Nahrungsergänzungsmitteln ohne Rücksprache mit dem Arzt abzuraten. Eine Zufuhr über natürliche Nahrungsmittel ist in

der Regel nicht so gefährlich. Aufpassen muss man im Grunde nur bei Selen, da man es sogar mit natürlichen Lebensmitteln überdosieren kann. Dies betrifft eine überdurchschnittliche Aufnahme von Kokosnuss oder Sesam, die sehr viel von dem Mineralstoff enthalten.
Weitere natürliche Antioxidantien sind Ginkgo biloba sowie die bereits im Kapitel »Hoffnungsträger« besprochene Alpha-Liponsäure.

7.4 SEKUNDÄRE PFLANZENSTOFFE MIT ANTIOXIDATIVER WIRKUNG

Einen wichtigen Beitrag zur Abwehr von Entzündungen leisten ▶sekundäre Pflanzenstoffe. In ihrer Funktion als sog. ▶»Antioxidantien« fangen sie reaktionsfreudige und in diesem Fall gefährliche ▶»freie Radikale« ab.
Carotinoide zum Beispiel binden «freie Radikale« und werden deshalb als Radikalfänger bezeichnet. Auch Flavonoide, Phytoöstrogene, Protease-Inhibitoren und Sulfide sowie Phenolsäuren (insbesondere die Gerbsäuren) sind Antioxidantien. Dazu gehört auch das »Curcumin«, das bereits in geringen Konzentrationen wirkt. Es ist ein Bestandteil von Gelbwurz, das wiederum in Curry-Mischungen enthalten ist. Man kann es jedoch auch separat kaufen. Generell wurde beobachtet, dass es ein hohes Gesundheitsrisiko bedeutet, wenn man zu geringe Konzentrationen von Antioxidantien im Körper hat.
Zusätzlich sind sekundäre Pflanzenstoffe dafür bekannt, dass sie die antioxidative Wirkung der Vitamine A, C und E um ein Vielfaches übertreffen bzw. steigern können.
Sekundäre Pflanzenstoffe mit antioxidativer Wirkung sind z. B. **Carotinoide.** Zu den Schutzstoffen vor Radikalen gehören folgende Carotinoide: Alpha-Carotin, Beta-Carotin, Lykopin, Lutein und Zeaxanthin. Bei Pflanzen inaktivieren sie durch Lichtenergie aktivierte Substanzen und verhindern damit eine Schädigung des Gewebes. Ähnliche Schutzfunktionen diskutiert man auch für den Menschen. Im Versuch fingen sie eine aggressive Sauerstoffform ab (den sog. Singulettsauerstoff), die im Körper zu erheblichen Schädigungen der Zellen und der Erbsubstanz führt. Aus Beta-Carotinoiden und aus anderen Carotinoidvarianten kann Vitamin A gebildet werden.
Als man Versuchsteilnehmern Beta-Carotin als Einzelsubstanz gab, konnte man leider keine Wirkung feststel-

100 g verzehrbares Lebensmittel	mg ß-Carotin	100 g verzehrbares Lebensmittel	mg ß-Carotin
Aprikose getrocknet	35	rohe Karotten	7,6
Grünkohl	5,2	Hagebutte und Spinat	4,8
Honigmelone	4,7	Endiviensalat	1,7
Kaki	1,6	Rucola	1,4
Pfifferlinge	1,3	Mango	1,2

Tab. 7.10: Durchschnittlicher ß-Carotin-Gehalt einiger Lebensmittel

len. Bei den Probanden, die Beta-Carotin in Form von Karottensaft zu trinken bekamen, stellte man jedoch eine deutliche Abnahme von Erbsubstanz-Schäden in bestimmten Lymphozyten (weiße Blutkörperchen) fest.

Lykopin allein bzw. möglicherweise in Verbindung mit damit aufgenommenen Substanzen wirkt stärker antioxidativ als Beta-Carotin. Es soll sogar die Entstehung von Herzinfarkt verhindern können. Es ist hitzeunempfindlich und man findet es z. B. in Tomaten.

Auch einige **Polyphenole** schützen vor Sauerstoff, manche besonders stark. Ein Beispiel dafür ist Kaffeesäure, die z. B. effektiv hilft, indem sie geladene Metallteilchen bindet. Auch in Weizenkleie wurde man fündig, die ebenfalls Kaffeesäure enthält. Da man sich die starke antioxidative Wirkung der Weizenkleie nicht erklären kann, vermutet man, dass sich Phenolsäuren untereinander und mit anderen biologisch aktiven Inhaltsstoffen, die teilweise noch nicht einmal bekannt sind, in ihrer Wirkung gegenseitig verstärken. Die **Polyphenole in Rotwein** zeigen eine Schutzwirkung vor Sauerstoff, die wesentlich höher ist als diejenige von Weißwein. Dabei besteht die Wirkung auch, wenn der Alkohol aus dem Wein entfernt wurde. Eine andere Studie zeigte allerdings eine stärkere Wirkung von Weißwein. Aufgrund dieser Ergebnisse vermutet man, dass nicht die Polyphenole im Wein wirken, sondern andere Weininhaltstoffe dafür verantwortlich sind, wie z. B. die Hydroxyzimtsäuren.

Natives Olivenöl enthält deutlich antioxidativ wirkende Polyphenole. Mit einer durchschnittlichen mediterranen Kost werden über Oliven täglich 10 – 20 mg Polyphenole aufgenommen.

Flavonoide sind die mengenmäßig häufigsten und wirksamsten antioxidativen Inhaltsstoffe in pflanzlichen Nahrungsmitteln. Sie schützen z. B. Vitamin C in Fruchtsäften vor Sauerstoffanlagerung. Über Gemüse und Obst kann man ihre Konzentration im Körper erhöhen. Inzwischen weiß man jedoch, dass Flavonoide nur wirken können, wenn gleichzeitig Vitamin E vorhanden ist. Ernährt man sich mit Gemüse, Öl und Fisch, ist diese Kombination immer gegeben. Außerdem besitzen Zubereitungen aus **Artischocken**blättern, die reich an Flavonoiden sind, antioxidative Eigenschaften. Auch Äpfel sind für ihren Flavonoidgehalt bekannt.

Einige **Sulfide,** vor allem diejenigen aus **Zwiebeln** und **Knoblauch,** schützen selbst zwar nicht vor Sauerstoff, sie sorgen jedoch dafür, dass ein spezielles Enzymsystem gebildet wird, das antioxidative Wirkungen hat. Neben **rohen Zwiebeln** schützt auch **Rettich** die roten Blutkörperchen vor Sauerstoffanlagerung an die zelleigenen Fette.

Als man einige **Obst- und Gemüsearten** auf ihre antioxidative Wirkung testete, zeigte **roter Traubensaft** die stärkste Wirkung, gefolgt von **Grapefruit-,** Tomaten-, Orangen- und Apfelsaft. Rotwein entspricht der Wirkung von rotem Traubensaft. Bei Obst waren Erdbeeren besonders wirksam, gefolgt von Kiwi. Das enthaltene Vitamin C macht dabei nur einen Bruchteil (ca. 15 %) der Wirkung aus. Die sekundären Pflanzenstoffe haben den größten Anteil daran.

Bei Gemüse haben aufgrund der Verzehrmenge Kartoffeln den größten Effekt, aber auch **Grünkohl** und **Knoblauch** zeigten antioxidative Schutzmechanismen. Auffallend war in den Versuchen die Wirkung von **grünem** und **schwarzem Tee.** Diese Wirkung wird durch Zugabe von Milch aufgehoben. Auch Schälen und Kochen reduziert die antioxidative Wirkung von Gemüse und Obst.

Eine ausführliche Darstellung der sekundären Pflanzenstoffe würde den Rahmen dieses Buches sprengen. Mehr dazu können Sie in meinem »Anti-Krebs-Kochbuch« und »Anti-Herzinfarkt-Ernährungsbuch« nachlesen [42, 43].

7.5 SPEZIELLE NAHRUNGSMITTELINHALTSSTOFFE UND -GRUPPEN

Viele Nahrungsinhaltsstoffe sind aufgrund ihres hohen Vitamin- oder Mineralstoffgehaltes oder der reichlich vorhandenen sekundären Pflanzenstoffe für MS-Patienten besonders hilfreich. Folgende möchte ich Ihnen vorstellen:

KEIMLINGE/SPROSSEN

In Keimlingen werden alle Vitamine und Mineralstoffe mobilisiert, die die Pflanze zum Leben benötigt und die im Samen ruhiggestellt sind. Entsprechend sind sie besonders vitamin- und mineralstoffreich.

Keimlinge können Sie fertig kaufen oder selber ziehen. Letzteres hat den Vorteil, dass Sie die Samen monatelang zu Hause aufbewahren können und ohne täglichen Einkauf jederzeit frische Vitamine und Mineralstoffe zur Verfügung haben. Während des Keimvorgangs nimmt der Vitamingehalt stark zu, die Kalorien dagegen werden weniger.

Sie können die Keimlinge in einem einfachen Konservenglas mit luftdurchlässiger Gaze anziehen oder die in verschiedenen Variationen angebotenen Keimkammern nutzen, die Sie z. B. im Reformhaus oder Naturkostfachgeschäft erstehen können. (s. Bild S. 126). Keimkammern in unterschiedlicher Größe für den Single bis hin zum Mehrpersonenhaushalt und verschiedene Samen zum Keimen erhalten Sie von A. Vogel, genannt »bioSnacky«, s. a. Bezugsquellen im Anhang.

Wichtig ist, dass die Keimlinge Sauerstoff bzw. Luft bekommen, sonst beginnen sie zu schimmeln. Weizen und Senf bilden beim Keimen feine Faser-

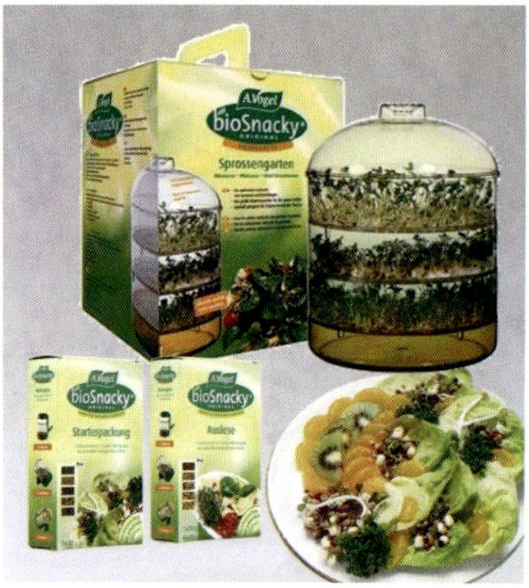

Keimen ist mit diesen Keimgeräten ganz einfach

würzelchen. Sie erinnern an Schimmel, sind jedoch harmlos. Achten Sie auf den Geruch der Keimlinge: Muffig dürfen Sie nicht riechen, dann sollten Sie sie besser wegwerfen. Generell: Vor dem Genuss noch einmal kräftig spülen und Keimlinge von Hülsenfrüchten (Sojabohne, grüne Bohnen etc.) blanchieren. Da die Keimbedingungen einen idealen Nährboden für Pilze und Bakterien bilden, sollte man diese Maßnahme auf keinen Fall unterlassen.

Ansonsten reicht es aus, die Samen am Morgen (und Abend) zu wässern und anschließend das Wasser abfließen zu lassen. Im Sommer, wenn es heiß ist, können Sie z. B. Weizenkeimlinge schon nach eineinhalb Tagen ernten, ansonsten sind drei Tage erforderlich. Im Laufe der Zeit bekommt man ein Gespür dafür und weiß, wann die Sprossen am besten schmecken. Der Keimling sollte dann etwa ½ cm lang sein. Wenn Sie bei Getreidekeimlingen grüne Triebe sehen, ist es eigentlich schon zu spät und die Keimlinge beginnen nach Gras zu schmecken.

Mit den Sprossen sparen Sie sich die ansonsten vitaminbegleitenden Schadstoffe aus Boden, Luft und Wasser. Wenn Sie sich die Samen besorgen, sollten Sie entweder zu unbehandelter Bioware greifen oder darauf achten, dass auf der Verpackung der Vermerk angebracht ist, dass die Ware zum Keimen geeignet ist. Bei konventionellen Samen, die für den Boden bestimmt sind, ist nicht auszuschließen, dass sie chemisch behandelt sind.

Welche Pflanzen eignen sich besonders zum Keimen?

Alle Getreidesorten mit Ausnahme von Hirse und Reis eignen sich zum Keimen. Auch Hülsenfrüchte, wie die Mung(o)bohne oder Kichererbsen sind günstig, außerdem Alfalfa (Luzerne), Sonnenblumenkerne, Rettich und Bockshornklee. Bei Buchweizen, Kresse und Senf sollte man die Samen auf Küchenpapier wachsen lassen. Sie sondern beim Keimen Schleimstoffe ab, die ein Zusammenkleben der Samen bewirken.

Ganz allgemein kann man sagen, dass Keimlinge vitamin- und enzymreich sind und viele Ballaststoffe sowie ▶ sekundäre Pflanzenstoffe enthalten.

Die Keimung wird von Wasser und Wärme ausgelöst, die den Stoffwechsel des Samens aktivieren. Mineralstoffe, die im Samen fest gebunden sind und kaum für uns zur Verfügung stehen, werden frei. Vitamin C bildet sich neu. Sprossen können den gesamten menschlichen Stoffwechsel aktivieren und das Immunsystem stabilisieren. Kein anderes Nahrungsmittel ist so vollwertig, kalorienarm und nährstoffreich.

Ist man Anfänger in Sachen »Keimlinge«, beginnt man am besten erst einmal mit kleinen Mengen und steigert diese allmählich. Man sagt, dass Alfalfa-, Rettich- oder Radieschensprossen für den Start leichter verdaulich sind – einen Versuch ist es wert. Weizenkeimlinge schmecken in meinen Augen jedoch besser und weisen große Mengen an Vitalstoffen wie z. B. Vitamin E auf. 2 EL entsprechen einem Drittel des Tagesbedarfs an Vitamin B1 und zwei Dritteln von Vitamin E. Sie sind außerdem ausgesprochene **Radikalenfänger.** Zusätzlich enthalten Sie viel Vitamin B_3 und außerdem weitere Vitamine des B-Komplexes. Weizenkeimlinge sind besonders reich an Kalium, Magnesium, Phosphor und anderen Mineralstoffen. Man kann sie über jeden Salat, jede Nachspeise und generell über alle Gerichte streuen, die dadurch in ihrem Nährstoffgehalt deutlich aufgewertet werden.

Mehr zu den segensreichen Wirkungen der Keimlinge finden Sie z. B. in meinem Anti-Krebs-Kochbuch und Anti-Herzinfarkt-Ernährungsbuch.

VITAMINE

Eine gute Vitaminversorgung ist nicht nur für MS-Betroffene wichtig. Mangelerscheinungen rufen die unterschiedlichsten Beschwerden hervor. Jedoch kennt man sie in Deutschland, in Österreich und der Schweiz kaum, allenfalls bei bestimmten Personengruppen. Wenn Sie mehr über Vitamine, ihre natürlichen Quellen und die Folgen einer Überdosierung wissen wollen, empfehle ich Ihnen mein »Multi-Vitamin-Kochbuch« und »Die Vitaminlüge«, erschienen bei Neumann-Neudamm. Hier gehe ich nur auf spezielle Erkenntnisse rund um diese wichtigen Nährstoffe ein, wenn sie die MS direkt betreffen.

So weiß man z. B. aus diversen Studien, dass sehr hohe und lang andauernde künstliche Vitamingaben mehr Schaden als Nutzen bringen, besser man versorgt sich auf natürlicher Basis. Solange man die Höchstgrenzen für die Vitamine A, C, und E nicht überschreitet, ist bei einer zusätzlichen Zufuhr nicht mit negativen Folgen zu rechnen. Allerdings fehlen klare Hinweise für positive Effekte dieser zusätzlichen Vitamingabe auf den MS-Verlauf.

Für Patienten mit entzündlichen Erkrankungen werden die in der folgenden Tabelle (Tab. 7.11, S. 128) angegebenen Mengen an Vitaminen und Mineralstoffen empfohlen.

	Empfohlener Wert für Gesunde (DGE)	Empfohlene Menge für Patienten mit entzündlichen Erkrankungen
Vitamin A [mg]	0,8–1,0	1,8
Vitamin C [mg]	100	200
Vitamin D [µg]	5	5
Vitamin E [mg]	15	100–1.000; je nach Autor
Kupfer [mg]	1,0–1,5	1,5–3,0; je nach Autor
Selen [µg]	30–70	100–200; je nach Autor
Zink [mg]	7–10	15–30; je nach Autor

Tab. 7.11: Empfohlene Nährstoffe für Gesunde und MS-Betroffene

Vitamin C

Das Überraschende an Vitamin C ist, dass höhere Dosen davon die ▶ Interferonbildung im Körper erhöhen. Der natürliche Abwehrstoff des Körpers hemmt jedoch auch das Zellwachstum und stimuliert das immunologische Abwehrsystem. Dennoch: zuviel Vitamin C fördert auch die Entstehung von Krebs, das heißt: mehr als 200 mg sollte man keinesfalls zu sich nehmen.

Auch schützt eine vorbeugende Einnahme von Vitamin C nicht vor Erkältung. Nur wenn man bereits erkrankt ist, hat man einen erhöhten Vitamin C-Bedarf, und erst dann hilft eine vermehrte Zufuhr davon. Dabei sollte man jedoch möglichst zur natürlichen Form in Gestalt von Kiwi, Orangen, roter Paprika oder Sanddorn greifen.

Eine weitere wichtige Eigenschaft des Vitamins ist, dass ein Mangel daran die Wasserausscheidung hemmt.

100 g verzehrbares Lebensmittel	mg Vitamin C	100 g verzehrbares Lebensmittel	mg Vitamin C
Acerolakirsche	1.700	Hagebutten	1.045
Sanddornbeeren	450	Guave	273
Sanddornbeerensaft	266	Schwarze Johannisbeere	189
rohe Petersilie	166	rote Paprika	140
Rosenkohl roh	115	Brokkoli roh	114
Rosenkohl gekocht	87	Kiwi	100

Tab. 7.12: Durchschnittlicher Vitamin C-Gehalt einiger Lebensmittel

Vitamin E

Auch an Vitamin E besteht bei entzündlichen Erkrankungen möglicherweise ein erhöhter Bedarf. Jedoch zeigten Studien keinen klaren Zusammenhang zwischen Vitamin E und MS-Verlauf. Welche Mengen in den jeweiligen Lebensmitteln in nennenswerten Mengen enthalten sind, sehen Sie in der Tabelle 10 bei den antioxidativen Wirkstoffen.

Je nach Autor der jeweiligen Vitaminempfehlungen werden unterschiedliche Mengen an Vitamin E empfohlen. So werden für Gesunde 12–15 mg davon täglich angeraten, für Patienten mit entzündlichen Erkrankungen je nach Autor dagegen schon 100–1.000 mg. Ab 200 mg kann Vitamin E nicht mehr über die Nahrung aufgenommen werden und müsste

also zusätzlich über Nahrungsergänzungsmittel zugeführt werden. Da allein schon die uneinheitlichen Werte der Fachleute dafür sprechen, dass die Empfehlungen nicht durch wissenschaftliche Studien abgesichert sind, muss jeder für sich selbst über eine zusätzliche Einnahme von Vitaminen in Tablettenform entscheiden. Besser sollte es sein, den Vitamin E-Bedarf auf natürliche Weise zu decken, insbesondere, da es die Bildung von Immunglobulinen verstärkt.
Wenn man sich für eine zusätzliche Zufuhr durch Nahrungsergänzungsmittel entscheidet, sollte man beim Kauf darauf achten, das sogenannte D-Alpha-Tocopherol zu bekommen. Manches Mal finden Sie es zusätzlich zudosiert in den Fischölkapseln.

Vitamin D

Auch an Vitamin D besteht bei MS-Betroffenen vermutlich ein erhöhter Bedarf. Das Vitamin spielt neben seinen üblichen Wirkungen auch eine Rolle bei entzündlichen Erkrankungen. Eine schlechte Versorgung damit begünstigt das Auftreten der MS und vermutlich auch ihren Verlauf. Auch zur Verhinderung von Osteoporose ist es erforderlich.
Im Winter kann in unseren Breitengraden vom Körper kein Vitamin D gebildet werden, daher sollte man den Sommer nutzen und viel ins Freie gehen. Das Vitamin nur über die Nahrung aufzunehmen, reicht nicht aus, man braucht die Sonne. In folgenden Lebensmitteln finden Sie zusätzlich Vitamin D:

100 g verzehrbares Lebensmittel	µg Vit. D	100 g verzehrbares Lebensmittel	µg Vit. D
Lebertran	300	geräucherter Aal	90
geräucherte Sprotte	32	Bückling	30
Hering (Atlantik)	27	Aal	20
Lachs	16	Schwarzer Heilbutt (Grönland)	15

Tab. 7.13: Durchschnittlicher Vitamin D-Gehalt einiger Lebensmittel

Vitamin B_1 (Aneurin)

Vitamin B_1, auch als Thiamin oder »Anti-Beri-Beri-Faktor« bezeichnet, ist auch an der Erhaltung von Nervengewebe beteiligt und spielt wie viele andere B-Vitamine eine wichtige Rolle für die Nerven.
Besonders wichtig ist auch seine Funktion für den Kohlenhydratstoffwechsel und das Nervensystem, da beides eng zusammenhängt: Das Gehirn deckt seinen Energiebedarf überwiegend aus der Zuckerverwertung (Glukose). Deshalb muss man aufpassen, dass man keine Mangelerscheinungen bekommt, die mit Neuralgien oder Nervenentzündungen einhergehen. Einen erhöhten Verbrauch von Vitamin B_1 hat man bei Rückenmarkserkrankungen.
Besonders viel Aneurin finden Sie in Hefe, Weizenkeimen und -keimlingen (s. die Beschreibung von Keimlingen am Anfang des Kapitels), Sonnenblumenkernen und Roggenkeimlingen.

Vitamin B_{12} (Cobalamin oder Cyanocobalamin)

Seltsamerweise findet man bei MS-Betroffenen öfters einen deutlichen Vitamin B_{12}-Mangel, obwohl es in vielen Nahrungsmitteln enthalten ist. Jedoch waren zwei kleine Therapiestudien mit dem Vitamin enttäuschend. Deshalb gibt es bei einer normalen Vitamin B_{12}-Versorgung keine vernünftige Basis für eine zusätzliche Vitamin B_{12}-Gabe. Da das klinische Bild der MS einen Vitamin B_{12}-Mangel kaschieren kann, sollte er dennoch auf alle Fälle ausgeschlossen werden.

Seine Funktionen und Körperreserven

Mit Hilfe von Vitamin B_{12} wird Folsäure (auch als Vitamin B_8 oder B_9 bezeichnet) in seine aktive Form umgewandelt. Außerdem gilt es als Nervenschutzvitamin, da es z. B. die Schutzhülle um die Nerven (sog. Myelinschicht) stärkt.

Die Reservekapazität für Vitamin B_{12} beträgt üblicherweise 3 – 5 Jahre. Es ist das einzige wasserlösliche Vitamin, das in der Leber über lange Zeit gespeichert wird. Bei einer Vitamin B_{12}-freien Ernährung wird der Vitamin-B_{12}-Speicher erst nach 1 – 4 Jahren um 50 % reduziert. Diese lang anhaltenden Speicher bewirken, dass Mangelsymptome erst nach jahrelanger Vitamin B_{12}-armer Ernährung beobachtet werden. Dies kann für das Nervensystem zum Problem werden, da ein anhaltender Mangel zu Lähmungserscheinungen führt, die den Symptomen der Multiplen Sklerose ähneln. Leider kann man diese Folgen definitiv nicht behandeln, weder konventionell noch alternativ. Sie sind schlichtweg nicht rückgängig zu machen.

Ohne »intrinsic Factor« keine Vitamin B_{12}-Aufnahme

Obwohl die Zufuhr an Vitamin B_{12} durch die Nahrung in der Regel ausreicht, ist ein Vitamin-B_{12}-Mangel die klinisch am häufigsten zu therapierende Vitaminmangelerkrankung. Die Ursache dafür ist oft ein Mangel am sogenannten »Intrinsic Factor«, wie dies z. B. bei einer chronischen Magen- und Darmerkrankung oder einer vorangegangene Entfernung des Magens und damit der Intrinsic-Factor-Produktion der Fall ist. Das Problem besteht darin, dass das Vitamin B_{12} zur Aufnahme im Dünndarm den von der Magenschleimhaut produzierten »Intrinsic Factor« benötigt, mit dem es eine Bindung eingeht, bis es aufgenommen wird.

Ein Vitamin-B_{12}-Mangel beeinträchtigt nahezu sämtliche Zellen des Organismus, nicht nur diejenigen des Nervensystems. Er beginnt i. d. R. mit unspezifischen Symptomen wie z. B. leichter Ermüdbarkeit, allgemeiner Schwäche und Herzklopfen. Diese Symptome können einem gravierenden Mangel um Jahre vorausgehen. Bei ausgeprägten Formen beginnen Reflexe auszubleiben, die Bewegungskoordination und das geordnete Zusammenwirken von Mus-

kelgruppen ist gestört, mit der Folge, dass z. B. der Gang torkelnd, der Stand unsicher wird.
Das Blutbild zeigt charakteristische große Blutkörperchen. Man erkennt einen Mangel auch an Zungenbrennen und Zungenentzündungen sowie an einer gelblich fahlen Haut, Kribbeln oder dem Einschlafen der Hände.
Gleichzeitig tritt meist ein Folsäure-, Thiamin-, Eisen- und Vitamin C-Mangel auf. Auch an Wechselwirkungen zwischen Vitamin B_{12} und Medikamenten muss gedacht werden.

Wie viel Vitamin B_{12} braucht man?

Um Mangelerscheinungen zu vermeiden, sollten im Mittel 3 µg ideal sein, da dieser Wert die zu erwartenden Aufnahmeverluste von 50 % berücksichtigt. Bei normaler Kost werden etwa 2 – 5 µg aufgenommen.

Wo kommt es vor? Wo besonders konzentriert?

Über 5 µg finden Sie z. B. in 100 g Schweineniere, Austern, Salz- oder Pökelhering, Kalbsherz, Hering (Ostsee), Rinderherz, Bückling, Makrele, Hering (Atlantik) und Miesmuscheln, über 3 µg in magerem Rindfleisch, Lachs (Salm) in Dosen, Thunfisch, Hühnerherz, Rotbarsch, Seelachs, Stint, Leberpastete und Camembert (30 %). Emmentaler, Lachs und Hammelfleisch (Keule) enthalten noch 3,0 µg. Mehr zu diesem wichtigen Vitamin können Sie in meinem Multi-Vitamin-Kochbuch nachlesen.

MINERALSTOFFE

Generell ist es für den Gesundheitszustand wichtig, mit Mineralstoffen – wie auch mit Vitaminen – optimal versorgt zu sein. Versuche durch Zufuhr eines einzelnen Mineralstoffes eine Besserung der MS zu bewirken, schlugen bislang jedoch fehl. Daher ist eine »Überversorgung« nicht zu empfehlen. Leider würde es in diesem Buch zu weit führen, sämtliche Mineralstoffe, ihr natürliches Vorkommen, Mangelerscheinungen etc. aufzuführen. Wenn Sie das interessiert, verweise ich auf mein Mineralstoff-Kochbuch, erschienen bei Neumann-Neudamm.
Auszugsweise finden Sie hier einige wichtige Daten zu Mineralstoffen, die für MS-Betroffene bedeutsam sind.
Ein wichtiger Mineralstoff für MS-Betroffene ist Kalzium, da sie infolge von Vitamin-D-Mangel, Inaktivität und Cortisontherapien zu Osteoporose neigen. Auch hier sollte man den Wert und Bedarf einmal feststellen lassen. Ob eine vorbeugende Kalziumzufuhr den Krankheitsverlauf beeinflusst, weiß man bislang leider nicht. Viel **Kalzium** finden sie z. B. in geräucherten Sprotten, Milchpulver, Sesam, Parmesan, Bergkäse, Appenzeller und Emmentaler.
Die antioxidativ wirkenden Spurenelemente Kupfer, Selen und Zink haben Sie bereits kennengelernt.
Wichtig für MS-Betroffene ist eine an **Magnesium** reiche Ernährung. Wie bereits dargestellt, vermag der Mineral-

stoff bei vielen MS-Betroffenen die lästigen Zuckungen am Bein (Kloni) zu beseitigen. Nahrungsmittel, die viel Magnesium enthalten, sind z. B. Weizenkleie, Sonnenblumenkerne, Kakaopulver, Kürbiskerne, Sesam- und Leinsamen sowie Weizenkeimlinge.

ENTZÜNDUNGSFÖRDERNDE NAHRUNGSMITTEL

Bislang haben Sie die Arachidonsäure und ihre Folgeprodukte als entzündungsfördernd kennengelernt. Es gibt jedoch noch zwei andere Inhaltsstoffe, auf die man achten sollte:
Alkohol fördert die Entzündungsreaktionen im Körper und wird deswegen für MS-Betroffene nicht empfohlen. Rotwein liefert zwar Antioxidantien, jedoch verstärkt Alkohol in großen Mengen das Entzündungsgeschehen, indem er die Oxidation (Sauerstoffanlagerung) der Arachidonsäure fördert. Ähnlich wirkt das **Zigarettenrauchen.**
Sicherlich schadet es nicht, wenn man ab und an ein Gläschen Wein trinkt. Mehr sollte man jedoch vermeiden.
Auch eine speziell **eiweißreiche** Diät ist für MS-Patienten wenig sinnvoll. Unsere Nahrung enthält eher zuviel Eiweiß. Es gibt auch Hinweise, dass eiweißhaltige Ablagerungen im Gehirn mögliche Mitverursacher von Krankheiten wie Alzheimer sind. Ein Überschuss an diesem Nährstoff schädigt auf Dauer die Gefäße. *Frau Wagener-Thiele* [110] stellt die Frage, ob ein Eiweißüberschuss nicht Mitverursacher von MS-Attacken ist. Das bedeutet für Sie: Fallen Sie nicht auf Werbeversprechen bzgl. Eiweißdrinks etc. herein. Sie sind als Nahrungsergänzung nicht erforderlich. Zusätzliches Eiweiß benötigen lediglich Personen, die über lange Zeit extreme Diäten durchführen, um abzunehmen. Letzteres sollte immer von einem Arzt begleitet werden.
Prof. Dr. Adam (s. Buchempfehlungen und Quellen im Anhang) weist auf die besondere Bedeutung von **Eisen** bei entzündlichen Erkrankungen hin: »Sogenannte Entzündungszellen reichern das Eisen aus der Nahrung speziell an den Orten der Entzündung an. Eine zu hohe Eisenzufuhr kann deshalb die Entzündung verstärken und den Organismus belasten«. Das bedeutet: Zusätzliches Eisen in Form von Nahrungsergänzung sollte man nur einnehmen, wenn der Arzt einen Mangel nachgewiesen hat.

7.6 BLASENENTZÜNDUNG NATÜRLICH BEHANDELN

Blasenentzündung – ein typisches Leiden vieler Frauen und MS-Betroffenen. Zum einen ist die Anatomie der Frauen schuld daran: Während beim Mann der lange Weg zur Blase vielen Bakterien zum Verhängnis wird, können Darmbakterien wie Escherichia coli diesen Weg bei Frauen leicht überwinden. Normalerweise im Darm beheimatet, sind die genannten Bakterien dort völlig harmlos, wehe jedoch, sie gelangen in die Harnröhre. In der Blase angekommen, erfreuen sie sich einer regen Vermehrungstätigkeit, und schon hat man sie wieder: die Blasenentzündung. Unterkühlung des Unterleibs, zu enge Hosen, kalte Füße und eine unzureichende Trinkmenge unterstützen die lästigen Eindringlinge.

Ja, die zwischenmenschlichen Beziehungen...

Besonders leicht bekommt Frau die Entzündung infolge von Sex. Beim Streicheln nahe der Harnröhre werden die lästigen Darmbakterien nahezu in die Blase »hineinmassiert«. Dort angekommen, beginnen sie mit ihrem Entzündungswerk. Es gibt hierzu eine direkte Bezeichnung: »Honeymoon-Infektion«, in etwa übersetzt mit »Hochzeitsreisen-Entzündung«.

Wie stellt man eine Blasenentzündung fest?

Das erste Anzeichen ist in der Regel ein Brennen beim Wasserlassen. Dann kann man versuchen, die »Biester« auf natürliche Weise wieder loszuwerden, bevor sich eine gefährliche Entzündung festsetzt. Vorsichtshalber sollte man den Erfolg jedoch anschließend vom Arzt überprüfen lassen. Üblicherweise wirkt die natürliche Methode schon nach einem Tag, dauert es länger, kann die Angelegenheit gefährlich werden.

Heutzutage benötigt man zum Feststellen einer Blasenentzündung beim Arzt nur noch Teststreifen, die man in den Urin eintaucht. Damit kann sogar der Hausarzt die Erkrankung feststellen, ohne dass man sofort den Urologen benötigt.

Schwieriger wird es allerdings, wenn nicht das eingangs erwähnte Darmbakterium die Ursache der Entzündung ist. Dies ist zwar meistens der Fall, aber auch andere Bakterien, wie »Klebsiellen«, »Staphylokokken« oder auch Mikroorganismen, die unseren Zellaufbau haben (sogenannte Eukaryonten), können unwillkommene »Gäste« der Blase sein. Dann muss aufwendig ermittelt werden, wer sich da eingenistet hat.

In beiden Fällen muss bei anschließender Verschreibung eines Antibiotikums erst getestet werden, ob die Keime empfindlich darauf reagieren.

Preiselbeersaft gegen Bakterien

Wissenschaftlich abgesichert ist, dass man der beginnenden Entzündung mit Preiselbeeren (lat. Vaccinium vitis idaea), auch Kronsbeere oder Riffelbeere genannt, wirksam begegnen kann. Dies am besten in Form von 100 % Fruchtsaft oder »Muttersaft« (s. Bild), in reiner Qualität, ohne Zusatz

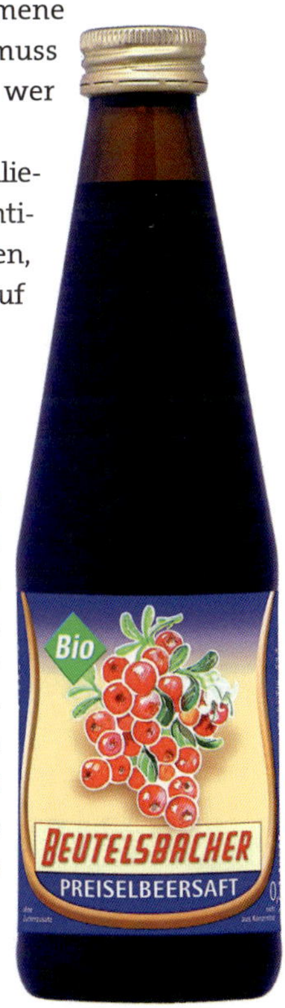

Preiselbeersaft hilft ganz natürlich!

Bild Beutelsbacher

von Zucker, Konservierungs- oder anderen Zusatzstoffen (Bezugsquelle s. Anhang). Etwa 250 ml, innerhalb kurzer Zeit (maximal einer Stunde) getrunken, vertreiben die Coli-Bakterien in der Regel aus der Blase.

Preiselbeermarmelade und ähnliche Produkte sind durch die Verarbeitung (Erhitzung, Zuckerzusatz etc.) nur noch begrenzt wirksam, da die wertvollen Inhaltsstoffe dann evtl. bereits sehr reduziert bzw. verdünnt sind.

Die Wirkung des Saftes ergibt sich zum einen aus der Ansäuerung des Harns, die die Beeren durch ihre hohen Gehalte an Säuren (z. B. Chinasäure) bewirken. Zum anderen – und das hat eine viel größere Bedeutung – verkleben die Inhaltsstoffe des Preiselbeersaftes, die sogenannten Anthocyane, die Anhängsel auf der Zelloberfläche der Escherichia coli-Bakterien. Mit diesen sogenannten Fimbrien (die Bakterien sehen dadurch aus, als hätten sie Borsten oder einen Pelz auf ihrem Zellkörper) halten sich die Bakterien an der Blasenwand fest. Sind sie verklebt, können sich die lästigen Mikroorganismen nicht mehr an der Blasenwand anheften. Beim nächsten Entleeren der Blase werden sie »hinausgespült«.

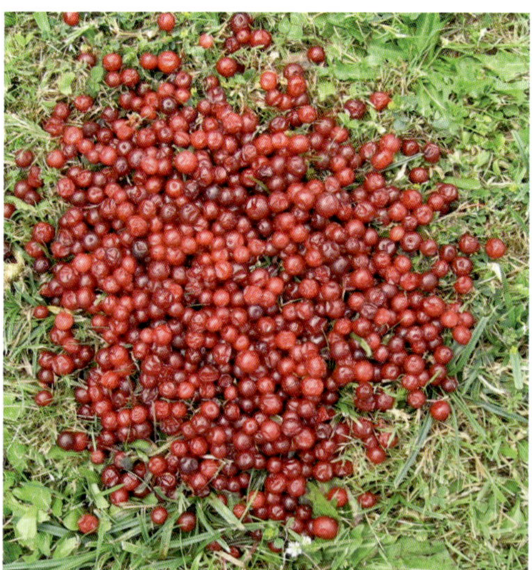

Bild Sanitas

Anthocyane, die natürlichen roten Farbstoffe der Beeren, gehören zur Substanzgruppe der Flavonoide. Sie helfen nicht nur bei Blasenentzündung, sondern sind auch als krebsvorbeugend bekannt.

Preiselbeeren gehören zur Familie der Heidekrautgewächse (Erikazeen). Sie haben ein helles, knackig-festes Fruchtfleisch und einen frischen, fruchtig-herben Geschmack. Zumeist kennt man sie als Geschmackszugabe bei Wild. Es handelt sich meist um Wildfrüchte aus Skandinavien. Sie gedeihen nur an ihrem natürlichen Standort und werden nicht kultiviert. Entsprechend hoch ist ihr Preis.

Ein weiterer Vorteil der gesunden Beeren ist, dass die Bakterien nicht resistent, das heißt unempfindlich gegen sie werden. Der Grund: Die Beeren töten die lästigen Einwanderer nicht ab. Dadurch entwickeln die winzigen Störenfriede auch keine Resistenz, das heißt: Preiselbeeren wirken, wann immer man das will, und dies auch noch besonders schnell: Bereits zwei Stunden nach der Aufnahme der Inhaltsstoffe beginnen sie zu helfen. Nach 8–12

Stunden flaut ihre Wirkung jedoch wieder ab.

Wenn man nun den Preiselbeersaft nicht mag?

Preiselbeeren und ihr Saft wirken tatsächlich, werden von manchen Menschen aber leider als nicht besonders schmackhaft empfunden. Manche haben kein Problem damit und trinken den Saft gerne oder nutzen ihn, um eine leckere Nachspeise zuzubereiten. Auch Süßen hilft unter Umständen. Wer jedoch den Saft gar nicht mag, der kann auf Tabletten ausweichen. In der Apotheke gibt es mittlerweile einige Preiselbeer-/Cranberrykonzentrate in Tablettenform zur Nahrungsergänzung, aber Achtung: Es gibt wichtige Qualitätsunterschiede, so kann z. B. der Gehalt an den natürlichen bioaktiven Anthocyanen differieren. 10 mg pro Tablette sollten es schon sein, was ungefähr mit einer Menge von 200 ml Preiselbeer- bzw. Cranberrymuttersaft vergleichbar ist. Besonders empfehlenswert sind Kombinationen aus Cranberry-/Preiselbeerextrakt und natürlichem Acerola-Vitamin C (z. B. PreiselSan+C, s. Bild und S. 173), um den lästigen Bakterien endgültig den Geschmack an ihrem neuen Wirkungsort zu verderben.

Leider werden solche natürlichen Alternativen in Form eines Nahrungsergänzungsmittels zumindest von den gesetzlichen Krankenkassen nicht übernommen. Will man die Behandlungskosten erstattet bekommen, muss man auf die Entzündung warten und sie dann von einem Arzt mit einem Antibiotikum behandeln lassen. Dies wird von der Kasse bezahlt – so unverständlich das einem auch erscheinen mag!

Vorbeugend nach den »zwischenmenschlichen Beziehungen«

Nach dem Sex sollte Frau darauf achten, dass sie die Blase entleeren kann, um gar keinen Zweifel entstehen zu lassen, dass man die lästigen Gäste nicht in dem gefährdeten Organ haben will. Hat man öfters Probleme mit einer Entzündung, kann man vorbeugend noch ein Fläschchen Preiselbeersaft trinken oder eine daraus hergestellte Tablette einnehmen.

Cranberries – helfen sie auch?

Die Cranberry (lat. Vaccinium macrocarpon AIT) ist modern. Kaum ein Hersteller von Säften oder Trocken-

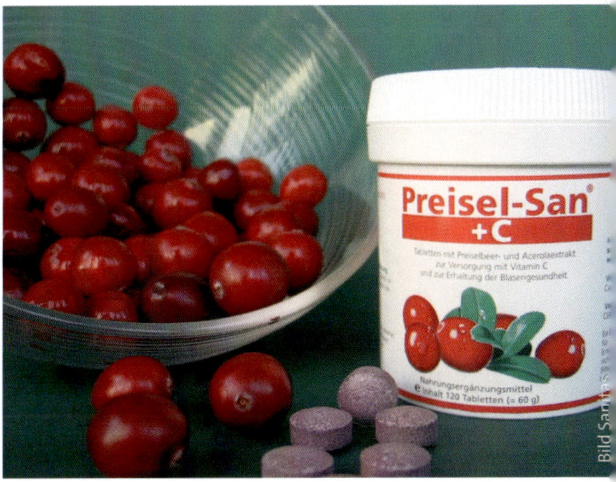

Preiselbeeren in kompakter Form

früchten verzichtet auf die Beeren (s. Bild).

Tatsächlich handelt es sich um die amerikanische Preiselbeere, die mit unserer Beere eng verwandt ist. Sie unterscheidet sich durch ihre Kultivierbarkeit und auch im Aussehen von unserer heimischen Frucht. Die gewünschten Anthocyane, also die heilenden Substanzen, enthält sie ebenso. Deshalb kann man auch die angebotenen, getrockneten Cranberries aus dem Reform- oder Kaufhaus vorbeugend als Müslimischung oder auch pur essen. Nicht nur der Blase tut dies gut. Bereits die Indianer wussten um den hohen Nährwert und die weiteren gesundheitsfördernden Wirkstoffe dieser rötlichen Beere.

Vorbeugen ist besser

So beschwerlich es ist: Der Blasenstörung mit wenig Trinken zu begegnen, ist definitiv falsch. Ein Mindestmaß an Flüssigkeit benötigt der Körper. Das sind täglich 1,5 l Flüssigkeit, von Fachleuten wird jedoch meist 2 l täglich empfohlen, auch wenn man gesund ist. Mit der Flüssigkeit werden die lästigen Bakterien automatisch aus der Blase gespült. Hat man eine Blasenentzündung, so sollte man täglich mindestes 2, besser jedoch 3 Liter trinken.

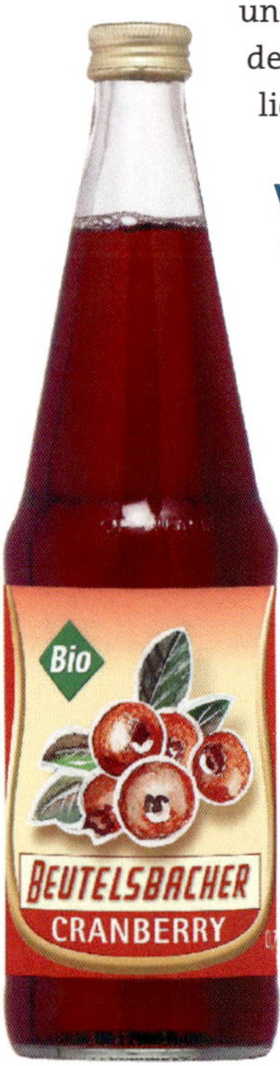

Cranberrysaft enthält ebenfalls die wertvollen Anthocyane

Bild Beutelsbacher

Andere Lebensmittel und Kräuter, die auf Niere und Blase einwirken

Es gibt weitere Gemüse- oder Obst- bzw. Beerensorten, die auf die Niere und ihre Anhangsorgane einwirken:

Gegen Harnverhaltung:

- Hier helfen die Beeren der **Eberesche** (nicht roh genießen!). Auch ihr Mus gilt als Heilmittel bei Harnbeschwerden und mangelhafter Nierentätigkeit (täglich mehrmals einen Teelöffel voll).

Gegen Infektionen:

- **Meerrettich** (Cochlearia armoracia), der zur Familie der Kreuzblütler gehört, wirkt anregend auf die Nierentätigkeit. Wichtiger ist jedoch, dass er auch bei bakteriellen Infektionen der Nieren, des Nierenbeckens und der ableitenden Harnwege hilft. Er spielt daher eine wesentliche Rolle in der Diät bei Nierenbecken- und Blasenleiden.
- Auch die **Pampelmuse** hilft aufgrund ihres hohen Zitronensäuregehalts bei Entzündung der Blase und der ableitenden Harnwege.

Harntreibend:

- Der Gehalt an ätherischem Öl sorgt dafür, dass **Sellerie** die Nierengefäße erweitert. Dadurch erhöht sich die Wasserabgabe.

- **Pfirsichsaft** und **-nektar,** das heißt: Saft mit fein vermixtem Fruchtfleisch, wirken ebenfalls harntreibend und sind damit zur Steigerung der Nierenfunktion geeignet. Dies gilt auch für einen Tee aus jungen Pfirsichblättern. Dafür nimmt man 50 g frische oder 20 g getrocknete **Pfirsichblätter** und übergießt sie mit 1 l kochendem Wasser. Man lässt sie 10 Minuten ziehen und trinkt davon dreimal täglich 1 Tasse.
- Auch die **Berberitze** und die **Hagebutte** haben harntreibende Wirkung.
- Das gilt auch für einen Tee aus den Blättern, Wurzeln und der frischen, grünen, inneren Rinde, die sich unter der oberen, grauen Rinde des **Schwarzen Holunders** befindet. Da dieser Sud jedoch in größerer Menge leicht Erbrechen hervorruft, sollte man bei Harnbeschwerden täglich nur eine Tasse trinken (ein Esslöffel Teegemisch).
- Beruhigend auf die Reizblase wirken Bärentraube, Hopfen, Sägepalme und Sonnenhut.

Der Kürbis und seine Kerne

Der Kürbis gehört zur gleichnamigen Familie (lat. Cucurbitaceae) und ist mit 800 verschiedenen Sorten eine der artenreichsten Pflanzenfamilien, die es gibt. Um die große Artenvielfalt übersichtlicher zu gestalten, haben Botaniker die vielen Arten, zu denen auch Gurken, Zucchini, der Spaghetti- und Nizzakürbis, die kleinen Zierkürbisse und Melonen gehören, in 90 verschiedene Gattungen eingeteilt. Davon gliedern sich die Kürbisse wiederum in 15 Gruppen. Für Ihre Gemüseküche spielen jedoch nur drei eine Rolle, vor allem der Gartenkürbis (Cucurbita pepo), der in Mitteleuropa angebaut wird. Dazu gehört der steirische Ölkürbis und der speziell daraus gezüchtete Arzneikürbis (Cucurbita pepo L. convar. Citrullina I. GREB. Var. styriaca I. GREB.). Es gibt ihn auf Reinheit geprüft entsprechend den Standards des Deutschen Arzneibuches (DAB).

Das Fruchtfleisch wirkt **entwässernd** und **lindert Harnwegserkrankungen.** Zusätzlich enthält es die Vitamine A, C und E. Die in ausgewogener Menge enthaltenen B-Vitamine stärken das Nervensystem.

Kürbiskerne enthalten eine hohe Dichte an Nährstoffen. Dazu gehören z. B. Eisen mit 12,5 und Magnesium mit 402 mg/100 g. Die Kerne des Kürbis sind schalenlos und oliv-dunkelgrün gefärbt. Die Kerne des Arzneikürbis sind standardisiert und weisen eine gleichbleibende Menge heilsamer Inhaltsstoffe auf. Wichtig ist, dass die Kerne den speziellen Kürbiskernwirkstoff Delta-7-Sterol liefern. Laborgeprüfte Kerne, die bezüglich der Reinheit den Standards des DAB entsprechen, erhalten Sie in der Apotheke.

Vorsichtig sollte man bezüglich der Schädlingsbekämpfungsmittel (Pestizide) sein: Durch das weit verästelte

Wurzelsystem der Kürbisse nehmen sie diese Substanzen auf und reichern sie in besonders hoher Konzentration in ihren ölhaltigen Kernen an. Deshalb kann man nur empfehlen, die Kerne in Bioqualität zu kaufen.

Kürbiskerne fördern den Aufbau und die Funktion von Muskulatur und Bindegewebe der Harnblase. Außerdem wirken sie beruhigend und entspannend auf die Blase. Man sagt, dass sie, regelmäßig über einen längeren Zeitraum eingenommen, die Beckenbodenmuskulatur und den Schließmuskel kräftigen.

Die Autorinnen *Birgit Gey-Kemper* und *Marion Adler* [55] empfehlen, täglich 2 – 3 Esslöffel Kürbiskerne zu essen und leckere Kürbiskerngerichte zu kochen. Die Kerne oder das Granulat kann man auch über das Müsli streuen.

7.7 WEITERE HILFREICHE WIRKUNGEN VON LEBENSMITTELN UND HEILKRÄUTERN

Konzentrationsschwäche

Wenn unser Nervensystem durch beruflichen oder privaten Stress, durch viel Lernen und Konzentrieren etc. stark beansprucht wird, verbraucht es besonders viele Mineralien, Vitamine und Spurenelemente. **Kürbiskerne** enthalten auch wichtige B-Vitamine in relativ hoher Konzentration. Darum hilft es bei Stress und Konzentrationsschwierigkeiten vielleicht, wenn man immer wieder ein paar Kürbiskerne kaut. Einen Versuch ist es wert.

Hilfe gegen Nervenschwäche

Zimt gewinnt man aus der roten Rinde von Zweigen eines bis zu 20 Meter hohen Baumes. Er wirkt unter anderem entzündungshemmend und hilft – am besten als Zimttinktur dreimal täglich – gegen Nervenschwäche.

Nervennahrung

Einige Nahrungspflanzen sind wegen ihres hohen natürlichen Kalk-, Phosphor- und Vitamin B-Gehalts als ideale Nervennahrung bekannt, so z. B. die **Walnuss.** Auch Haselnüsse zählen dazu, am besten geeignet sind gemahlene Nüsse.

Entzündungshemmende Ernährung

»An apple a day, keeps the doctor away!« – Jeden Tag einen **Apfel** essen, und man benötigt keinen Arzt, meint ein Sprichwort. Ob das in vollem Umfang stimmt, ist fraglich. Tatsächlich aber wirkt Apfelsaft entspannend und beruhigend. Der Nervenarzt *Georg Reid* (Schwerin) verwendete Süßmost in Verbindung mit Rohkostkuren bei allen entzündlichen Erkrankungen des Zentralnervensystems. Auch Apfeltee wird aufgrund seines nicht unbeträchtlichen Phosphorgehaltes als natürliche Nervennahrung angesehen.

Die **Heidelbeere** kann aufgrund ihrer bakterientötenden Wirkung nicht nur Durchfälle heilen, sie wirkt durch ihre Gerbstoffe auch entzündungswidrig. Dies gilt sowohl für die frischen Beeren als auch für ihren Saft oder die getrocknete bzw. eingekochte Variante.

Wie die Heidelbeere enthalten auch die Blätter der **Himbeere** und der **Brombeere** Gerbstoffe, die entzündungswidrig wirken.

Durch den hohen Vitamin B-Gehalt der **Holunderbeeren** verwendet man ihren Saft mit Erfolg bei Nervenentzündungen. Der Holundersaft wirkt direkt auf die Nervensubstanz.

Nervenschmerzen

Hier soll ein Holunderblütentee unter Zusatz von Holundermus und Honig oder Kandiszucker helfen.

Heilkräuter

Frau Dr. Veronica Carstens empfiehlt **Johanniskraut** (Hypericum), das die Nerven stärken soll und sogar bei leichten Formen der Depression eingesetzt wird. **Schafgarbe** (Millefolium) soll bei Krämpfen verschiedenster Ursache Wirkung zeigen. **Frauenmantel** (Alchemilla vulgaris) hat sich bei Entzündungen, Schlaflosigkeit und zur Stärkung der geschwächten Muskulatur bewährt. Auch **Salbei, Taubnessel, Fenchel, Hirtentäschel** und **Leinsamen** werden zur allgemeinen Funktionsverbesserung verwendet.

Die von *Frau Dr. Carstens* erwähnten Heilpflanzen werden zum Teil als Mischtee, als Säfte im sogenannten Krafttrunk oder als Tinkturen für Einreibungen empfohlen. Letzteres empfiehlt sie auch für den Rücken: je einen Tag mit Hirtentäscheltinktur und den anderen mit Schafgarbentinktur im Wechsel.

Teufelskrallenwurzel hat man leider bislang für die MS nicht untersucht. Sie ist aber in der Behandlung von chronisch-entzündlichem Rheuma seit langem als entzündungshemmend und schmerzstillend bekannt.

Indianertrank

Bereits 2001 wurde in der Mitgliederzeitschrift »Natur und Medizin« [21] auf den »Heiligen Trank der Indianer«, »Essiac« und »Flor Essence«, hingewiesen. Bei »Essiac« handelt es sich um die Originalzusammensetzung des Indianertrankes. Sie besteht aus vier Kräutern: dem kleinen Ampfer, der großen Klette, Rotulme und Rhabarberwurzel. »Flor Essence« enthält vier weitere Bestandteile: echte Brunnenkresse, Braunalge, echtes Benediktenkraut und Rotkleeblüten. Aufgrund der Braunalge findet man relativ viel Jod in dem Trank, daher wird er von Patienten mit Schilddrüsenüberfunktion u. U. nicht gut vertragen. Liegt eine Unterfunktion vor, wird gerade dieses Präparat gelobt.

Der Tee ist nicht nebenwirkungsfrei. Die Mitglieder des Vereins »Natur und Medizin« berichteten unter anderem von Sehstörungen, Schwindel und Depressionen, Übelkeit, Erbre-

chen, Appetitlosigkeit, Verstopfung oder Durchfall. Auch über Harninkontinenz, vielleicht wegen plötzlicher vermehrter Harnproduktion, liegen Beschwerden vor. Druck im Magen und oberen Darmbereich und Lymphstau wurde von Patienten beklagt, die vormals an Krebs erkrankt waren. Im Anschluss an diese Nebenwirkung traten jedoch eine Besserung und ein Gefühl wie von einer »Befreiung« ein. *Frau Dr. Carstens* rät in diesem Fall dazu, den Tee abzusetzen und danach vorsichtig mit kleineren Mengen wieder anzufangen. Für MS sind folgende Wirkungen interessant:
Linderung der Folgen von schlecht vertragenen Medikamenten, die Schmerzen und Steifigkeit in Armen und Beinen ausgelöst hatten (stand auf dem Beipackzettel). Hier hatte vorab keine andere Therapie geholfen. Gekrümmte Zehen streckten sich und das Gehen wurde erleichtert.

Entzündungshemmende Wirkungen sekundärer Pflanzenstoffe

Dass Knoblauch und Zwiebeln entzündungshemmend wirken, ist seit langem bekannt. So sind Knoblauchextrakte dafür berühmt, dass sie bei entzündlichen Erkrankungen der Atemwege und des Magens helfen. Da man davon ausgeht, dass dies auf die Beeinflussung des Arachidonsäurestoffwechsels zurückgeht, sollte diese hilfreiche Wirkung auch für MS gelten. Arachidonsäure kann über die Enzyme des Cyclooxygenasesystems zu entzündungsfördernden Prostaglandinen und über das Lipoxygenasesystem zu ebensolchen Leukotrienen verstoffwechselt werden. Ein fettlöslicher Auszug der Zwiebel erwies sich als Cyclooxygenase- und Lipoxygenase-hemmend. Als entzündungshemmende Substanz in der Zwiebel erkannte man sog. Thiosulfinate. Nicht nur sie, sondern auch die erst kürzlich identifizierten Cepaene haben eine hemmende Wirkung auf den Arachidonsäurestoffwechsel. Bei sieben synthetischen Thiosulfinaten und bei Cepaenextrakten wurde im Laborversuch eine Hemmung der durch entsprechende Substanzen ausgelösten Bewegung von menschlichen Granulozyten beobachtet.
Flavonoide, ebenfalls ▶ sekundäre Pflanzenstoffe, können die verschiedenen Symptome einer Entzündungsreaktion abschwächen. In geringen Konzentrationen blockieren sie im Laborversuch u.a. die Freisetzung von Arachidonsäure aus neutrophilen Granulozyten und hemmen so indirekt Entzündungsprozesse. Sie können auch die Schmerzempfindung beeinflussen, da sie die Bildung von Prostaglandinen durch Hemmung des Cyclooxygenasesystems verringern können.
Für Extrakte aus Zitronenschalen (nicht dem Fruchtfleisch von reifen Zitronen) konnte im Labor ebenfalls eine hemmende Wirkung gegen Cyclooxygenasen nachgewiesen werden.

Einen Hinweis auf entzündungshemmende Wirkung hat man auch bei Epigallocatechin (aus schwarzem Tee), Carnosol (eine Substanz aus Rosmarin) und Curcumin (s. S. 123). Diesen Effekt beschreibt man auch in der chinesischen Volksmedizin bei Pilzen der Gattung Ganoderma (Porlinge).

PSORALEN

Psoralen (chemisch als 5-Methoxypsoralen bezeichnet) soll eine Verbesserung des Verlaufs von MS bringen bzw. sich günstig auf die Fatigue auswirken. Der Wirkstoff ist in unterschiedlichen Mengen in Lebensmitteln enthalten und hemmt den Kaliumtransport bzw. blockiert den Kaliumkanal von Nervenzellen. Er soll Nervenfasern, wenn sie noch nicht ganz unterbrochen sind, wieder leitfähig machen können. Tatsächlich konnten Anwendungsstudien mit psoralenreichem Gemüse oder Tee erste Erfolge bei Patienten mit MS zeigen. Die erforderliche Dosis liegt bei etwa 20 mg pro Tag.

Sogar aus fachlicher Sicht wird der Verzehr psoralenhaltiger Lebensmittel zumindest in begrenztem Umfang befürwortet.

Eine Zeitlang war es »en vogue«, Ruta-Tee zu trinken. Inzwischen ist man wieder davon abgekommen, vermutlich weil das Getränk abscheulich schmecken soll. Es ist vielleicht auch besser, zwei Tassen Tee aus Angelikawurzel zu trinken als eine Tasse Ruta-Tee hinunterzuwürgen. Wer es dennoch versuchen will: Es handelt sich um die Gartenraute (Ruta graveolens). Sie gehört zur Familie der Rautengewächse und wird im Volksmund oft auch Weinraute, Edelraute, Pfingstwurzel, Krätzraute oder auch Weinkraut genannt. Die Pflanze ist selbst in Apotheken nicht leicht zu beschaffen. Wenn Sie sicher gehen wollen, dass Sie den Tee bekommen (auch die Angelikawurzel), wenden Sie sich an eine Apotheke, die auf MS spezialisiert ist, wie z. B. die Neuroapotheke (s. S. 175, www.neuroapotheke.de). Dort bekommen MS-Patienten auch Medikamente oder Tees, die sie anderswo aufgrund mangelnder Spezialisierung nicht finden. Ein Bonus-Programm sorgt obendrein dafür, dass Sie Ihre Medikamente kostengünstig beschaffen können.

Zurück zum Ruta-Tee: Wenn man den Tee über lange Zeit trinkt, muss man vorsichtig mit der Sonne sein:

Tee/ Lebensmittel	Psoralen (mg/100 g verzehrbarer Pflanzenmenge)
Gartenraute (Ruta-Tee)	bis zu 223
Angelikawurzel oder Engelswurz	bis zu 100
Pastinaken	bis zu 43
Sellerie	1,4
Petersilie	0,8
Fenchel	0,5

Tab. 7.14: Durchschnittlicher Psoralengehalt einiger Pflanzen und Teesorten (nach Prof. Adam: Ernährungsrichtlinien bei Multipler Sklerose [3])

Die Haut reagiert empfindlicher darauf, so dass bei längerem Sonnenbad durchaus Brandblasen möglich sind.

7.8 ZUSAMMENFASSUNG: DURCH DIE ERNÄHRUNG DIE ENTZÜNDUNG HEMMEN

Prof. Dr. Adam ist folgender Ansicht: »Die Verminderung der Arachidonsäure im Körper und die Normalisierung der überhöhten Bildung von Entzündungsstoffen (Eikosanoide) ist das Ziel der Ernährung bei Multipler Sklerose.« Wie das zu erreichen ist, habe ich versucht, Ihnen in den vorangegangenen Kapiteln darzustellen. Keinesfalls sollte man, Experimente mit einseitigen Kostformen oder mit »Megadosen« wagen, in der Hoffnung, viel hilft auch viel. Es steht jedoch den Untersuchungen von Prof. Adam zufolge außer Frage, dass bei immunologischen Erkrankungen wie der MS der Ernährung ein hoher Stellenwert zukommt.

»Der Verlauf der MS kann durch entsprechende Ernährung entscheidend gebessert werden. Voraussetzung ist, dass die Ernährungsmaßnahmen über einen genügend langen Zeitraum beibehalten werden.« Das heißt: Man sollte zwar nach zwei Monaten bereits eine geringfügige Besserung spüren, die in der folgenden Zeit zunimmt. Erst nach einem halben Jahr weiß man jedoch sicher, ob sich die dargestellte Ernährung positiv auf den Krankheitsverlauf auswirkt.

Folgendes sollte man für eine entzündungshemmende Kost beachten:

1. Möglichst viele Omega-3-Fettsäuren (Alpha- und Gamma-Linolensäure, Eikosapentaensäure) zu sich nehmen: Wenig über längere Zeit ist besser als viel auf einmal (s. z. B. Tabelle 7.3 und 7.4)
2. Omega-6-Fettsäuren beschränken
3. Antioxidantien verhindern die Bildung der entzündungsfördernden Eikosanoide
4. Bevorzugen Sie beim Frühstück Vollkornprodukte, z. B. Vollkornbrot oder Haferflocken, auch mit Nüssen
5. Soja/Tofugerichte sind ein guter Fleischersatz und können zwei- bis dreimal pro Woche auf dem Speisezettel stehen, damit erhöht man gleichzeitig die zugeführte Tryptophanmenge (s. Kapitel »Hoffnungsträger«, S.32)

Die »Dos und Don'ts der MS-Küche

Anhand der Tabelle 7.15 können Sie bei allen Nahrungsmitteln überprüfen, welche für MS-Betroffene geeignet sind und welche eher nicht:

Der Wochenplan auf der nächsten Seite (Tab. 7.16) hilft Ihnen darüber hinaus, eine entzündungshemmende, da arachidonsäurearme Kost einzuhalten.

Lebensmittel	Empfehlenswert	Nicht empfehlenswert
Gemüse	Alle Arten (frisch oder tiefgefroren bevorzugen), Keimlinge, Fenchel, Sellerie, frische Pastinaken, Küchenkräuter wie Schnittlauch, am besten in Bio-Qualität	Gemüse in fettreichen (Soßen-)Zubereitungen
Hülsen-früchte	Alle Arten, v.a. Soja und seine Produkte, auch Sojasahne, z.B. als „CreSoy" von Natumi, alle am besten in Bio-Qualität	
Früchte	Alle Arten (frisch oder tiefgefroren bevorzugen), am besten in Bio-Qualität	
Kartoffeln	Mit wenig Wasser gekocht, Folien- oder Pellkartoffeln, mit kalziumreichem Käse überbacken, am besten in Bio-Qualität	Pommes frites, ungeeignetes Fett bei Bratkartoffeln usw.
Brot und Brötchen	Vollkornprodukte bevorzugen	
Nährmittel und Getreideprodukte	Vollkornflocken, Vollkorn- oder Parboiled Reis, Vollkornnudeln, eifreie Teigwaren, Sojanudeln	Eierteigwaren
Kuchen und Gebäck	Trockene, fettarme Teige oder Quark-Öl-Teig mit Bratöl und pflanzlichem Ei-Ersatz, anstelle von Sahne das Sojaersatzprodukt bevorzugen	Fettgebackenes, Sahne- und Buttercremetorte
Nüsse und Kerne	Walnüsse, Haselnüsse, Mandeln, Sonnenblumenkerne, Sesam	
Getränke	Angelika-Tee, Ruta-Tee, kalziumreiche Mineralwässer (mehr als 150 mg/l), reine Fruchtsäfte, Schorlen und Gemüsesäfte, am besten in Bio-Qualität	Alkohol
Milch- und Milchprodukte	Buttermilch, Molke, fettarme Milch und Magermilch, fettarmer Kefir und weitere Sauermilchprodukte, Magerquark, Hüttenkäse, Käse mit möglichst wenig Fett i. d. Tr., dafür aber umso mehr Kalzium, am besten in Bio-Qualität	Sahne, alle fettreichen Milchprodukte, Käsesorten über 45% Fett i. d. Tr.
Fette und Öle	Lein-, Raps- und Walnussöl, Soja- und Diätmargarine, für höhere Temperaturen Bratöl, am besten in Bio-Qualität	Speck, Schweineschmalz, Gänsefett, Plattenfette, Butter
Eier	2 Eigelb pro Woche, Eiersatzstoffe, z. B. pflanzliche Bindemittel, italienische Nudeln und aus Hartweizengries hergestellte	Eihaltige Produkte, z.B. Eiernudeln, Kuchen mit viel Eiern
Fisch	EPA-reiche Kaltwasserfische aus Wildfang (s. Tabelle 7), Krusten- und Schalentiere, am besten in Bio-Qualität	Zuchtfische konventionell gezogen; mit ungeeigneten Fetten zubereitete Fische, überfischte Fischarten
Fleisch- und Wurst	2 kleine Fleischmahlzeiten pro Woche, am besten in Bio-Qualität aus artgerechter Tierhaltung	Alle Wurstsorten und fettes Fleisch mit hohen Arachidonsäuregehalten (s. Tabelle 4) oder fetter Schinken

Tab. 7.15: Die Dos and Don'ts der MS-Küche (modifiziert nach Prof. Adams »Ernährungsrichtlinien bei Multiple Sklerose« [3])

Wochenplan

	Mo	Di	Mi	Do	Fr	Sa	So
Täglich Obst und Gemüse – am besten mehrmals							
Täglich mindestens 1,5 l trinken							
Fisch (mindestens 2x pro Woche)							
Fleisch (höchstens 2x pro Woche)							
Restliche Woche vegetarische Gerichte							
Möglichst 2x wöchentlich ein Sojagericht							
In den ersten beiden Monaten täglich 900 mg EPA							

Tab. 7.16: Ein hilfreicher Ernährungs-Wochenplan für MS-Betroffene

8 TIPPS ZU SPORT UND STRESS

8.1 BEWEGUNG UND MS – WAS HILFT?

Lange Zeit wurde MS-Betroffenen geraten, körperliche Aktivität zu vermeiden. Inzwischen weiß man jedoch, dass genau das hilft, z. B. gegen Spastizität und sogar Lähmungen – und zwar zusätzlich zur Physiotherapie! Sogar bei einer Gehstrecke bis zu 100 m ist eine sportliche Betätigung durchaus möglich. Studien weisen sogar auf einen nervenschützenden Effekt hin.

Mit Hilfe eines Arm-Bein-Fahrradergometer-Trainingsprogramms mit 54 Patienten konnte sowohl eine Verbesserung der Kraft einzelner Muskelgruppen als auch eine Verbesserung der Lebensqualität beobachtet werden. Auch andere Studien zeigten eine Verbesserung der Beweglichkeit und eine Verringerung der depressiven Verstimmungen. Im Rahmen einer Studie an 114 Patienten, die zuerst stationär und später zu Hause an einem kombinierten Kraft- und Aerobictraining teilgenommen hatten, zeigte sich eine anhaltende Verbesserung der Gehgeschwindigkeit und der Ausdauer der Arme. Insgesamt stellte sich heraus, dass Muskelkraft und Durchhaltevermögen bei MS-Betroffenen durch Training verbessert werden können. Zusätzlich wird die Mobilität gesteigert.

Dabei hilft es sowohl selbst aktiv zu sein als auch sich »bewegen zu lassen«. Übungen am MOTOmed®-Rad, bei dem man sowohl aktiv treten als auch sich passiv durchbewegen lassen kann, tragen dazu bei, die Spastik zu lösen.

DIE VORTEILE DER BEWEGUNG

Zusammenfassend kann man folgende Vorteile von Sport auflisten:

Sport

- erhöht den Grundumsatz allgemein und sorgt nicht nur dadurch dafür, dass man sein Gewicht halten kann
- senkt den Cholesterinspiegel
- erhöht Kraft und Ausdauer, also die Fitness generell
- normalisiert den Blutdruck

- senkt den Blutzuckerspiegel
- verringert das Risiko für Arteriosklerose, Osteoporose und Krebs
- verbessert Herz-Kreislauf-Funktionen
- hat positive Auswirkungen auf den Fettstoffwechsel insgesamt
- kann Depressionen verhindern bzw. verringern
- verbessert die Denkfähigkeit
- stabilisiert das Immunsystem
- verbessert das Körpergefühl
- vergrößert die Lebenszufriedenheit
- steigert Lebensqualität und Lebenserwartung
- kann Beschwerden lindern und Medikamente einsparen helfen
- verringert die Fatigue und Erschöpfung sowie die Muskelschwäche
- erhöht die Beweglichkeit
- verbessert Koordination und Gleichgewicht
- erhöht das Selbstwertgefühl

Sogar bestimmte Nervenwachstumsfaktoren werden verstärkt gebildet. Die MS hat vermutlich sogar einen leichteren Verlauf und wird erst später chronisch.

Was muss man beim Sport beachten?

Frau Dr. Carstens meint, dass Bewegung ebenso wichtig ist wie die Ernährung, nur zuviel dürfe man sich nicht vornehmen: »Eine Anwendung, die heute gut vertragen wird, ist morgen vielleicht ungeeignet, weil sich inzwischen das Befinden des Kranken geändert hat.«

Tatsächlich fand man heraus, dass gemäßigtes, sogenanntes aerobes Training förderlich ist, intensives jedoch schädlich. Die Immunreaktionen nach sehr intensivem Training ähneln sogar Entzündungsprozessen.

Allein schon aufgrund des Uhthoff-Phänomens (s. Kapitel »Symptome«, S. 16) darf man nicht zuviel des Guten tun, denn durch körperliche Bewegung steigt auch die Körpertemperatur – ein wenig erwünschter Effekt bei MS. Deshalb sollte Sport nicht bei hohen Außentemperaturen ausgeübt werden. Auch ob man sich vorher abkühlen sollte, sei es durch Eisabreibungen oder eine kalte Dusche, muss man testen.

Wie viel soll man sich bewegen?

Diese Frage ist schwer zu beantworten. Man weiß, dass sich MS-Betroffene bewegen sollen, aber man weiß nicht wie viel . Auf alle Fälle sollten MS-Patienten im aeroben Bereich bleiben. Diese Problematik kann man durch ergometrische Bestimmung der optimalen Trainingsintensität lösen.

Das bedeutet: Unter Feststellung der Pulsfrequenz, der Atmung und weiterer Daten kann man herausfinden, ab wann man sich übernimmt. Bei den sogenannten »indoor-Bikes« ist oft die Möglichkeit gegeben, den Herzschlag zu beobachten, so dass man weiß, wann man »kürzer treten« muss.

2–3 mal Sport die Woche für ca. 20–30 Minuten mit 65–75% der maximalen Herzfrequenz scheinen sinnvoll zu sein. Langfristig sollten das Training kontrolliert und die Trainingsfaktoren überprüft werden, um eine Leistungssteigerung zu erreichen. Während eines Schubes sollten körperliche Anstrengungen vermieden werden. Mit dem Arzt sollte dann besprochen werden, ab wann die Übungen wieder aufgenommen werden können.

Ehrgeiz und Perfektionismus sind fehl am Platze, besser man bleibt immer ein gutes Stück unter dem Limit und gönnt sich längere Ruhepausen. Hier auf die Signale des Körpers zu achten ist wichtig. Deshalb sind Sportarten, die sich jederzeit unterbrechen lassen, besonders günstig.

WELCHE SPORTART IST GEEIGNET?

Hier kann man nur empfehlen: Gut ist, was Ihnen gut tut. Bei dem riesigen vorhandenen Sportangebot muss jede und jeder nach persönlicher Vorliebe und Fähigkeit testen, was für ihn das Beste ist. Es ist nahezu unglaublich, welche Sportarten MS-Betroffene treiben – auch Tauchen und Klettern gehören dazu. Aber auch medizinisches Fitnesstraining, bei dem nicht der Muskelaufbau, sondern die Mobilisierung im Vordergrund steht, ist geeignet. Beliebt sind vor allem Schwimmen, Joggen, Radfahren und Fitness-Training.

In den ersten Monaten nach der Diagnose oder bei stärkeren körperlichen Beeinträchtigungen bzw. in Schubphasen werden besonders ruhige, entspannende Bewegungsformen gewählt, wie Qi Gong, Tai Chi oder Yoga, die Sie bereits kennen.

Besonders empfehlenswerte Sportarten sind Ausdauersportarten wie Nordic Walking, Wandern, Joggen, Schwimmen und Radfahren. Man bezeichnet sie auch als »Lifetime-Sportarten«, da sie bis ins hohe Alter betrieben werden können.

Folgende Sportarten werden empfohlen oder durchgeführt:

Schwimmen ist die gesündeste Sportart überhaupt – zumindest für MS-Betroffene. Es trainiert den ganzen Körper und durch die langsamen Schwimmbewegungen hat man kaum ein Verletzungsrisiko. Regelmäßiges Schwimmen wirkt sich außerdem positiv auf das Lungenvolumen aus und führt zu einem regelmäßigeren Atemrhythmus. Nur bei dominanter Spastik kann der Auftrieb des Wassers zu einer Tonuserhöhung führen. Dadurch sind Schwimmbewegungen oft nicht mehr möglich. Jedoch können durch die Verringerung des Körpergewichts im Wasser Gehen oder andere Bewegungen bei manchen Betroffenen erst ermöglicht werden. In der Regel kommt es durch Schwimmen zur Reduktion der Spastik.

Sogar **Reiten** (nicht mit der Hippotherapie zu verwechseln) hat Vorteile für MS-Betroffene: Es fördert die Ausdauer, und auch die Spastik kann durch die rhythmische Bewegung möglicherweise gesenkt werden. Auch die Halte- und Rumpfmuskulatur wird gefördert und selbstverständlich die Koordination und das Gleichgewicht.

In einer neueren Studie konnte eine kurz andauernde, deutliche Verbesserung der Ausdauer mit Hilfe des **Laufbands** beobachtet werden. Auch die Spastik kann mit Hilfe einer Laufbandtherapie verringert werden.

Fahrradfahren macht vor allem im Sommer Spaß und es gibt die unterschiedlichsten Modelle, so dass jeder seinen Fähigkeiten gemäß trainieren kann – im Winter eben mit dem »Indoor-Bike«. Durch die unterschiedlichen Modelle bis hin zum Liegedreirad kann man das Training seinen individuellen Fähigkeiten anpassen.

Golf hat den Vorteil, dass es sich um ein ausdauerndes Gehen ohne Zeitdruck handelt. Der Caddy kann bei Schwierigkeiten mit dem Gehen eine große Unterstützung sein. Zusätzlich zu den bereits genannten Vorteilen von Sport allgemein wird hier die Hand-/Augenkoordination verbessert und die Rumpf- und Armmuskulatur trainiert. Auch die Konzentration wird geübt.

Sogenanntes **»Therapeutisches Klettern«** bedeutet, an einer ungefähr 2,50 m hohen Wand einzelne Bewegungsabläufe des Kletterns zu trainieren. An manchen Orten findet man auch Kletterwände, die wie senkrechte Laufbänder funktionieren, das heißt: In dem Ausmaß, in dem der Patient hochklettert, zieht es die Wand Richtung Boden. Auf diese Weise befindet sich der Patient immer nur wenige Zentimeter über der Erde. Dieser Sport verbessert z. B. die Stabilität im Stehen, das Körpergefühl und das Durchhaltevermögen.

Auch **Taucher** gibt es unter MS-Betroffenen. In Gran Canaria und auch Teneriffa gibt es sogar auf MS-Patienten spezialisierte Urlaubsdomizile (s. S. 5), die auch diese Sportart anbieten. Nach Angaben von Betroffenen fördert Tauchen die Spastiklockerung und die Stabilisierung der Rumpfmuskulatur. Sogar das Zittern soll positiv beeinflusst werden. In Kontakt 1/2006 [73] berichtete eine Betroffene von ihrem Tauchkurs am Roten Meer in Ägypten. Die Beschreibung des Korallenriffs und die »Schwerelosigkeit« machen richtig Lust darauf, es auch zu versuchen.

Nordic Walking: Bei dieser Sportart werden 90 % der Körpermuskulatur aktiviert. Unter anderem lockert es die fixierte Schultermuskulatur. Es ist ein grundlegendes Bewegungsmuster, vergleichbar mit Klettern und Krabbeln. Deshalb kann dieses Muster von vielen MS-Betroffenen leicht abgerufen werden. Der aktive Stockeinsatz verbessert den Fußabdruck beim Gehen und steigert das Gangtempo reaktiv, ohne Tonuserhöhung. Vor allem aber helfen die Stöcke, das Gleichgewicht und die Koordination zu unterstützen. Dabei muss die Länge der Hilfen an die Körpergröße an-

gepasst werden: »Körpergröße in cm x 0,68 = Stocklänge«.
Auch Denksport ist für MS-Betroffene vorteilhaft. **Schach** fördert die Konzentration!
Man sieht: Der Phantasie sind keine Grenzen gesetzt. Wie bei Gesunden gilt: Es ist wichtig die Sportart zu finden, die Spaß macht. Dann hilft Bewegung am meisten.

8.2 ENTZÜNDUNGSVERSTÄRKENDEN STRESS VERMEIDEN

Stress gehört in gewissem Ausmaß zum Leben. Leider haben manche zuviel davon, sei es, weil sie der Arbeitgeber unter Druck setzt, Kollegen mobben oder sie sich selbst überfordern etc.
Es ist jedoch wichtig zu lernen, welches Ausmaß an »Stress« man bewältigen kann und wie man seine Energien sinnvoll einsetzt. Tatsächlich kann sich die Fähigkeit, hier eine gute Balance zu finden, positiv auf den Krankheitsverlauf auswirken.

Stress wird individuell ausgelebt

Nicht nur MS-Patienten erleben Stress sehr individuell: Manche geraten schnell in Hektik, fühlen sich überfordert und unter Druck. Oft genug sieht man dann, dass bei Betroffenen mit kaum sichtbaren Beeinträchtigungen plötzlich »nichts mehr geht«. Die Folgen: Das Gangbild verschlechtert sich, die Blase macht Schwierigkeiten, die Handlungsabläufe wirken plötzlich völlig unkoordiniert. Das bedeutet nicht, dass durch eine plötzliche Belastung neue Symptome hervorgerufen werden, sondern dass bestimmte Leistungen nur »unter optimalen Bedingungen« funktionieren. Dies deshalb, weil sie – anders als vor der Erkrankung – Konzentration und eine bewusste Steuerung brauchen (z. B. um beim Gehen das Gleichgewicht zu halten). Diese »Verschlechterungen« bei Stress können auch daran liegen, dass Betroffene nicht mehr so flexibel sind und mehr Zeit brauchen, um sich auf eine neue Situation einzustellen.

DIE FOLGEN VON STRESS

Stress kann alle oxidativen Vorgänge z. B. über hormonelle Faktoren verstärken. Die Stressreaktion verknüpft das Immunsystem mit dem Nerven- und Hormonsystem. Erhält der Körper das Signal »Stress« durch die Nerven, so schütten z. B. die Nebennieren eine größere Menge des Hormons Kortisol (davon leitet sich Kortison ab) aus. Dadurch kann der Körper längere Zeit große Belastungen überstehen. Gleichzeitig bedeutet jedoch ein hoher Kortisolspiegel, dass der Körper in seiner Abwehrbereitschaft geschwächt ist und er leichter Infektionskrankheiten bekommt. Entsprechend werden Menschen, die unter hohem Druck leben, leich-

ter krank als solche mit einem geruhsamen Lebensstil. Im Grunde fördert man jedoch bei MS gerade die Herabsetzung des Immunsystems. Das erklärt sicher auch, warum es manchen Menschen in Stresssituationen sogar besser mit ihrer Krankheit geht. Man bezahlt dies oft bitter, wenn wieder ruhigere Zeiten kommen.
Außerdem kann Stress das Zittern der Hände verstärken. Hier wenn möglich die Bremse ziehen und sich Ruhe gönnen. Auch Fehlwahrnehmungen wie ▶ Parästhesien können durch psychischen oder körperlichen Stress schlimmer werden.

MS ALS FOLGE VON STRESS?

Es gibt Hinweise darauf, »dass sich aufgrund einer kontinuierlichen oder oft wiederholenden Überlastung des Körpers ▶ Autoimmunkrankheiten eher entwickeln können als bei einem ausgeglichenen Leben«, so die Stiftung Warentest . Alles, was gut tut und den Menschen spüren lässt, welche inneren Kräfte er hat, stärkt und baut die Abwehrkräfte auf. »Kaum etwas lähmt Geist und Körper mehr als das Gefühl, ohnmächtig ausgeliefert zu sein«, so die Stiftung. Generell mehren sich die Hinweise auf einen Zusammenhang zwischen belastenden Lebensereignissen und Immunprozessen bzw. der Schubaktivität bei MS. Entsprechend sind alternative Therapien zunehmend interessant, die auf Stressvermeidung und eine verbesserte Stressresistenz zielen.

Gönnen Sie sich Pausen!

Aus all diesen Ergebnissen folgt vor allem eines: Gönnen Sie sich Ruhepausen! Dabei ist es am besten sich flach hinzulegen. Gehirn und Rückgrat müssen in der Waagrechten sein – so hilft die Pause am wirkungsvollsten. Wie lange man zur Erholung braucht, ist individuell verschieden. In den südlichen Ländern ist Derartiges völlig normal: Die tägliche Siesta in der Mittagszeit gehört einfach dazu. Nicht umsonst haben die Kreter in Europa die höchste Lebenserwartung!

9 ZUSAMMENFASSUNG: ALTERNATIVE THERAPIEN, DIE WIRKLICH HELFEN!

Sie haben im Verlauf dieses Buches zahlreiche alternative Methoden kennengelernt. Manche helfen viel, manche ein wenig dabei, Ihnen Ihre Krankheit zu erleichtern und Lebensqualität zu erhalten. Die einen wirken nur bei einem Symptom, die anderen gleichzeitig bei mehreren.

Die meisten Möglichkeiten können ohne oder mit wenig Kosten angewandt werden. Bekanntermaßen werden MS-Patienten von allen Kranken am meisten ausgenommen. Das muss nicht sein! In diesem Buch finden Sie Therapieformen, die bewiesenermaßen helfen. Auf diese Weise können Sie sich die Ausgaben für sinnlose Methoden sparen, von denen man weiß, dass sie nicht helfen. Da sowieso nicht jede Möglichkeit bei jeder und jedem wirkt, mein Tipp: Beginnen Sie mit der kostengünstigsten Alternative.

Leider sind nicht viele komplementäre Methoden durch Studien abgesichert – hier bleibt noch viel zu tun. Deshalb habe ich auch Anwendungen aufgeführt, die nicht wissenschaftlich untersucht wurden. Einige der »ungesicherten« Methoden bieten jedoch realistische Ansätze, die relativ problemlos bereits vor langwierigen Tests ausprobiert werden können. Manche werden auch von Professoren oder Ärzten empfohlen, da diese die Erfahrung gemacht haben, dass die Methode hilft.

Leider dauert es, bis manche Therapieform greift – Nerven reagieren oft sehr, sehr langsam. Daher muss man bei einigen oft bis zu einem halben Jahr warten, um zu sehen, ob Besserung eintritt. Mein Vorschlag wäre daher: Lesen Sie sich die Möglichkeiten durch und beginnen Sie z.B. mit einer Umstellung Ihrer Ernährung. Im Laufe der Zeit sehen Sie, ob Ihnen das hilft. Sie können sich auch eine Methode aussuchen, die bei den Beschwerden hilft, die Sie im Augenblick am meisten stören.

Ein Vierteljahr später versuchen Sie zusätzlich eine weitere alternative Methode, die nichts mit Ernährung zu tun hat, z.B. Feldenkrais. Versuchen Sie ebenfalls ein halbes Jahr mit Kursen und anschließendem Üben zu Hause durchzuhalten. Tritt eine Besserung ein – super! Wenn nicht, testen Sie eine andere Methode usw.

9 · Zusammenfassung

Sie haben in diesem Buch so viele Möglichkeiten kennengelernt, es wäre doch gelacht, wenn Sie nicht die eine oder andere Anwendung finden würden, die Ihnen hilft!
Ich wünsche Ihnen jedenfalls alles, alles Gute! Möge der Versuch, sich selbst zu helfen, gelingen und diese bösartige Krankheit der Verlierer sein!

Herzlichst Ihre

Dr. Andrea Flemmer

10 ANHANG

10.1 STICHWORTVERZEICHNIS

10.2 LEXIKON

Aminosäuren
Eiweißbausteine

anaphylaktischer Schock
Starke Immunreaktion auf einen Fremdkörper bzw. eine körperfremde Substanz, die im Extremfall tödlichen Ausgang haben kann.

Antioxidans (Mehrzahl Antioxidantien)
Antioxidantien sind Schutzstoffe, die schädliche Reaktionen des umgebenden Sauerstoffs und seiner Verbindungen sowie von Stickstoffverbindungen mit Fettbestandteilen (auch Cholesterin) von Lebensmitteln und Körpersubstanzen behindern. Auch die äußerst reaktionsfreudigen »freien Radikale« (▶ Radikale, freie) können sie unschädlich machen. Wichtige Antioxidantien, die sich im Blut des Menschen befinden, sind Vitamin A, E, C, Selen, Glutathion, Bilirubin, Harnsäure, Alpha-Carotin, ß-Carotin, Lykopin, Lutein, Zeaxanthin und Ubiquinol-10.

Ataxie
Störungen der Koordination von Bewegungsabläufen, starkes Zittern; feine Bewegungen werden dadurch unmöglich. Dabei geht das geordnete Zusammenspiel von Muskeln verloren, Zielbewegungen, Haltung, Stand und Gang werden unsicher. Muskelgruppen können zu unkontrollierbaren ausfahrenden Bewegungen führen.

Autoimmunkrankheit
Krankheit, bei der das Immunsystem des Körpers körpereigenes Gewebe als fremd einstuft und demzufolge angreift.

Axon
Nervenfaser, bis zu 1 m lang, Fortsatz einer Nervenzelle, der Signale transportiert.

Babinski-Zeichen
Beim Bestreichen der seitlichen Fußsohle wird die Großzehe nach oben gestreckt und gleichzeitig werden die übrigen Zehen gespreizt. Der Babinski-Reflex ist ein Zeichen der Schädigung des zentralen Nervensystems und bei der MS häufig anzutreffen.

Blut-Hirn-Schranke (BHS)
Natürliche Barriere, die das Gewebe des Gehirns vom Blutgefäßsystem oder Blutkreislauf trennt.

Blutplasma
Alle Bestandteile des Blutes, die nicht aus Zellen aufgebaut sind. Blut besteht aus Wasser, sogenannten Elektrolyten wie z. B. Natrium, Kalium und Kalzium, Eiweißstoffen, Zucker und anderem mehr. Auch andere Blutbestandteile, die keine Zellen sind, jedoch zum menschlichen Abwehrsystem gehören, wie z. B. Antikörper und verschiedene Botenstoffe, finden sich darin.

Bobath-Therapie
Physiotherapie nach dem tschechisch-/ englischen Ehepaar *Bobath*. Wird bei Kindern und Erwachsenen eingesetzt, um krankhafte Haltungs- und Bewegungsmuster zu verhindern. Auch normale Bewegungen will man durch Berührungsstimulation und Förderung der Eigenwahrnehmungsempfindungen an Schlüsselpunkten erleichtern. Diese Form der Krankengymnastik ist für Patienten mit MS besonders geeignet, da sie den Muskeltonus reguliert und normale Haltungs- und Bewegungsabläufe fördert.

Computertomographie (CT)
Die CT ist eine spezielle Röntgenuntersuchung des Kopfes. Es können dabei nach Verarbeitung der Bilder mit Computertechniken Gehirnstrukturen und eventuelle Veränderungen dargestellt werden. Die Belastung durch Strahlen entspricht etwa der anderer Röntgenuntersuchungen (z.B. Lungenaufnahme). Wird heute insbesondere bei Untersuchungen zur MS durch ▶ Kernspintomographie ersetzt.

Demyelinisierung
Entfernung des Myelins von der Nervenfaser und dadurch Zerstörung der beteiligten Myelinscheide

Deutsche Gesellschaft für Ernährung e.V. (DGE)
Die DGE ist ein gemeinnütziger Verein für Gesundheit der Bevölkerung, vollwertiges Essen und Trinken. Sie erhebt auch Ernährungsdaten im Auftrag der Bundesregierung.

EDSS (Expanded Disability Status Scale) oder Kurtzke-Skala
Von dem amerikanischen Neurologen *Kurtzke* entwickelte Skala zur Einschätzung des Ausmaßes einer MS-bedingten Behinderung. 0 bedeutet dabei Normalbefund, 1.0 – 3.5 geht zwar von krankhaften Befunden aus, jedoch auch von einer voll erhaltenen Geh- und Arbeitsfähigkeit, ab 4.0 beträgt die Gehstrecke mindestens 500 m, ab 4,5 nur noch 300 m ohne Pause oder Hilfsmittel, ab 5.0 nur noch 200 m, bei 5,5 nur noch 100 m. Ab 6.0 kann man nur noch mit Hilfsmitteln gehen. Mit einem Wert ab 9.0 wird ein bettlägeriger, hilfloser Patient bezeichnet.

Enzyme
Eiweißsubstanzen, die dafür sorgen, dass die zahlreichen biochemischen Prozesse in Lebewesen in die für den jeweiligen Organismus vorteilhafte Richtung laufen, z. B. Abbau von Eiweiß in kleinere Bruchstücke bzw. ▶ Aminosäuren.

Gadolinium
Paramagnetisches Erdalkalimetall, das als Kontrastmittel zur besseren Aussagekraft der Magnetresonanztomographie (▶ MRT) dient, wird meistens vor und während der Untersuchung in die Armvenen injiziert. Man arbeitet daran, Gadolinium in

Zukunft durch ein eisenhaltiges Mittel zu ersetzen, das auch Makrophagen erkennbar macht.

Glukokortikoide

Hormone der Nebennierenrinde, die bei MS zur Behandlung des akuten Schubs eingesetzt werden. Allerdings werden chemisch hergestellte und keine natürlichen Glukokortikoide eingesetzt. Man nennt die dazugehörige Therapie Kortisontherapie.

Interferone

Natürliches Eiweiß, das im Körper von bestimmten Abwehrzellen produziert wird, um das Immunsystem zu jedem Zeitpunkt der aktuellen Situation wie z. B. einer Virusinfektion anzupassen. Es hemmt u.a. die Vermehrung von Viren, und damit schützen sich andere Zellen vor diesen lästigen Krankheitserregern.
Man unterscheidet verschiedene Typen:

- Typ I-Interferone (Alpha- und Beta-Interferone): wirken entzündungshemmend und gegen Viruserkrankungen
- Typ II-Interferone (Gamma-Interferone): entzündungssteigernd. Diese Art Interferone wird bei MS verstärktgebildet.

Beta-Interferone werden in der MS-Therapie als Immunmodulatoren eingesetzt. Sie werden entweder mit Hilfe von Bakterien oder Hamsterzellen gentechnologisch hergestellt.

Kernspintomographie oder Magnetresonanztomographie (NMR = nuclear magnetic resonance oder MRT = magnet resonance tomography)

Zur Erkennung von Entzündungsherden bei der MS wird heutzutage die MRT eingesetzt. Sie ähnelt äußerlich einem Computertomographen (CT). Aufgrund der komplizierteren und weiterentwickelten Technik sind die Ergebnisse jedoch um ein Vielfaches genauer als eine CT. Anstelle von Röntgenstrahlen werden Magnetfelder erzeugt, die die Körperzellen für einen kurzen Moment in bestimmte Richtungen zwingen. Anschließend schwingen sie wieder zurück. Das Ganze wird bildlich dargestellt. Auf diese Weise kann man das Gewebe am Bildschirm scheinbar in Scheiben zerlegen (sogenannte Schnittbilder). Größe, Lage und Form von Veränderungen können genau erkannt werden.
Die Untersuchung ist völlig schmerzlos. Ein Problem stellt sich, wenn man unter Klaustrophobie leidet. Während der ca. 30 – 60-minütigen Untersuchung, während der man bewegungslos verharren soll, treten andauernd hämmernde, wechselnde Geräusche (ähnlich rhythmischen, lauten Paukenschlägen) auf. Sie können trotz Ohrstöpsel nervös und unruhig machen.
Zur Steigerung der Aussagekraft, vor allem in Bezug auf frische Herde, wird in die Vene ein Kontrastmittel (▶ Gadolinium) gespritzt. Man kann die MS-Herde unter speziellen Unter-

suchungsbedingungen als weiße Flecken darstellen.
Eine MRT ist nach Ansicht von Professor *Dr. med. Thomas Henze* erforderlich, wenn die Therapie geändert wird, außerdem in ca. 1-jährigen Abständen, da es neue Herde auch ohne neue Symptome geben kann.
Mit einer MRT kann man auch kleine Krankheitsherde, sowohl narbig abgeheilte als auch frische Plaques, darstellen. Aufgrund einer einzelnen Untersuchung kann man allerdings nicht ausreichend sicher eine MS diagnostizieren.

Klinische Studie

Diese Studie wird nicht zwangsläufig in einer Klinik durchgeführt. Man versteht darunter eine gezielte Behandlung mehrerer Menschen, die an der gleichen Krankheit oder Störung leiden. Nach Abschluss der Untersuchung werden die Ergebnisse und der Erfolg der Methodik dokumentiert. Studien, die an Tieren oder isolierten Zellen (sog. Zellkulturen) durchgeführt werden, bezeichnet man dagegen als präklinisch.

Kontrollierte Studie

Bei dieser Art Studie erhält eine Patientengruppe die zu prüfende Behandlung bzw. das Medikament. Eine andere Gruppe bekommt entweder eine bereits seit langem in ihrem Nutzen bestätigte, gleichwertig wirkende Behandlung (als Standardtherapie bezeichnet), eine Scheinbehandlung oder gar keine Therapie.

Läsion

Bereich im Gehirn, in dem eine Entzündung oder Demyelinisierung auftritt oder aufgetreten ist

Liquoruntersuchung mittels Lumbalpunktion

Punktion des Wirbelkanals bzw. »Anzapfen« des Liquors (Nerven- oder Rückenmarkwasser). Die Untersuchung des Liquors weist entzündliche Eiweiße nach, die im Blut von Gesunden normalerweise nicht vorkommen. Der Befund ist zwar nicht spezifisch für die MS, beweist aber, dass ein chronischer Entzündungsprozess abläuft.
Diese Untersuchung wird im unteren Bereich der Lendenwirbelsäule durchgeführt, d. h. unterhalb des Rückenmarks (6 – 10 cm darunter). Dies bedeutet, dass die Untersuchung in einer Region durchgeführt wird, in der kein Rückenmark mehr verletzt werden kann. Sie dauert wenige Minuten. Man nimmt dafür eine Hohlnadel, die wie eine Spritze in Höhe der Beckenkämme zwischen den Dornfortsätzen der Wirbelkörper in den Rückenmarkskanal eingebracht wird.

Membranen (auch Zell- oder biologische Membranen)

Jede Zelle – also die kleinste, abgeschlossene Einheit des menschlichen und auch des tierischen Körpers – ist durch eine Membran (dünne Wand) von der nächsten und der Umgebung abgegrenzt.

Monoklonale Antikörper
Antikörper, die von einem einzigen Zellklon (d.h. genetisch identischen Zellen) produziert werden

Myelin
Isolierschicht der Nerven, gebildet von sogenannten Oligodendrozyten

Myelinscheide
Isolierschicht der Axone aus Myelin. Fehlt sie, können die Nervensignale nicht richtig und nicht schnell genug übertragen werden.

Neuromyelitis optica (NMO)
Eine MS-ähnliche Erkrankung der Nervenscheiden. Sie betrifft vorrangig den Sehnerv und das Rückenmark. Ausgelöst wird sie unter anderem durch Antikörper, die gegen den eigenen Körper gerichtet sind.

oral
über den Mund. Medikamente werden über den Mund eingenommen, nicht gespritzt.

Parästhesien
Sensible Fehlwahrnehmungen wie Kribbeln, Brennen, Wärme, Kälte, Bandagen- oder Taubheitsgefühl

Radikale, freie
Hier handelt es sich um sehr reaktionsfreudige, aggressive, instabile Verbindungen, in der Regel sauerstoffhaltig, die im Körper Zellwand, -bestandteile und Erbsubstanz schädigen oder sogar zerstören können. Sie entstehen immer wieder, und obwohl sie sehr kurzlebig sind (meist weniger als eine Sekunde), wirken sie in den Zellen äußerst aggressiv. Ihnen fehlt ein sogenanntes Elektron, das sie aus anderen Substanzen und Verbindungen wieder an sich zu reißen versuchen. Treffen sie dabei auf Erbinformationen, können sie deren Informationsgehalt ändern. Dadurch kann eine möglicherweise krebsauslösende Mutation (Erbgutveränderung) entstehen, die auf diejenigen Zellen, die aus der ursprünglichen hervorgehen, vererbt werden kann. Sie sind u.a. an der Entstehung von Krebs beteiligt und lassen den Körper altern. Sie werden im Körper selbst gebildet und von außen zugeführt, z.B. über die Nahrung, Tabakrauch, bestimmte Arzneimittel wie z.B. das fiebersenkende Paracetamol oder Umweltgifte der Luft bzw. Abgase. Auch durch den Einfluss von UV- (Sonnenbaden) und radioaktiven Strahlen entstehen sie. Nicht nur bei Rauchern, auch bei Vielfliegern lassen sich größere Mengen freier Radikale feststellen.
Der Mensch hat bestimmte Schutzmechanismen entwickelt, um diese aggressiven Teilchen zu »entgiften«. Durch die moderne Lebensweise mit ihren vielen Belastungen, wie den Stress oder Umweltschadstoffe, werden freie Radikale jedoch oftmals in solchen Mengen erzeugt, dass der Körper ohne Unterstützung nicht mehr mit ihnen fertig wird. Einige ▶ Antioxidantien wie z.B. Vitamin

C und E verhindern die Reaktionen der Radikale, indem sie sie chemisch verändern. Andere Antioxidantien wie z. B. zahlreiche sekundäre Pflanzenstoffe, das Spurenelement Selen sowie die Vitamine C und E binden dagegen freie Radikale und werden deshalb als Radikalfänger bezeichnet. Da die Radikale meistens Sauerstoff enthalten und eine Reaktion mit Sauerstoff chemisch als Oxidation bezeichnet wird, nennt man die Radikalfänger auch Antioxidantien.
Ein typisches Ergebnis des Wirkens eines Radikals ist die sogenannte Peroxidation mehrfach ungesättigter Fettsäuren, gerade auch in der Zellmembran (▶ Membranen). In dieser Zellbegrenzung richten sie erheblichen Schaden an. Dazu gehört auch die Immunmodulation durch Beeinflussung der Makrophagenfunktion und die Beeinflussung der Wirkkette der Arachidonsäure.

Remission

Deutliche Besserung von Symptomen, vollständig oder teilweise

Rezeptoren

Empfangsorgane in der Haut oder in anderen Organen zur Aufnahme von Reizen

Schub

Phase plötzlich erhöhter Krankheitsaktivität, mit Auftreten neuer oder Wiederaufflammen alter Symptome mit anschließender ▶ Remission, auch als Attacke bezeichnet

Sekundäre Pflanzenstoffe

Große Gruppe sehr unterschiedlicher Verbindungen, die nur in sehr geringen Konzentrationen (maximal bis zu einigen Gewichtsprozenten aller Inhaltsstoffe, den Wassergehalt bereits abgezogen), nur in Pflanzen vorkommen, beim Menschen eine medizinische Wirkung ausüben und Bestandteil zahlreicher Arzneimittel sind. Die Pflanze benötigt sie nicht unbedingt zum Überleben. Nehmen wir sie nicht zu uns, führt dies nicht zu akuten Mangelerscheinungen, aber es erhöht sich nach gängiger wissenschaftlicher Meinung langfristig das Risiko, bestimmte Krebsformen zu entwickeln. Es gibt mehr als 30.000 verschiedene sekundäre Pflanzenstoffe, etwa 40 % davon sind erst bekannt.

Spastik

Verkrampfung ganzer Muskelgruppen infolge einer krankhaften Erhöhung des Muskeltonus. Äußert sich als federnder, mit der Geschwindigkeit passiver und aktiver Bewegungen zunehmender Muskelwiderstand, z. B. können Beine in Streckhaltung nicht in den einzelnen Gelenken gebeugt werden; auch als Steifigkeit bezeichnet.

ZNS (Zentrales Nervensystem)

Das ZNS besteht aus Gehirn und Rückenmark. Auch der sogenannte Sehnerv, der vom Gehirn zum Auge verläuft, zählt zum ZNS. Beim Erwachsenen erstreckt sich das Rückenmark vom Hirnstamm bis in die Höhe der Lendenwirbelsäule.

10.3 QUELLEN

1. *AAN American Adademy of Neurology.* s.a. 124
2. Adam O: *Ernährung & MS* vom 19.04.05 und *Wildfleisch ist eine Alternative* AMSEL-ExpertenChat vom 18.07.06
3. Adam O: *Ernährungsrichtlinien bei Multipler Sklerose – Ein Leitfaden.* Deutscher Medizin Verlag, Münster 2003
4. *AKTIV* (Fachzeitschrift der DMSG): DMSG Bundesverband e.V., Hannover, Gerhards GmbH & Co. Verlags- und Vertriebsgesellschaft, Lautertal-Beedenkirchen
5. *Alpha-Lipon-Säure bei Diabetes mellitus – Ihren Füssen zuliebe!* www.gesundheit.com
6. *Alternative Therapien, die von MS-Betroffenen verwendet werden.* www.msif.org
7. *Aminosäure bremst Autoimmunreaktion:* Einen möglichen neuen Ansatz zur Behandlung von Multipler Sklerose haben amerikanische Forscher entdeckt: Abbauprodukte der Aminosäure Tryptophan. www.DMSG.de
8. *AMSEL-ExpertenChat* mit Moderatorin P. Fleischmann, www.amsel.de
9. *Antibiotika und Multiple-Sklerose-Risiko.* www.DMSG.de, 06.2006
10. *AOK: Eutonie, Atemtherapie, Elektrotherapie, Kryotherapie.* www.aok.de, Rubrik »Behandlung«
11. *Arachidonsäuregehalt.* www.journalmed.de/012001/arachidonsaeure.htm
12. Beer S: *MS-typische und MS-spezifische Rehabilitationsansätze.* Neurologie & Rehabilitation 2006 / 4
13. Bertsche T: *4-Aminopyridin bei Multipler Sklerose.* GOVI-Verlag, Berlin 2003
14. BETAPLUS®-Serviceteam: *Eine Einführung in die moderne MS-Therapie* aus der Referenzreihe Multiple Sklerose, Teil 3, Göttingen 2006
15. BfR-Information Nr. 034/2006: *Müssen Fischverzehrer ihre Ernährung durch Fischöl-Kapseln ergänzen?* 19. Juli 2006
16. *Biogen Idec: MS-Medikament Avonex® (Interferon beta-1a): FDA-Warnhinweis wg. Leberschaden.* www.biogenidec.com, 2005
17. Blaser-Kiel G: *Behandlung der schubförmigen MS mit Natalizumab: Chance für Patienten mit hoher Krankheitsaktivität.* Neurologie & Rehabilitation 2006 / 5
18. Buchhagen DI: Summaries, z.B.: *Green tea and EAE*: J of Immunology, 2004: www.jimmunol.org
19. Bülau B: *Cannabinoide in der MS-Therapie – Studienlage verbessert sich.* Neurologie & Rehabilitation 2006 / 4
20. Calabrese P: *Kognitive Defizite bei Multipler Sklerose.* Neurologie & Rehabilitation 2006 / 4
21. Carstens V: *Editorial* aus dem Mitgliederbrief 05/2001 Natur & Medizin e.V. zum Indianertee
22. Carstens V: *Editorial* aus dem Mitgliederbrief 05/2006 Natur & Medizin e.V. zur Frequenztherapie, S. 2–5
23. Carstens V: *Naturheilverfahren bei Multipler Sklerose.* Natur und Medizin e.V., Essen, Juni 2004

24. COP*ServiceCenter: *Ernährungsplan bei Multipler Sklerose*. Deutscher Medizin Verlag, Münster 2006
25. Datenlage ist unklar: *Eignet sich Methotrexat für die MS-Therapie?* Mult Scler 2006 Aug 12 (4), www.leben-mit-ms.de
26. Deutsche Multiple Sklerose Gesellschaft (DMSG), Bundesverband (Hrsg.), *Informationsbroschüren für Patienten*
27. *Die Mentamove®-Methode bei Multipler Sklerose*. www.ms-infozentrum.de, Serviceseite vom 12.10.2006
28. Dittrich K: *Omega-3-Fettsäuren – Fischöl besser als Pflanzenöl?«*: UGB-Forum 3/00, www.ugb.de
29. DMSG (Hrsg.): *Diagnose MS. Wissen hilft weiter*, 4. Aufl. 1992, München
30. DMSG (Hrsg.): *Erklärungen zur medikamentösen Therapie der multiplen Sklerose*. KMB-Verlagsgesellschaft Mainz-Kastel mbH, 1992
31. DMSG (Hrsg.): *Fit für den Alltag*: Rehabilitation bei MS
32. DMSG (Hrsg.): *Mit MS leben – Ein praktischer Führer von L Wassermann*. 2005
33. DMSG Bundesverband e.V. & AMSEL, Landesverband der DMSG in Baden-Württemberg e.V. (Hrsg.): *Nina – Ein Leben mit MS*. emotional science mit DVD und Spielfilm sowie CD mit Broschüren rund um MS und Adressen
34. Dohna L, Graf zu et al.: *Woran erkennt man eine gute Arztpraxis?* 2. Aufl. 07.2005, Ärztl. Zentrum für Qualität in der Medizin, www.dmsg.de, arztpraxis_050711.pdf
35. Douglas RM, Hemilä H: *Vitamin C for Preventing and Treating the Common Cold*. PLoS Med 2005; 2 (6), June 28, www.medicine.plosjournals.org
36. *Ein Risikofaktor für drei Krankheiten mitverantwortlich*. www.DMSG.de, 04.2005
37. Engelmann I: *Stimulation von Schluck- und Palatalreflex mit Eis*: Therapieanweisung der Logopädin der Marianne-Strauss-Klinik, Januar 2007
38. *Epstein-Barr-Virus und MS*: Studie untermauert Zusammenhang. AKTIV Nr. 211: 2/2006
39. *eve ernährung vital erleben – Das Naturkostmagazin*, Heft 1 vom Januar/Februar 2006, medienfabrik Gütersloh GmbH, Gütersloh 2006
40. Federspiel K, Herbst V: *Die Andere Medizin. Alternative Heilmethoden für Sie bewertet*: Stiftung Warentest, Berlin, 2005
41. Flachenecker P: *Symptome bei MS – Auch Bewegen hilft bei Spastik* AMSEL-ExpertenChat vom 15. März 2005
42. Flemmer A: *Das Anti-Herzinfarkt-Ernährungsbuch*. Felix-Verlag Wintrich 2008
43. Flemmer A: *Das Anti-Krebs-Kochbuch*, 2. Aufl. Felix-Verlag, Wintrich 2007
44. Flemmer A: *Das Mineralstoff-Kochbuch*. Verlag Neumann-Neudamm AG, Melsungen 2004
45. Flemmer A: *Das Multi-Vitamin-Kochbuch*. Verlag Neumann-Neudamm AG, Melsungen 2004
46. Flemmer A: *Die Vitamin-Lüge*. Verlag Neumann-Neudamm AG, Melsungen 2005

47. Flemmer A: *Schadstofffalle Supermarkt? Lernen Sie die schadstoffarmen und -freien Alternativen kennen.* Felix-Verlag Wintrich 2006
48. Flemmer A: *Essen bei Fatigue.* Signal 2007; 3, Karl F. Haug Verlag im Medizinverlag, Stuttgart 2007
49. Flemmer A: *Blasenentzündung natürlich bekämpfen.* PARAPLEGIKA, Karl F. Haug Verlag im MVS, Stuttgart 2007
50. Freimüller M.: *Neurorehabilitation bei Multipler Sklerose.* Neurologie & Rehabilitation 2006; 5
51. Frischholz C, Rieckmann P: *Kommt die MS-Pille?*: AKTIV 2007; 1 (214)
52. *Frühdiagnose der MS: Revision der McDonald-Kriterien.* Neurologie & Rehabilitation 2006; 4
53. *Gelähmte Ratten laufen wieder nach Therapie mit embryonalen Stammzellen.* Annals of Neurology 2006; 60, June 2006, www.leben-mit-ms
54. *Gespräch mit Prof. Dr. H-P Hartung zu den überarbeiteten McDonald-Kriterien*: Frühdiagnose und Initialtherapie bei MS. Neurologie & Rehabilitation 2006; 4
55. Gey-Kemper B, M Adler: *Grünes Gold: Kürbiskerne – Genuss für die Gesundheit.* sanoform-Verlag, Troisdorf 2000
56. *Glukosamine verzögern auch bei MS Krankheitsausbruch und mildern die Symptome.* Journal of Immunology 2005 (175), www.leben-mit-ms
57. Heesen C, Berger B, Hamann J, Kasper J: *Empowerment, Adhärenz, evidenzbasierte Patienteninformation und partizipative Entscheidungsfindung bei MS – Schlagworte oder Wegweiser?* Neurol Rehabil 2006
58. *Im Tierversuch stabilisiert Liponsäure die Blut-Hirn-Schranke.* Aus: J. Immunology, August 2006, 177 (4), www.leben-mit-ms.de
59. *Immunglobuline und MRT*: AKTIV Nr. 209: 4/2005
60. *Injektionsverträglichkeit von Betaferon® und Rebif® im direkten Vergleich* MS-Kranken Therapiebeginn und -adhärenz erleichtern. Neurologie & Rehabilitation 2006; 12 (5)
61. *Junge MS-Erkrankte.* AKTIV Nr. 207: 2/2005
62. Kaneko S (Children's Hospital, Boston) et al.: *Vitamin bremst Multiple Sklerose.* J of Neuroscience, 2006; 26 (38)
63. *Kontakt*: Zeitschrift des Landesverbandes der Deutschen Multiple Sklerose Gesellschaft Bayern e.V., München
64. Krämer G & Besser R: *Multiple Sklerose: Antworten auf die häufigsten Fragen.* Trias Verlag in MVS, Stuttgart 2003
65. Lamprecht S: *MS und Sport? Aber sicher! Gut ist, was gut tut – Körperliche Betätigung hat große therapeutische Effekte.* AKTIV Nr. 212: 3/2006
66. *Langjähriger häufiger Cannabiskonsum schadet dem Gedächtnis.* Neurology 2006; 66 (5), www.leben-mit-ms.de
67. Leitzmann C, Müller C, Michel P, Brehme U, Hahn A & Laube H: *Ernährung in Prävention und Therapie.* 2. Aufl. Hippokrates Verlag, Stuttgart 2005
68. Leitzmann C, Müller C, Michel P, Brehme U, Hahn A & Laube H: *Multiple Sklerose: Fischöl senkt Schubrate*, nach Informationen der American

Academy of Neurology (AAN), www.lifeline.de, April 2003
69. Limmroth V, Kuckert S, Elias B, Liebetrau U: *Therapie der Multiplen Sklerose 2007*. Neurologie & Rehabilitation 2006; 5
70. *Magnetresonanztomographie (MRT)*: www.andreas-mautschke.de
71. Mauch E: *Immunmodulatorische und suppressive Behandlung der MS*. Neurol Rehabil 2006; 4
72. *MS tritt bei Frauen häufiger auf als bei Männern – Ist ein Gen daran schuld?* www.DMSG.de, Januar 2005
73. *MS und Sport*. Kontakt 2006; 1
74. MS-Ambulanz des MPI für Psychiatrie und DMSG Bayern: *Multiple Sklerose: Therapie und Forschung*. Der Patiententag 2007, München, 12.5.07
75. *msdialog*, Das Magazin von Serono, Serono GmbH, München (Hrsg.), Ausgabe 3/2006 und 1/2007
76. Multiple Sklerose: *Kann Glatirameracetat den Axonverlust aufhalten?* Neurol Rehabil 2006; 4
77. *Nervenschäden reparieren – ein großer Schritt auf dem Weg Multiple Sklerose zu heilen – Stammzellforschung* www.Amsel.de, Oktober 2006
78. Neue Medikamente/Neue Ansätze: *MBP8298 – ein Wirkstoff, der bei progredienter MS helfen kann?* www.DMSG.de, Juni 2006
79. *Nicht invasives Blasenmanagement Retention und Blasenvolumen – Messung mit dem BladderScan* R. Neurol Rehabil 2006; 4
80. Papenfuß W: *Ganzkörperkältetherapie –110°C im Kurzentrum Bad Bleiberg*.-Informationen für Kurgäste
81. *Patientenberatung im Wandel*. Neue Obergrenze in der Lebensgesamtdosis bei Mitoxantron. Kontakt 2005; 4
82. Penner I.-K.: *Psychologische Aspekte der Fatigue*. Neurol Rehabil 2006; 4
83. Pfuhl P: *Entwicklung, Validierung und Anwendung einer LC-MS-Methode zur quantitativen Bestimmung von Niacin und zweier Metaboliten in Humanplasma*. Dissertation an der Universität Frankfurt, veröffentlicht am 05.10.2006
84. *Plasmaaustausch bei Neuromyelitis optica?* Nach Informationen der Fachzeitschrift Multiple Sclerosis, www.ms-life.de, Februar 2007
85. Pöhlau D: *Spastik & MS*: AMSEL-ExpertenChat vom 21.03.06
86. *Prolaktin fördert Bildung von neuem Myelin*. J of Neuroscience über eine Studie an der Universität in Calgary, www.pte.at
87. Rieckmann P: *Selbstversuch mit Naltrexone/Nemexin bei MS?* www.DMSG.de, September 2004
88. Ritzka M: *Öl aus marinen Mikroalgen als Quelle für Omega-3-Fettsäuren Gesünder leben mit Algenöl – was ist dran?* aid infodienst, 08.2006, www.was-wir-essen.de
89. Rösener M: *Die Behandlung von Blasenstörungen bei Patienten mit Multipler Sklerose*. Neurol Rehabil 2006; 4
90. Schäfer U, Poser S: *Multiple Sklerose – Ein Leitfaden für Betroffene*. Wander Pharma GmbH, Nürnberg, 1988
91. Scherz H (Hrsg), Senser F: *Medpharm, Souci Fachmann Kraut, Die Zusammensetzung der Lebensmittel*. Nährwert-Tabellen. 6. Aufl. Stuttgart 2000

92. *Schmerzen bei Multiple Sklerose*, www.multiplesklerosechat.de
93. Schmidt R, Krauß B, Weiß W: *Psychotherapie komorbider psychischer Störungen bei MS*. Neurol Rehabil 2006; 4: Seiten?
94. Schneider E: *Nutze die Heilkraft unserer Nahrung*, herausgegeben im Auftrag des Deutschen Vereins für Gesundheitspflege e.V., Saatkorn-Verlag Hamburg, 7. Aufl. 1985
95. Schulz KH, Heesen C: *Bewegungstherapie bei Multipler Sklerose*. Neurol Rehabil 2006; 4: Seiten?
96. Schwarz S, Leweling H, Daffertshofer M, Meinck H-M: *Unkonventionelle Therapien der multiplen Sklerose: Nutzen unklar*. Deutsches Ärzteblatt, Heft 3029, Juli 2005, pdf-Datei
97. *Sport senkt bei MS-Betroffenen die Zytokin-Konzentration im Blut*. J Sports Sci. 2006 Aug; 24 (8), www.leben-mit-ms
98. *Statine – Wirkung bei MS auf dem Prüfstand* zu einer Presseinformation der Charité Berlin, www.DMSG.de, April 2005
99. Steinert J, Schumacher B: *Teststreifen: Alles unter Kontrolle?* Ökotest Nr. 5 vom Mai 2007, ÖKO-TEST GmbH & Co KG, Frankfurt
100. Stiftung Warentest: *Meer-Schutz fürs Herz*. August 2005, Stiftung Warentest, Berlin
101. Strauß I: *Die Bedeutung der Hippotherapie für die Behandlung MS-Kranker*, Stand November 1999, DMSG, Hannover (Hrsg.): Physiotherapie: 2.6.4
102. Sturm-Heidler J: *Europäische Rehabilitationsklinik VICTORIA in Polen*: Schwerpunktthema: Der junge MS-Betroffene, Kontakt 2005; 2
103. SYDNEY-Studie: *Alpha-Liponsäure bessert Beschwerden bei diabetischer Neuropathie*. www.diabetes-deutschland.de, 05.2003
104. Thater B: *Welches ist einer der interessantesten modernen Therapieansätze, an dem MS-Forscher derzeit arbeiten?* Sendung Planet Wissen, Redaktion: M Höffken, 20.12.03
105. *Therapieansatz für progrediente MS-Formen Mitoxantron und Methylprednisolon*. Nervenarzt April 2005
106. *Therapieforschung für Multiple Sklerose-Kranke*. Infoblatt des gemeinnützigen Vereins, 82335 Berg
107. Ullman U, Haller J, Decourt JD, Girault J, Spitzer V, Weber P: *Plasma-kinetic characteristics of purified and isolated green tea catechin epigallocatechin gallate (EGCG) after 10 days repeated dosing in healthy volunteers*: Int J Vitam Nutr Res, 2004 Jul; 74 (4)
108. van Schayck RH: *Schmerzbehandlung bei Multipler Sklerose*. Neurol Rehabil 2006; 12 (4)
109. Vox Wissenshunger: *Hanf – Lebensmittel aus dem Powerkorn*, Sendung vom 24.4.07, s. www.vox.de
110. Wagener-Thiele C: *Natürliche MS-Therapien Sanfte und wirksame Behandlung von Multipler Sklerose*. Ullstein Taschenbuchverlag, Berlin, 2. Aufl. 2005
111. Wagener-Thiele C: Interview mit Dr. Weihe: *Neue Hoffnung bei Multipler Sklerose*. Natur & Heilen, Mai 5/2003, München

112. Wandinger K-PL: *Schutzimpfungen bei MS – (k)ein Risiko?* AKTIV Nr. 213: 4/2006
113. Watzl B, Leitzmann C: *Bioaktive Substanzen in Lebensmitteln*. Hippokrates Verlag GmbH, Stuttgart, 3. Aufl. 2005
114. Weihe W: *Multiple Sklerose – Kein Grund zu verzweifeln*. Natur & Heilen, München, Nr. 4 und 5/1999
115. Weilbach FX, Gold R, Rieckmann P, Toyka KV: *Umstrittene Therapien der MS (Teil 1 und 2): Kritische Betrachtung umstrittener und komplementärmedizinischer Therapien auf der Grundlage aktueller Hypothesen zur Krankheitsentstehung*. AKTIV Nr. 191 und 192: 02 und 03/2001
116. Weindel-Nemetz M: *Ernährungsratschläge der Ernährungsberatung der Marianne-Strauß-Klinik*, Stand Januar 2007
117. Wiethölter Prof. Dr. H: *Multiple Sklerose von A-Z. Erklärungen der Fachbezeichnungen für Nichtmediziner*. In: DMSG Bundesverband e.V. & AMSEL, Landesverband der DMSG in Baden-Württemberg e.V. (Hrsg.): Nina – Ein Leben mit MS. emotional science mit DVD und Spielfilm sowie CD mit Broschüren rund um MS und Adressen
118. Wiethölter H: *Orientierungshilfen zur Behandlung und Versorgung von MS-Kranken*. In: DMSG Bundesverband e.V. & AMSEL, Landesverband der DMSG in Baden-Württemberg e.V. (Hrsg.): Nina – Ein Leben mit MS. emotional science mit DVD und Spielfilm sowie CD mit Broschüren rund um MS und Adressen
119. Winterholler M: *Durch den Dschungel der alternativen Heilverfahren*, AKTIV Nr. 183, 02/1999
120. Wirksamkeit oraler Therapie bei MS hält an. www.dmsg-hessen.de, aus der Ärztezeitung vom 26.04.2006
121. Wötzel C, Wehner C, Pöllmann W, König N: *Therapie der Multiplen Sklerose Ein interdisziplinäres Behandlungskonzept*. Aus der Reihe Pflaum Physiotherapie, 2. Aufl., Pflaum Verlag, München 2000
122. www.Amsel.de Homepage des Landesverbandes der DMSG in Baden-Württemberg e.V.
123. www.leben-mit-ms.de MedCon Health Contents 2006
124. www.lifeline.de: *Multiple Sklerose: Fischöl senkt Schubrate*. Nach einem Bericht der American Academy of Neurology
125. www.mscollege.de Internetplattform jetzt noch attraktiver. Neurol Rehabil 2006; 4 (Pharmazie & Technik)
126. www.wikipedia.org Lexikon im Internet: »Eutonie« und «»Liponsäure«

10.4 WEITERFÜHRENDE INFORMATIONEN

BEZUGSQUELLEN, HERSTELLER- UND ANBIETERVERZEICHNIS

1. Die Preisel-San® + C erhalten Sie in Apotheken (auch in der Neuroapotheke, s. S. 175) oder im Direktversand (Tel.: (05233) 93899, Sanitas GmbH & Co. KG, -Bestellannahme, Billerbecker Str. 67, 32839 Steinheim, www.sanitas.de, info@sanitas.de), PZN: 2826721 (s. S. 173)
2. Die Keimgeräte (s. Kapitel Keimlinge/Sprossen, S. 125f.) in verschiedenen Größen (z. B. Mini-Keimgerät Keimli für den Single, Original BioSnacky Keimglas, Original Bio-Snacky Keimgerät für drei Sorten gleichzeitig etc.) sowie die verschiedenen Samen für Sprossen & Keimlinge (Mediterrane Mischung, Alfalfa, Rotklee, Wellness-Mischung, Mungbohnen etc. von A. Vogel in Bioqualität) erhalten Sie im Naturkost-Fachhandel, Reformhäusern und Bioläden
3. Die Kältejacken, -stirnbänder etc. erhalten Sie direkt bei LAGUNA HEALTH Deutschland, Franz-Essink-Straße 21, D-48147 Münster, Tel.: 0800-5248624
4. Die Beutelsbacher Preiselbeer-(Muttersaft) und Cranberry-Säfte erhalten Sie im Naturkostfachhandel (gleichbedeutend mit Naturkostladen, Biomarkt, Bio-Supermarkt oder ähnliche Bezeichnungen), vielen Kaufhäusern (z.B. bei Karstadt mit Feinkostabteilung) und im Bio-Versandhandel.
5. Die Fischölkapseln von Gesundform mit Hochseefisch-Ölkonzentrat in Stärkekapseln (s. S. 176) erhalten Sie in Apotheken in Österreich (PZN 305504 2) und in Deutschland (PZN: 209878 2)

BUCHTIPPS ZUM WEITER-LESEN

DMSG Bundesverband e.V. & AMSEL, Landesverband der DMSG in Baden-Württemberg e.V. (Hrsg.) : »Nina – Ein Leben mit MS«

DVD mit Spielfilm sowie CD mit Broschüren rund um MS und Adressen im pdf-Format: Mit dieser DVD und CD erhalten Sie Grundinformationen zur Multiplen Sklerose. Mittels Film wird gezeigt, wie eine junge Frau die Diagnose MS erhält und ihr Leben darauf einstellt. Gleichzeitig finden Sie auf der DVD Informationen in 3D-Animation zum zentralen Nerven- und Immunsystem, zur Multiplen Sklerose allgemein mit den Symptomen, der Diagnostik, dem Verlauf sowie der gängigen Therapie. Auf der CD-ROM finden Sie zahlreiche, wertvolle DMSG-Broschüren (z.B. Multiple Sklerose von A–Z« oder »Diagnose MS«), Konsensusempfehlungen der Multiple Sklerose Therapie Konsensus Gruppe (MSTKG) zur immunmodulatorischen Stufentherapie und zur symptomatischen Therapie, Behandlungsleitlinien der Deutschen Gesellschaft für Neurologie (DGN), zahlreiche nützliche Adressen z.B. zu Kliniken und Internetseiten anderer Anbieter. Ein empfehlenswertes Kompaktangebot, das reichlich Informationen zu der Krankheit bietet. Wer sich weiter in die Thematik vertiefen will, findet hier ebenfalls nützliche Adressen. Sie können dieses Kompaktwerk bei der DMSG bestellen (s. Adressen) – für Mitglieder der MS-Gesellschaft kostenlos, Nichtmitglieder zahlen 4,50 € Versand- und Portokosten.

Prof. Dr. med. Olaf Adam: Ernährungsrichtlinien bei Multipler Sklerose Deutscher Medizin-Verlag, Münster 2003

Dieser Leitfaden erklärt sehr informativ, wie man sich als MS-Patient am besten ernährt und warum man dies tun sollte. Schade ist es, dass zu lesen ist, dass unsere landwirtschaftlichen Böden aufgrund der intensiven Nutzung wenig Selen enthalten. Das ist wissenschaftlich nicht haltbar (Näheres siehe hierzu »Die Vitaminlüge«, erschienen bei Neumann-Neudamm 2005).
Der Leitfaden hat ein sehr schönes Layout und ist gut zu lesen. Als Einstieg für eine Umstellung der Ernährung sehr vorteilhaft. Auf ihm beruhen viele Tipps anderer Organisationen und Fachleute. Alles in allem: empfehlenswert

Dr. Andrea Flemmer: »Das Multi-Vitamin-Kochbuch« und »Das Mineralstoff-Kochbuch« Neumann-Neudamm, Melsungen 2004

Beide Bücher sind zur Hälfte Theorie und zum anderen Teil Praxis in Form von passenden Rezepten. Man erfährt alles, was man über die verschiedenen Vitamine bzw. Mineralstoffe wissen muss, z.B. die Wirkungsweise des jeweiligen Nährstoffes, seine Verfügbarkeit, das Vorkommen von Mangelerscheinungen und deren Beseitigung, welche Menge man täglich benötigt und in welchen Lebensmitteln jeweils viel davon vorkommt. Tabellen über Lebensmittel, die besonders reich am jeweiligen Vitamin und Mineralstoff sind, Hinweise darauf, was man beim Kochen beachten muss und welche gesundheitlichen Probleme auf einen Mangel hinweisen, ergänzen die Bücher sinnvoll. Mit Hilfe der beiden Werke sollte man sich ohne Tabletteneinnahme vitamin- und mineralstoffreich, völlig natürlich, ernähren können.

Krista Federspiel und Vera Herbst: »Die Andere Medizin. Alternative Heilmethoden für Sie bewertet« Stiftung Warentest, Berlin 2005

Das Buch beschränkt sich nicht auf alternative Methoden bei MS wie das vorliegende Buch, sondern erläutert alle Möglichkeiten bei allen Krankheiten. Das mag manchmal erfreulich, ein anderes Mal desillusionierend sein. Ab und an spart man sich jedoch viel Geld und kann sich sinnvolleren Methoden zuwenden, die mehr Erfolg zeigen. Wer alles über alternative Heilmethoden wissen will, für den ist dieser Ratgeber die ideale Literatur. Wurde die Methode bei MS-Patienten untersucht, so finden Sie dieses bei der jeweiligen Therapie vermerkt. War der Effekt positiv, wird diese Behandlungsform im vorliegenden Buch kurz geschildert.

Ch. Wötzel, C. Wehner, Dr. W. Pöllmann, Dr. N. König: »Therapie der Multiplen Sklerose. Ein interdisziplinäres Behandlungskonzept« Pflaum Verlag, München 2000

Das Buch behandelt intensiv die Therapien der MS, wie sie auch in der Marianne-Strauss-Klinik in Berg-Kempfenhausen am Starnberger See bei München durchgeführt werden. Es ist in erster Linie für Therapeuten gedacht – viele Fachbegriffe werden verwendet – bringt jedoch auch nützliche Tipps für Patienten, die sich genau über ihre Behandlung informieren wollen. In diesem Buch wird das Konzept der symptom-bezogenen interdisziplinären Therapie und deren Möglichkeiten entsprechend den Beschwerdebildern und den verschiedenen Stadien der Krankheit dargestellt. Neben Grundlagen zur Diagnostik und den ärztlichen Therapieverfahren stehen die vielfältigen Behandlungsansätze der Krankengymnastik/Physiotherapie, der Ergotherapie, der Physikalischen Therapie und der Logopädie im Mittelpunkt. Dabei werden spezielle medizinische Probleme, soziale und psychologische Aspekte berücksichtigt, die im vorliegenden Buch nicht behandelt werden können. Auch die zahlreichen Hilfsmittel, die es für MS-Patienten gibt, stellen für Betroffene eine echte Bereicherung dar. Möglichkeiten für Vielfach-Behinderte werden in einem Kapitel ebenfalls behandelt. Zahlreiche Empfehlungen für Patienten und Angehörige runden das Buch ab.

ADRESSEN

Deutschland

Deutsche Multiple Sklerose Gesellschaft Bundesverband e.V.

Küsterstraße 8
30519 Hannover
Tel. 05 11/968 34-0
Fax 05 11/968 34-50
www.dmsg.de: hervorragende Internetplattform mit allem, was man über MS wissen möchte.
Hier erhalten Sie auch die Ansprechpartner Ihres Landesverbandes, z.B. www.dmsg-bayern.de, der Landesverband Bayern der MS-Gesellschaft, und dort diejenigen der örtlichen Kontaktgruppe

AMSEL Aktion Multiple Sklerose Erkrankter

Landesverband der DMSG Baden-Württemberg e.V.
Regerstraße 18
70195 Stuttgart
Tel. 07 11/697 86-0
Fax 07 11/697 86-99
E-Mail: info@amsel.de
www.amsel.de: hervorragende Internetplattform, alles vom Chat bis zur aktuellen Forschung: Dort kann man sogar einen eigenen Blog einrichten und Beiträge veröffentlichen, die andere lesen und beantworten können. Die einzige Voraussetzung: sie müssen Bezug zur MS haben.
Mitglieder aus Baden-Württemberg können hier auch die »Nina« (s. Buchtipps) bestellen.

Deutsche Gesellschaft für Ernährung e. V. (DGE):

Godesberger Allee 18
53175 Bonn
Tel.: 02 28/377 66 00
www.dge.de

Österreich

Österreichische Multiple Sklerose Gesellschaft

Währinger Gürtel 18 – 20
A-1090 Wien
Tel.: 00 43/(0)1/404 00-31 21

Schweiz

Schweizerische Multiple Sklerose Gesellschaft

Josefstraße 129
Postfach
CH-8031 Zürich
Tel. 00 41/(0)43 444 43 43
Fax 00 41/(0)43 444 43 44
E-Mail: info@multiplesklerose.ch
www.multiplesklerose.ch

INTERNETADRESSEN

Deutsche Plattformen

www.aok.de

Unter der Rubrik »Behandlung« findet man die Beschreibung vieler alternativer Heilmethoden und vor allem die Information darüber, ob die AOK die Kosten dafür übernimmt.

www.familienratgeber.de/de/familienratgeber/Homepage.html

Der Familienratgeber ist eine Internetplattform für Menschen mit Behinderungen, ihre Angehörigen und die sie betreuenden Stellen. Sie finden dort eine inhaltliche Übersicht und Foren. Der Familienratgeber richtet sich vor allem an Menschen, die ganz aktuell mit einer Behinderung, einer Krankheit oder mit Pflegebedürftigkeit konfrontiert sind, und bietet für die Bewältigung des Alltags Informationen und Unterstützung an.

www.bar-frankfurt.de
www.reha-servicestellen.de

Auf diesen Seiten der Bundesarbeitsgemeinschaft für Rehabilitation und der Deutschen Rentenversicherung finden Sie trägerübergreifend Informationen über Reha-Angebote und generell zur Rehabilitation.

Internationale Plattformen

www.msif.org

Die Multiple Sclerosis International Federation (MSIF) hat einen weltweiten »Atlas der MS« zusammengestellt. Sie finden ihn auf dieser Internetseite in englischer Sprache. Dort erhält man Angaben zur Häufigkeit des Auftretens von MS in den einzelnen Ländern. Man kann erfahren, welche Therapien in den verschiedenen Ländern für MS-Erkrankte zur Verfügung stehen, welche Beratungsmöglichkeiten und Informationsmaterialien vorhanden sind. Auch ob es Selbsthilfegruppen gibt, kann man dort erfahren.

www.ms-in-europe.org

Die Europäische MS-Plattform (EMSP) stellt auf ihrer Internetseite die »European Map of MS« vor. Von der EMSP wurde die Weiterentwicklung des europäischen Atlas zu einer weltweiten Datenbank in englischer Sprache realisiert

10.5
DANKSAGUNG

Sehr herzlich bedanken möchte ich mich bei *Frau Dr. Renate Hofreiter* für die fachlichen Auskünfte bzgl. alternativer Methoden bei Blasenentzündung und aktuell angewendeter Medikamente bei MS, ebenso bei *Frau Dr. Dreikorn,* beide Stationsärztinnen an der Marianne-Strauß-Klinik in Kempfenhausen.
Mein Dank gilt auch der Logopädin *Frau Ilka Engelmann* von der Marianne-Strauß-Klinik, die mir erlaubte, ihre Therapie zur Stimulation von Schluck- und Palatalreflex mit Eis (mit Bild) darzustellen.
Frau Charafeldin aus Landsberg danke ich für die Informationen rund um die Ganzkörperkryotherapie.

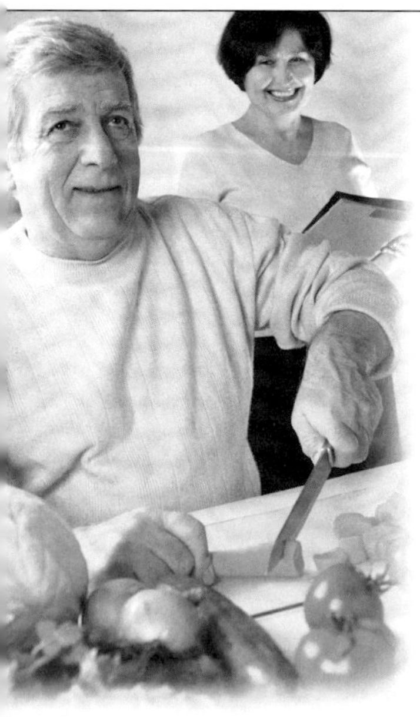

Therapiematerialien im Hippocampus Verlag

G. Baller

Kognitives Training

Ein sechswöchiges Übungsprogramm zur Verbesserung der Hirnleistung

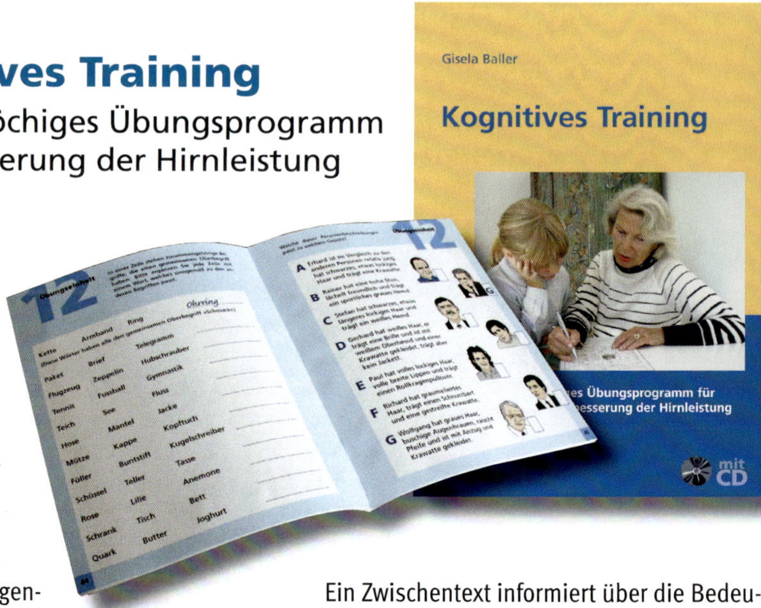

Das von der klinischen Neuropsychologin Gisela Baller konzipierte Übungsbuch umfasst ein Programm für ein sechswöchiges Eigentraining zur Förderung der kognitiven Leistungsfähigkeit. Ausgehend von fünf Trainingstagen pro Woche und drei bis vier Übungen pro Tag enthält es 100 Übungen zum Eigentraining. Die Zusammensetzung der Übungseinheiten für einen Tag ist so abgestimmt, dass die Trainingsdauer etwa 15 – 20 Minuten beträgt.

Art und Zusammensetzung der Übungen zielen auf die Behandlung leichter Hirnleistungsstörungen (»mild cognitive impairment«) ab. Entsprechend liegt der Schwerpunkt der Übungen auf der Förderung der Merkfähigkeit, der Orientierung und des Urteilsvermögens. Die Übungen wurden dahingehend ausgewählt, dass sie einen möglichst alltagspraktischen Bezug aufweisen.

Ein Zwischentext informiert über die Bedeutung des regelmäßigen Hirnleistungstrainings. Neben einem kurzen Einleitungsteil, dem Übungsteil und dem Lösungsteil enthält das Übungsbuch im Anhang einen »Tageskalender«, der das zeitliche Orientierungsvermögen und die Planungskompetenz fördern soll und gegebenenfalls dem behandelnden Arzt als Rückmeldung vorgelegt werden kann.

Zum wiederholenden Training können die Übungen von der beiliegenden CD ausgedruckt werden.

Zum Eigentraining für MS-Patienten mit leichten Hirnleistungsstörungen

ISBN 978-3-9806107-5-9, € 19,90
Auch als Therapiehefte erhältlich

Bestellung per Telefon 0 22 24 . 91 94 80, Fax 0 22 24 . 91 94 82 oder verlag@hippocampus.de
Postanschrift: Hippocampus Verlag, Postfach 1368, 53604 Bad Honnef
Weitere Angebote unter www.hippocampus.de